Haug

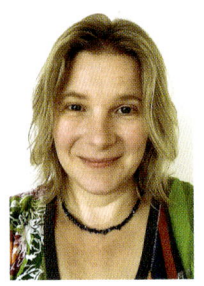

Susanne Juliana Bosch ist Ergotherapeutin (1995) und Heilpraktikerin für Psychotherapie (2008). Sie arbeitet in eigener Praxis als HPP (seit 2008) sowie als Dozentin an einer HP Schule, in der sie HPPAs und HPAs ausbildet und unterrichtet. Langjährige Erfahrung im psychosozialen Bereich, in der Psychiatrie und in der Pädiatrie. Schwerpunkte ihrer Arbeit sind Körperpsychotherapie (Integrale Leibarbeit), Achtsamkeitsbasierte Energetische Psychologie („Klopftherapie" EDxTM™ und mehr nach Fred Gallo, Ph. D., auch als Trainerin) und Traumatherapieverfahren (wie EMDR und Brainlog®)

Praxishandbuch Heilpraktiker für Psychotherapie

Therapieleitfaden, Recht und Praxisführung

Susanne Juliana Bosch

23 Abbildungen

Karl F. Haug Verlag · Stuttgart

Bibliografische Information der Deutschen Nationalbibliothek
Die Deutsche Nationalbibliothek verzeichnet diese Publikation in der Deutschen Nationalbibliografie; detaillierte bibliografische Daten sind im Internet über http://dnb.d-nb.de abrufbar.

Anschrift

Susanne Juliana Bosch
Heilpraktikerin (Psychotherapie)
Plochinger Str. 14/3
72622 Nürtingen
Deutschland
su.bosch@gmx.de

Ihre Meinung ist uns wichtig! Bitte schreiben Sie uns unter:
www.thieme.de/service/feedback.html

© 2017 Karl F. Haug Verlag in Georg Thieme Verlag KG
Rüdigerstr. 14
70469 Stuttgart
Deutschland
www.haug-verlag.de

Printed in Germany

Zeichnungen: Christine Lackner, Ittlingen
Foto Teil I, Teil II, Teil III, Teil IV:
www.fotolia.com/Jürgen Fälchle
Umschlaggestaltung: Thieme Verlagsgruppe, Stuttgart
Umschlagfoto: www.fotolia.com/Wavebreak Media
Satz: L42 AG, Berlin
Druck: Westermann Druck Zwickau GmbH, Zwickau

DOI 10.1055/b-004-129 991

ISBN 978-3-13-205311-3   1 2 3 4 5 6

Auch erhältlich als E-Book:
eISBN (PDF) 978-3-13-205321-2
eISBN (epub) 978-3-13-205331-1

Wichtiger Hinweis: Wie jede Wissenschaft ist die Medizin ständigen Entwicklungen unterworfen. Forschung und klinische Erfahrung erweitern unsere Erkenntnisse, insbesondere was Behandlung und medikamentöse Therapie anbelangt. Soweit in diesem Werk eine Dosierung oder eine Applikation erwähnt wird, darf der Leser zwar darauf vertrauen, dass Autoren, Herausgeber und Verlag große Sorgfalt darauf verwandt haben, dass diese Angabe dem Wissensstand bei Fertigstellung des Werkes entspricht.

Für Angaben über Dosierungsanweisungen und Applikationsformen kann vom Verlag jedoch keine Gewähr übernommen werden. Jeder Benutzer ist angehalten, durch sorgfältige Prüfung der Beipackzettel der verwendeten Präparate und gegebenenfalls nach Konsultation eines Spezialisten festzustellen, ob die dort gegebene Empfehlung für Dosierungen oder die Beachtung von Kontraindikationen gegenüber der Angabe in diesem Buch abweicht. Eine solche Prüfung ist besonders wichtig bei selten verwendeten Präparaten oder solchen, die neu auf den Markt gebracht worden sind. Jede Dosierung oder Applikation erfolgt auf eigene Gefahr des Benutzers. Autoren und Verlag appellieren an jeden Benutzer, ihm etwa auffallende Ungenauigkeiten dem Verlag mitzuteilen.

Geschützte Warennamen (Warenzeichen ®) werden nicht immer besonders kenntlich gemacht. Aus dem Fehlen eines solchen Hinweises kann also nicht geschlossen werden, dass es sich um einen freien Warennamen handelt.

Das Werk, einschließlich aller seiner Teile, ist urheberrechtlich geschützt. Jede Verwendung außerhalb der engen Grenzen des Urheberrechtsgesetzes ist ohne Zustimmung des Verlages unzulässig und strafbar. Das gilt insbesondere für Vervielfältigungen, Übersetzungen, Mikroverfilmungen oder die Einspeicherung und Verarbeitung in elektronischen Systemen.

Widmung

Ich möchte dieses Buch meiner Mutter widmen, die schon seit vielen Jahren vom Himmel aus auf mein Leben schaut. Sie wäre sicher sehr stolz und würde sich über diese Widmung sehr freuen. Ich bin dankbar für die Kraft und die Liebe, die sie mich gelehrt hat.

Zusätzlich möchte ich dieses Buch unserem Kater Leo widmen. Er ist eine Seele von Tier, der mich und meine Familie fortwährend unterrichtet in bedingungsloser Liebe und gesunder Abgrenzung.

Danksagung

Ein ganz herzliches Dankeschön geht an meine Familie, meinen Mann Ove und meine Tochter Lunis. Die Unterstützung und der Halt, den ich durch Euch erfahre, gibt mir die Kraft, mich weiterzuentwickeln und gemeinsam mit Euch durch ein glückliches Leben zu gehen. Ich liebe Euch!

Ein besonderer Dank gilt Stefanie Westphal von der Programmplanung des Karl F. Haug Verlags, für die sehr kompetente und herzliche Betreuung. Ich habe mich in allen Belangen wunderbar unterstützt gefühlt!

Vielen Dank auch an Frau Ulrike Marquardt und das Team vom Karl F. Haug Verlag. Ich schätze die freundliche und unkomplizierte Zusammenarbeit sehr.

Ebenfalls vielen Dank an Heike Marie Westhofen für das Lektorat und die Betreuung bei der Fertigstellung des Buches.

Auch an meine Klienten möchte ich von Herzen Danke sagen. Es ist mir eine Freude, mich mit meiner Arbeit immer weiter entwickeln zu können. Meine Klienten fordern und unterstützen mich auf diesem Weg.

Zum Schluss möchte ich einigen meiner Lehrern danken: Wolfgang Stark, Magdalena Dech, Jutta Marie Becker, Michael Meyer, Andreas Zimmermann, Dr. Fred Gallo. Danke!

Sie haben mich ausgebildet, begleitet und unterstützt auf meinem beruflichen und privaten Weg. So konnte ich bis heute genug Erfahrungen sammeln, um dieses Buch zu schreiben.

Vorwort

Es war mir eine sehr große Freude dieses Buch schreiben zu dürfen! Der Prozess war lang und sehr intensiv, aber ich habe es sehr genossen, in die verschiedenen Themen abzutauchen und mein Wissen weiter zu vertiefen.

Für den Beruf des Heilpraktikers gibt es keine einheitlichen Gesetze, Richtlinien oder Vorgaben, was die Berufsausübung anbelangt: Verbote und Bestimmungen sind in vielen Gesetzen verstreut zu finden. Für dieses Buch habe ich mich bemüht, bisher weit verstreute Informationen zusammenzutragen. Da Sie sich selbst über die Regeln der Berufsausübung informieren müssen, hoffe ich, dass ich Ihnen mit meinen Beiträgen diese Arbeit und den Durchblick erleichtern kann.

Was ich außerdem möchte, ist, dem Berufstand des Heilpraktikers für Psychotherapie dazu verhelfen, ein seriöses Ansehen zu erlangen. Die Ausbildung zum Heilpraktiker (Psychotherapie) ist nicht gesetzlich geregelt und es gibt keine staatliche Anerkennung. Umso wichtiger ist es, dass Sie sich fundiert ausbilden lassen und sich an die Sorgfaltspflicht halten. Eine Beschäftigung mit den wissenschaftlich empfohlenen Behandlungsrichtlinien sowie regelmäßige Weiterbildung und Supervision ist obligatorisch.

Ich möchte Ihnen eine Orientierung bieten. Einen Praxisleitfaden, der Ihnen hilft, sich im Dschungel der selbstständigen Praxisführung zurechtzufinden. Sie sollen dieses Buch nutzen und damit arbeiten. Es darf bunt werden und viele Klebemarkierungen bekommen.

Reflektieren Sie sich persönlich und Ihre Arbeit immer wieder. Lassen Sie sich nicht innerlich nieder, bleiben Sie in Bewegung. Wir haben einen wunderbaren Beruf, der uns lehren kann, in Entwicklung zu bleiben.

Ich wünsche Ihnen von Herzen viel Freude und Erfolg bei Ihrer Arbeit!

Nürtingen, im Oktober 2016
Susanne Bosch

Zur Arbeit mit diesem Buch

Das *Praxishandbuch Heilpraktiker für Psychotherapie* spricht alle Berufsgruppen an, die im Feld der Psychotherapie arbeiten. Meist verwende ich die Bezeichnung Heilpraktiker (Psychotherapie). Es richtet sich jedoch gleichermaßen an alle Heilpraktiker und psychologisch oder psychotherapeutisch arbeitende Psychologen, die in eigener Heilpraxis tätig sind oder sein möchten.

Die Begriffe „Klient" und „Patient" werden als gleichbedeutender Ausdruck von mir benutzt. Der Einfachheit halber wähle ich im gesamten Buch die männliche Form. Selbstverständlich sind die Leserinnen aber genauso einbezogen.

Mein Ziel ist es, mit dem Praxishandbuch möglichst viel „Praxis" zu vermitteln. Dazu gehören praktische Übungen, die in verschiedenen Kapiteln immer wieder enthalten sind. Verstehen Sie diese Übungen als kreative Anregungen. Das Praxishandbuch kann sehr gut „quer" gelesen werden. Lesen Sie dort, wo Sie ein Thema anspricht oder interessiert. Nehmen Sie das Buch immer wieder zur Hand und stöbern Sie darin. Sie können bei jedem Schmökern hoffentlich etwas Neues entdecken.

Im Anhang des Praxishandbuches finden Sie Quellenangaben, Literaturhinweise und einige Anregungen sowie Adressen für die eigene Recherche. Zusätzlich gibt es ein Glossar und ein Abkürzungsverzeichnis. Auf der beiliegenden CD oder unter www.haug-verlag.de/Bosch finden Sie hilfreiche Vorlagen zur freien Verwendung.

Frieda Musterfrau ist sowohl Therapeutin als auch Patientin.

Alle Fallbeispiele aus meiner Praxis sind so anonymisiert, dass die Patienten geschützt bleiben.

Beachten Sie bitte, dass die Informationen zu rechtlichen und steuerlichen Hintergründen keine Fachberatung ersetzen. Eine Garantie für die Richtigkeit der Aussagen kann ich nicht übernehmen.

Inhalt

Widmung 5
Danksagung 6
Vorwort 7
Zur Arbeit mit diesem Buch 8

Teil 1 Gesetzliche Grundlagen: Rechte und Pflichten

1 Praxisinformationen 14
1.1 Einleitung 14
1.2 Gesetzliche Grundlagen für die Praxis 14
1.2.1 Heilpraktiker für Psychotherapie 15
1.2.2 Das Heilpraktikergesetz und die 1. Durchführungsverordnung 15
1.2.3 Verbote für den Heilpraktiker 17
1.2.4 Pflichten und Berufsordnung für Heilpraktiker 17
1.2.5 Berufsbezeichnung 21
1.2.6 Patientenrechtegesetz 22
1.2.7 Werbung 24
1.3 Eröffnung einer Heilpraktikerpraxis für Psychotherapie 31
1.3.1 Meldung der Praxis 31
1.3.2 Praxisname 31
1.3.3 Logo 33
1.3.4 Praxisräume 33
1.3.5 Businessplan 35
1.3.6 Patientenakquise/Werbung 35
1.3.7 Homepage und Internet 37
1.3.8 Versicherungswesen 39
1.4 Berufsverband 40
1.5 Steuerliche Hinweise 41
1.5.1 Buchführung 43
1.5.2 Umsatzsteuer 43

Teil 2 Klientenkontakt und therapeutischer Rahmen

2 Erstkontakt mit dem Klienten 46
2.1 Einleitung 46
2.2 Erstes Telefonat 46
2.2.1 Roter Faden beim ersten Telefonat 47
2.2.2 Therapeutisches Verhalten beim Telefonat 49
2.3 Erste Sitzung 49
2.3.1 Therapeutisches Verhalten im Gespräch 50
2.3.2 Grundstruktur des Erstgesprächs 50
2.4 Befunderhebung/Anamnese 54
2.4.1 Anmerkungen zur Liste 54
2.5 Behandlungsvertrag 58

3 Rahmenbedingungen einer Psychotherapie 60
3.1 Einleitung 60
3.2 Dauer der Sitzung 61
3.3 Dauer der Psychotherapie 62
3.4 Kontakt zwischen den Sitzungen 63
3.4.1 Ausnahmesituationen für eine Kontaktaufnahme zwischen den Sitzungen 64
3.5 Aufbau einer therapeutischen Sitzung 65
3.5.1 Arbeitsbereich: die Sitzgruppe 65
3.5.2 Gespräch im therapeutischen Prozess 66
3.5.3 Besondere Gesprächssituationen 67
3.6 Honorar 69
3.7 Möglichkeiten der Kostenerstattung für Patienten 70
3.7.1 Einzelfallentscheidung der Kostenübernahme durch gesetzliche Kassen 70
3.7.2 Beispielbericht Kostenerstattungverfahren 73
3.7.3 Fortführungsantrag ambulante Psychotherapie 73

3.8	Rechnung nach dem GebüH 75		6	**Interventionen in der Psychotherapie** 105
3.8.1	Checkliste nach dem GebüH 78		6.1	**Einleitung** 105
4	**Therapeutische Beziehung** 79		6.2	**Basisinterventionen und -informationen für alle Störungsbilder** 105
4.1	**Einleitung** 79		6.3	**Welche Behandlung bei welchem Krankheitsbild** 107
4.2	**Übertragung und Gegenübertragung** 80		6.3.1	Interventionen ICD-10, Kapitel F 0 107
4.2.1	Übertragung 80		6.3.2	Interventionen ICD-10, Kapitel F 1 109
4.2.2	Gegenübertragung 81		6.3.3	Interventionen ICD-10, Kapitel F 2 113
4.3	**Eigenreflexion und Supervision** 81		6.3.4	Interventionen ICD-10, Kapitel F 3 116
4.4	**Nähe und Distanz** 82		6.3.5	Interventionen ICD-10, Kapitel F 4 119
4.5	**Michelangelo-Prinzip** 83		6.3.6	Interventionen ICD-10, Kapitel F 5 128
4.6	**Psychohygiene für Therapeuten** 83		6.3.7	Interventionen ICD-10, Kapitel F 6 134
4.6.1	Risiken für Therapeuten 84		6.3.8	Interventionen ICD-10, Kapitel F 7 140
4.6.2	Michelangelo-Prinzip in der Anwendung 85		6.3.9	Interventionen ICD-10, Kapitel F 8 141
4.6.3	Kleine Klopfübung 86		6.3.10	Interventionen ICD-10, Kapitel F 9 142
4.6.4	Meditation 87		6.4	**Tabellarische Kurzzusammenfassung** 144
4.6.5	Körper abklopfen 87		6.4.1	Interventionen Kapitel F 0 144
4.6.6	Verbindung mit Himmel und Erde 88		6.4.2	Interventionen Kapitel F 1 144
4.7	**Supervision** 88		6.4.3	Interventionen Kapitel F 2 145
4.8	**Intervision** 89		6.4.4	Interventionen Kapitel F 3 145
			6.4.5	Interventionen Kapitel F 4 146
			6.4.6	Interventionen Kapitel F 5 147

Teil 3 Psychotherapieverfahren

			6.4.7	Interventionen Kapitel F 6 148
5	**Therapieverfahren** 92		6.4.8	Interventionen Kapitel F 7 149
5.1	**Einleitung** 92		6.4.9	Interventionen Kapitel F 8 149
5.2	**Psychotherapieverfahren** 92		6.4.10	Interventionen Kapitel F 9 149
5.3	**Kassenzugelassene Therapieverfahren** 93		6.5	**Schlussbemerkungen: Interventionen** 150
5.4	**Anerkannte Therapieverfahren** 93			
5.5	**Psychotherapieschulen und zugeordnete Verfahren** 93		7	**Sondersituationen in der Behandlung** 151
5.5.1	Psychoanalytische und psychodynamisch orientierte Therapieverfahren 93		7.1	**Einleitung** 151
			7.2	**Kompetenzgrenze wahrnehmen** 151
5.5.2	Kognitiv-Verhaltenstherapeutische Ansätze 95		7.2.1	Intensive Gefühle – Gegenübertragung 151
5.5.3	Humanistische Ansätze 97		7.2.2	Kompetenzgrenze erreicht 153
5.5.4	Systemische Ansätze 98		7.3	**Notfälle** 153
5.5.5	Ergänzende spezielle Therapieverfahren 99		7.3.1	Störungsbilder, die von einem Arzt begutachtet werden müssen 153
5.6	**Aus- und Weiterbildungsmaßnahmen** 103		7.4	**Adressen Krisenintervention** 160
5.6.1	Kriterien seriöser Aus- und Weiterbildungsmaßnahmen 103		7.5	**Traumatisierte Patienten** 161
			7.5.1	Psychoedukation 161
			7.5.2	Unterscheidung der Traumatypen 162
			7.5.3	Übungen zur Stabilisierung und zur Aktivierung von Ressourcen 164

Teil 4 Anhang

8	Kontakt mit anderen Berufsgruppen	172
9	Abkürzungen	175
10	Glossar	176
11	Adressen und nützliche Links	178
12	Literatur	180
	Sachverzeichnis	183

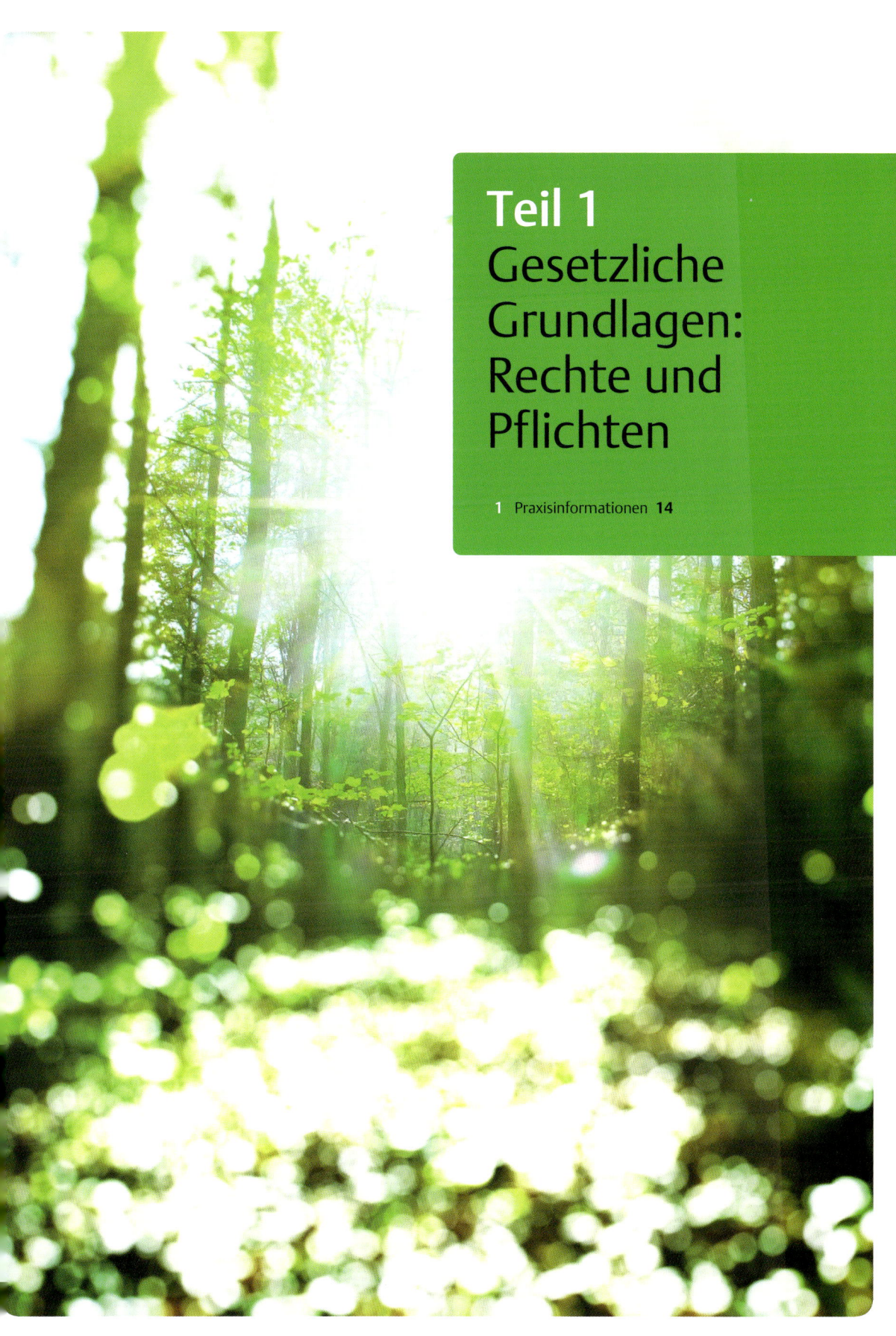

Teil 1
Gesetzliche Grundlagen: Rechte und Pflichten

1 Praxisinformationen 14

1 Praxisinformationen

„Die Lage ist hoffnungslos, aber nicht ernst."
Unbekannter Verfasser

1.1 Einleitung

Dieses Kapitel soll Ihnen rund um Ihre Praxisführung, bei den Gesetzen, den Informationen zur Praxiseröffnung und bei den steuerlichen Voraussetzungen hilfreich sein.

Als ich meine Praxis eröffnete, wurde mir zum ersten Mal bewusst, was es bedeutet, dass es kein eigenes Gesetz für Heilpraktiker (Psychotherapie) gibt. Nachdem ich meine Praxis beim Gesundheitsamt angemeldet hatte, bekam ich die Hygienevorschriften für die (medizinische) Heilpraxis zugesandt. Auf meine verwunderte Frage, warum mir als Heilpraktikerin für Psychotherapie diese Hygienevorschriften zugesandt wurden, bekam ich die Antwort, dass ich dem Heilpraktikergesetz unterstehe. Obwohl wir gar nicht invasiv arbeiten dürfen, existiert nur ein Gesetz, unter das alle Heilpraktiker fallen. Dazu zählen eben auch die Heilpraktiker für Psychotherapie, deren Heilerlaubnis eingeschränkt ist.

Theoretisch rechtfertigt dieses Gesetz eine Überprüfung des Hygienestandards durch einen Besuch des Gesundheitsamts in Ihrer Praxis. Das sollten Sie wissen, bevor Sie Ihre Praxis eröffnen.

Wenn eine Praxiseröffnung bevorsteht, sind ein paar wichtige Schritte zu beachten, die ich Ihnen erläutern möchte. Als Selbstständiger sind Sie dafür verantwortlich, sich alleine die entsprechenden Informationen zu beschaffen. Ich habe noch keine Zusammenfassung gefunden, in der alles enthalten ist. So hoffe ich, dass ich Ihnen in diesem Buch eine Übersicht geben kann, die diese Lücke schließt.

Ein zunehmender, unangenehmer Trend sind Abmahnungen durch sogenannte Abmahnvereine. So können aufgedeckte Werbeverstöße oder falsche Namensführungen zu teuren Abmahnungen für Sie führen.

1.2 Gesetzliche Grundlagen für die Praxis

Für alle Heilpraktiker und Heilpraktiker für Psychotherapie ist das Heilpraktikergesetz aus dem Jahr 1939 verbindlich.

> **✱ Wichtig**
> Als Heilpraktiker für Psychotherapie unterstehen Sie mit Ihrer Praxis und mit Ihrer Arbeit dem Heilpraktikergesetz. Dieses Gesetz ist für den Heilpraktiker und für den Heilpraktiker (Psychotherapie) verpflichtend.

1.2 Gesetzliche Grundlagen für die Praxis

1.2.1 Heilpraktiker für Psychotherapie

Es ist einem Gerichtsurteil zu verdanken, dass es den Heilpraktiker für Psychotherapie gibt. Heilpraktiker sind in Deutschland befugt, Psychotherapie auszuüben. Weitere Berufsgruppen, denen diese Tätigkeit erlaubt ist, sind: Psychologische und ärztliche Psychotherapeuten sowie Kinder- und Jugendlichenpsychotherapeuten. Nach einem Urteil des Bundesverwaltungsgerichts vom 21.01.1993 (NJW 1993, S. 2395), können Personen, die die Heilkunde nur auf dem Gebiet der Psychotherapie ausüben wollen, die eingeschränkte Erlaubnis nach § 1 Abs. 1 Heilpraktikergesetz erwerben. Dies ist auch möglich ohne einen Abschluss im Studiengang Psychologie.

Diese „Erlaubnis zur Ausübung der Heilkunde auf dem Gebiet der Psychotherapie" berechtigt jedoch nicht dazu, die Berufsbezeichnung „Heilpraktiker" zu führen. Auch ist es Ihnen nicht erlaubt, dass Sie sich Psychotherapeut nennen (PsychThG, 01.01.1999). Das unbefugte Führen von Berufsbezeichnungen ist ebenso strafbar, wie das Führen von Bezeichnungen, die ihr zum Verwechseln ähnlich sind (§ 132 a, Absatz 1, Nr. 2 Var. 5, Absatz 2, StGB).

1.2.2 Das Heilpraktikergesetz und die 1. Durchführungsverordnung

Gesetz über die berufsmäßige Ausübung der Heilkunde ohne Bestellung (Heilpraktikergesetz)

Datum der Ausfertigung des Stammgesetzes: 17.02.1939

Eingangsformel

Die Reichsregierung hat das folgende Gesetz beschlossen, das hiermit verkündet wird:

§ 1

(1) Wer die Heilkunde, ohne als Arzt bestallt zu sein, ausüben will, bedarf dazu der Erlaubnis.

(2) Ausübung der Heilkunde im Sinne dieses Gesetzes ist jede berufs- oder gewerbsmäßig vorgenommene Tätigkeit zur Feststellung, Heilung oder Linderung von Krankheiten, Leiden oder Körperschäden bei Menschen, auch wenn sie im Dienste von anderen ausgeübt wird.

(3) Wer die Heilkunde bisher berufsmäßig ausgeübt hat und weiterhin ausüben will, erhält die Erlaubnis nach Maßgabe der Durchführungsbestimmungen; er führt die Berufsbezeichnung "Heilpraktiker".

§ 2

(1) Wer die Heilkunde, ohne als Arzt bestallt zu sein, bisher berufsmäßig nicht ausgeübt hat, kann eine Erlaubnis nach § 1 in Zukunft ... erhalten.

(2) Wer durch besondere Leistungen seine Fähigkeit zur Ausübung der Heilkunde glaubhaft macht, wird auf Antrag des Reichsministers des Innern durch den Reichsminister für Wissenschaft, Erziehung und Volksbildung unter erleichterten Bedingungen zum Studium der Medizin zugelassen, sofern er seine Eignung für die Durchführung des Medizinstudiums nachweist.

§ 3

Die Erlaubnis nach § 1 berechtigt nicht zur Ausübung der Heilkunde im Umherziehen.

§ 4

Wer, ohne zur Ausübung des ärztlichen Berufs berechtigt zu sein und ohne eine Erlaubnis nach § 1 zu besitzen, die Heilkunde ausübt, wird mit Freiheitsstrafe bis zu einem Jahr oder mit Geldstrafe bestraft.

§ 5a

(1) Ordnungswidrig handelt, wer als Inhaber einer Erlaubnis nach § 1 die Heilkunde im Umherziehen ausübt.

(2) Die Ordnungswidrigkeit kann mit einer Geldbuße bis zu zweitausendfünfhundert Euro geahndet werden.

§ 6

(1) Die Ausübung der Zahnheilkunde fällt nicht unter die Bestimmungen dieses Gesetzes.

(2) -

§ 7

Der Reichsminister des Innern erläßt ... die zur Durchführung ... dieses Gesetzes erforderlichen Rechts- und Verwaltungsvorschriften.

§ 8

(1) Dieses Gesetz tritt am Tag nach der Verkündung in Kraft.

(2) Gleichzeitig treten § 56 a Absatz 1 Nr. 1 und § 148 Absatz 1 Nr. 7a der Reichsgewerbeordnung, soweit sie sich auf die Ausübung der Heil-

kunde im Sinne dieses Gesetzes beziehen, außer Kraft.

> **Anmerkung**
> Eine „Bestellung" ist eine staatliche Berufszulassung.

Erste Durchführungsverordnung zum Gesetz über die berufsmäßige Ausübung der Heilkunde ohne Bestellung (I. DVO) (Auszüge)

Durch § 7 des o. g. Gesetzes zur Ausübung der Heilkunde ohne Bestellung (Heilpraktikergesetz) vom 17.2.1939 wird am 18.02.1939 eine Durchführungsverordnung erlassen, Zuletzt geändert durch Art. 2 V v. 4.12.2002

§ 2

(1) Die Erlaubnis wird nicht erteilt,

a) wenn der Antragsteller das 25. Lebensjahr noch nicht vollendet hat,

b) wenn er nicht die deutsche Staatsangehörigkeit besitzt,

c) (weggefallen)

d) wenn er nicht mindestens abgeschlossene Volksschulbildung nachweisen kann,

e) (weggefallen)

f) wenn sich aus Tatsachen ergibt, daß ihm die … sittliche Zuverlässigkeit fehlt, insbesondere, wenn schwere strafrechtliche oder sittliche Verfehlungen vorliegen,

g) wenn er in gesundheitlicher Hinsicht zur Ausübung des Berufs ungeeignet ist,

h) wenn mit Sicherheit anzunehmen ist, daß er die Heilkunde neben einem anderen Beruf ausüben wird,

i) wenn sich aus einer Überprüfung der Kenntnisse und Fähigkeiten des Antragstellers durch das Gesundheitsamt ergibt, daß die Ausübung der Heilkunde durch den Betreffenden eine Gefahr für die Volksgesundheit bedeuten würde.

§ 3

(1) Über den Antrag entscheidet die untere Verwaltungsbehörde im Benehmen mit dem Gesundheitsamt.

(2) Der Bescheid ist dem Antragsteller, … und der zuständigen Ärztekammer zuzustellen; das Gesundheitsamt erhält Abschrift des Bescheides.

Der ablehnende Bescheid ist mit Gründen zu versehen.

(3) Gegen den Bescheid können der Antragsteller … und die zuständige Ärztekammer binnen zwei Wochen Beschwerde einlegen. Über diese entscheidet die höhere Verwaltungsbehörde nach Anhörung eines Gutachterausschusses (§ 4).

§ 4

(1) Der Gutachterausschuß besteht aus einem Vorsitzenden, der weder Arzt noch Heilpraktiker sein darf, aus zwei Ärzten sowie aus zwei Heilpraktikern. Die Mitglieder des Ausschusses werden vom Reichsminister des Innern … für die Dauer von zwei Jahren berufen. Die Landesregierungen werden ermächtigt, durch Rechtsverordnung die zuständige Behörde abweichend von Satz 2 zu bestimmen. Sie können diese Ermächtigung auf oberste Landesbehörden übertragen.

(2) Für mehrere Bezirke höherer Verwaltungsbehörden kann ein gemeinsamer Gutachterausschuß gebildet werden.

§ 7

(1) Die Erlaubnis ist durch die höhere Verwaltungsbehörde zurückzunehmen, wenn nachträglich Tatsachen eintreten oder bekannt werden, die eine Versagung der Erlaubnis nach § 2 Abs. 1 rechtfertigen würden. Die Landesregierungen werden ermächtigt, durch Rechtsverordnung die zuständige Behörde abweichend von Satz 1 zu bestimmen. Sie können diese Ermächtigung auf oberste Landesbehörden übertragen.

(3) Vor Zurücknahme der Erlaubnis nach Absatz 1 ist der Gutachterausschuß (§ 4) zu hören.

§ 11

(1) Höhere Verwaltungsbehörde im Sinne dieser Verordnung ist in Preußen, Bayern … der Regierungspräsident, in Berlin der Polizeipräsident, … im Saarland der Reichskommissar für das Saarland und im Übrigen die oberste Landesbehörde.

(2) Untere Verwaltungsbehörde im Sinne dieser Verordnung ist in Gemeinden mit staatlicher Polizeiverwaltung die staatliche Polizeibehörde, im Übrigen in Stadtkreisen der Oberbürgermeister, in Landkreisen der Landrat.

Der Heilpraktikerberuf wird durch das Heilpraktikergesetz vom 17. Februar 1939 geregelt. Hier sind die Voraussetzungen zur Führung der Berufsbezeichnung „Heilpraktiker" aufgeführt, sowie Straftatbestände und Ordnungswidrigkeiten.

Man braucht eine Erlaubnis, um die Heilkunde in Deutschland ausüben zu dürfen, wenn man nicht als Arzt approbiert ist. Wenn die Erlaubnis erteilt wurde, kann der Heilpraktiker alle naturheilkundlichen Methoden anwenden (nach §1 des Heilpraktikergesetz (HeilprG) unter Maßgabe der Bestimmungen der 1. Durchführungsverordnung zum HeilprG). Ebenso darf er alle Krankheiten behandeln, soweit nicht andere Gesetze oder einschlägige Urteile diese Freiheit einschränken (siehe unter 1.2.3 Verbote für den Heilpraktiker).

Die Erste Durchführungsverordnung zum Heilpraktikergesetz (HeilprGDVO 1) vom 17. Februar 1939 regelt die Voraussetzungen der Genehmigung zur Führung der Berufsbezeichnung und wann diese Erlaubnis zurückgenommen wird.

1.2.3 Verbote für den Heilpraktiker

Manche Gesetze schränken die Behandlungsfreiheit des Heilpraktikers ein. So ergeben sich gewisse Behandlungsverbote, die hier tabellarisch dargestellt werden (**Tab. 1.1**).

1.2.4 Pflichten und Berufsordnung für Heilpraktiker

Der Heilpraktiker (Psychotherapie) unterliegt einigen Berufspflichten, die sich aus zivilrechtlichen und strafrechtlichen Vorgaben ergeben. Gesetzlich festgelegte Pflichten für den Heilpraktiker (Psychotherapie) ergeben sich aus dem Patientenrechtegesetz von 2013 (Kap. 1.2.6).

Bezüglich der Berufsordnung haben sich die Heilpraktikerverbände 1992 vereint und sich auf eine Berufsordnung verständigt (BOH). Diese Berufsordnung ist nicht staatlich anerkannt, jedoch für die Mitglieder eines Berufsverbandes verbindlich. So gibt es für den Beruf des Heilpraktikers in mehreren Bereichen unklare gesetzliche Regelungen. Dennoch ergeben sich durch andere Gesetze und straf- und zivilrechtliche Vorgaben Pflichten und Verbote. An diese müssen Sie sich halten. Sonst könnten Ihnen privatrechtliche oder staatliche Sanktionen drohen. Dazu gehören Unterlassungsansprüche, Schadensersatzansprüche bis hin zur Aberkennung der Heilpraktikererlaubnis.

Bedenken Sie bitte auch, dass Sie **selbst dafür verantwortlich** sind, sich einen Überblick über die gesetzlichen Bedingungen zu verschaffen. Es ist unbedingt wichtig, dass Sie sich einem der Berufsverbände anschließen. So erhalten Sie die Berufsordnung des Verbandes und unterstehen ihr. Dies gibt Ihnen und Ihren Klienten Sicherheit. Die Vorgaben sind dann zusammengefasst und konkretisiert. Das sichert die Qualität Ihrer Arbeit und hilft dabei, ein seriöses Ansehen des Heilpraktikerberufes zu etablieren und zu wahren.

> **Wichtig**
>
> Sie müssen sich selbstständig einen Überblick über die gesetzlichen Vorgaben Ihrer beruflichen Tätigkeit verschaffen! Es gibt keine vollständige gesetzliche Zusammenfassung. Eine staatlich anerkannte Berufsordnung existiert nicht. Dennoch gibt es zivilrechtliche und strafrechtliche Vorgaben, aus denen sich eine Vielzahl von Berufspflichten ergeben.

1.2.4.1 Berufsordnung

Eine Berufsordnung hat die Aufgabe, das Recht eines Berufes, das Standesrecht, zu regeln. Heilpraktiker und Heilpraktiker für Psychotherapie zählen zu den „freien Berufen". Ihnen wird die Selbstverwaltung vom Staat in die eigene Verantwortung übertragen. Die Berufsordnung legt das Verhalten gegenüber den Patienten fest, weist auf die Ethikrichtlinien hin und bestimmt das Verhalten gegenüber Kollegen und Partnern im Gesundheitswesen. Berufsrechte und Berufspflichten werden festgelegt. Das fördert das Vertrauensverhältnis zum Patienten und schafft gleichzeitig Transparenz und Klarheit.

Zusätzlich sichert die Berufsordnung die Qualität der Tätigkeit und sie verhindert berufsunwürdiges Verhalten. Die wichtigsten Berufspflichten sind die Schweigepflicht, die Aufklärungspflicht, die Sorgfaltspflicht, die Dokumentationspflicht sowie die Fortbildungspflicht. In den verschiedenen Berufsordnungen der Verbände geht es darü-

Tab. 1.1 Behandlungsverbote und Gesetze für Heilpraktiker.

Verbot für den Heilpraktiker	Gesetz
Ausübung der Heilkunde im Umherziehen	Heilpraktikergesetz § 3
Ausübung der Zahnheilkunde	Gesetz über die Ausübung der Zahnheilkunde
Geburtshilfe leisten	Hebammengesetz 1985
Vornahme eines Schwangerschaftsabbruches	Embryonenschutzgesetz § 9
Entnahme von menschlichen Organen oder Geweben	Transplantationsgesetz
Vornahme einer künstlichen Befruchtung, Übertragung von Embryonen und weitere fortpflanzungsmedizinische Maßnahmen	Embryonenschutzgesetz, Fortpflanzungsmedizingesetz
Vornahme von Kastrationen	Kastrationsgesetz § 2
Behandlung der im Infektionsschutzgesetz genannten Krankheiten nach § 6 und § 7	Infektionsschutzgesetz
Untersuchung und Behandlung von Geschlechtskrankheiten	Infektionsschutzgesetz
Anordnung und Anwendung von Röntgenstrahlen	Röntgenverordnung § 23
Verabreichung und Verschreibung von verschreibungspflichtigen Medikamenten	Arzneimittelgesetz
Verabreichung und Verschreibung von Betäubungsmitteln	Betäubungsmittelgesetz
Amtliche Bestätigungen ausstellen	Verwaltungsverfahrensgesetz
Impfungen	Infektionsschutzgesetz § 22 (nur Ärzte dürfen impfen), Impfgesetz (Ausstellung von Impfscheinen für HP verboten)
Zusammenarbeit mit Ärzten in denselben Räumen	Berufsordnung der Ärzte (Organisationsgemeinschaften zwischen Ärzten und Heilpraktikern sind erlaubt!)
Kurbehandlungen, Rehabilitationsmaßnahmen	Nach der Reichsversicherungsordnung (RVO) bzw. nach dem fünften Sozialgesetzbuch (SGB V) sind die Leistungen eines Heilpraktikers für Behandlungen nach der gesetzlichen Krankenversicherung, Rentenversicherung (Kurbehandlungen) und Unfallversicherung nicht erstattungsfähig.
Kassenärztliche Abrechnung	Sozialversicherung (Heilpraktiker können nicht zur Heilbehandlung im Rahmen der Sozialversicherung zugelassen werden). Damit ist die gesamte vertragsärztliche Versorgung dem HP verschlossen.
Ausstellen von ärztlichen Todesbescheinigungen	3. Durchführungsverordnung zum Gesetz über die Vereinheitlichung des Gesundheitswesens
Heilversprechen und werben für Fernbehandlungen	Heilmittelwerbegesetz
Körperliche Untersuchung bei Verdacht auf strafbare Handlungen	Strafgesetzbuch (StGB) § 81 Strafprozessordnung

ber hinaus um Themen wie Datenschutz, Meldepflicht der Praxis, Kollegialität und anderes. Da die unterschiedlichen Verbände auch unterschiedliche Berufsordnungen haben, werde ich keine Berufsordnung hier einfügen.

> ✳ **Wichtig**
> Es ist empfehlenswert, sich einem Berufsverband anzuschließen! Dies sichert die Qualität Ihrer Arbeit im Interesse der Gesundheit der Bevölkerung und hilft ein seriöses Ansehen des Heilpraktikerberufes zu etablieren und zu wahren. Beispiele für Berufsverbände finden Sie im Anhang des Buches und im Internet.

1.2.4.2 Schweigepflicht

Als Heilpraktiker unterstehen Sie nicht der strafrechtlichen Verschwiegenheitspflicht nach §203 StGB und Sie haben in Strafverfahren kein Zeugnisverweigerungsrecht nach §53 StPO, wie es unter anderem für Ärzte, psychologische Psychotherapeuten und geistliche Seelsorger gilt.

Doch es ergibt sich durch den schriftlichen oder mündlichen Behandlungsvertrag mit Ihrem Patienten eine zivilrechtlich verbindliche Verschwiegenheitspflicht. Das bedeutet, dass privatrechtliche Unterlassungs- und Schadensersatzansprüche gegen Sie geltend gemacht werden können, wenn Sie unbefugt Patientendaten und Informationen weitergeben. Ausnahmen, in denen diese Schweigepflicht außer Kraft gesetzt wird (**Abb. 1.1**), ergeben sich zum Beispiel bei meldepflichtigen Infektionskrankheiten aus dem Infektionsschutzgesetz. In anderen Fällen kann Ihnen das Recht zustehen, die Schweigepflicht auszusetzen (Offenbarungsrecht). Zum Beispiel bei der Verteidigung in Haftpflichtfällen oder zur Wahrnehmung Ihrer eigenen Interessen vor Gericht.

Praxis _____

Name _____

Heilpraktikerin (Psychotherapie)

Entbindung von der Schweigepflicht

Hiermit entbinde ich _____

Adresse _____

von der Schweigepflicht über den Inhalt und die Entwicklung meiner Behandlung

gegenüber_____

Adresse_____

Diese Schweigepflichtsentbindung gilt nur für die genannte Person.

Ort _____   Datum _____

Unterschrift _____

Abb. 1.1 Formular zur Entbindung von der Schweigepflicht.

1 – Praxisinformationen

1.2.4.3 Aufklärungspflicht
Zu den Aufklärungspflichten des Heilpraktikers zählen die medizinische Aufklärungspflicht, die wirtschaftliche Aufklärungspflicht und die Sicherungsaufklärung. Da der Heilpraktiker für Psychotherapie keine invasiv medizinischen Eingriffe vornehmen darf, wird die medizinische Aufklärungspflicht nicht ausgeführt.

Wirtschaftliche Aufklärungspflicht
Sie haben die Pflicht, Ihren Patienten umfassend über die entstehenden ungefähren Behandlungskosten aufzuklären. Dies ergibt sich aus dem Behandlungsvertrag. Kommen Sie dieser Aufklärungspflicht nicht nach, kann sich Ihr Honorar vermindern oder ganz entfallen. Informieren Sie Ihren Klienten auch über die Möglichkeiten und Begrenzungen der Kostenerstattung. Vermeiden Sie es, eine Einschätzung über die Erstattungsfähigkeit durch die private Krankenversicherung abzugeben. Ob ein Klient seine Kosten erstattet bekommt, muss er selbst in Erfahrung bringen.

Für Sie kann eine falsche Aussage zu einer Haftung führen. Es ist zu empfehlen, die wirtschaftliche Aufklärung schriftlich festzuhalten. Dazu eignet sich der Behandlungsvertrag.

Sicherungsaufklärung
Bei der Sicherungsaufklärung handelt es sich um eine allgemeine Aufklärung des Klienten, die sich auf die Therapie als Ganzes bezieht. Dazu gehören alle Umstände, die zum Gelingen einer Therapie notwendig sind. Zum Beispiel, dass eine aktive Mitarbeit am Therapieprozess erforderlich ist. Aber auch die Tatsache, dass eine Therapie Nebenwirkungen haben kann. Alle positiven und negativen Umstände sind zu benennen. Die Sicherungsaufklärung gehört als therapeutische Pflicht zu einer ordnungsgemäßen Behandlung. Wird sie nicht durchgeführt, liegt ein Behandlungsfehler vor.

1.2.4.4 Sorgfaltspflicht
Wenden Sie jede mögliche Sorgfalt bei der Behandlung Ihrer Klienten an. Nach bestem Wissen ist der Klient über die Art seiner Erkrankung, die Art und Dauer der Behandlung und auch über die möglichen Risiken der Therapie aufzuklären. Sie dürfen nur Methoden anwenden, in denen Sie ausreichend weitergebildet sind und die Sie sicher beherrschen. Ihre Kompetenzgrenzen sollten Ihnen sehr bewusst sein. In Situationen, in denen Ihre therapeutische Kompetenz nicht ausreicht, müssen Sie den Klienten an eine Fachperson verweisen.

Bei einer Haftung wegen eines Behandlungsfehlers gilt nach der Rechtsprechung des Bundesgerichtshofes dieselbe Regelung, wie sie für Ärzte gültig ist. Dokumentieren Sie die Teilnahme an Fortbildungen und den Bezug von Fachzeitschriften.

Leidet ein Klient an einer schweren Störung, ist ein Facharzt hinzuzuziehen und gegebenenfalls ist die Behandlung an den Facharzt abzugeben. Unter schweren Störungen versteht man zum Beispiel eine Psychose, eine akute Suchterkrankung, eine schwere Depression und ähnliches. In manchen Fällen kann der Heilpraktiker (Psychotherapie) – in Absprache mit dem behandelnden Arzt – begleitend therapeutisch tätig werden. Verweigert ein Patient erforderliche medizinische Untersuchungen zur Absicherung der Diagnose, muss der Heilpraktiker (Psychotherapie) die Behandlung ablehnen. Sie sind nicht gezwungen, alle Klienten aufzunehmen, da für den Heilpraktiker (Psychotherapie) Kurierfreiheit besteht. In Notfällen sind Sie jedoch zur Hilfeleistung verpflichtet.

Das Honorar können Sie prinzipiell frei festlegen. Im Rahmen der Sorgfaltspflicht sollten Sie jedoch bemüht sein, den kostengünstigsten und schnellsten Weg zur Heilung anzustreben.

1.2.4.5 Dokumentationspflicht und Aufbewahrungspflicht
Führen Sie bitte für jeden Klienten eine vollständige Akte. Dokumentieren Sie darin alle Untersuchungsmaßnahmen, die gewählten Behandlungsmaßnahmen sowie den Verlauf der Behandlung. Bedenken Sie, dass Ihre Dokumentation der Nachweis einer fachgerechten Behandlung ist. Zusätzlich hilft sie Ihnen, sich an wichtige Daten und Umstände zu erinnern. So können Sie die Behandlungsziele leichter im Blick behalten. Das erleichtert die Struktur. Jeder Patient hat das Recht, in seine Akte Einsicht zu nehmen. In der Patientenkartei sollten folgende Punkte festgehalten werden:
- persönliche Daten des Patienten
- Anamnese mit psychopathologischem Befund

- Medikation
- erfolgte Aufklärung des Patienten
- ICD-10 Diagnosen
- Verlauf der Therapie mit Behandlungsdaten
- eventuelle Komplikationen während der Therapie
- Mitarbeit des Patienten sowie Berichte von Ärzten, Kliniken oder ähnliches
- Änderungen oder Ergänzungen an der Patientenakte sollten kenntlich gemacht werden. Eine mangelhafte Dokumentation kann dem Behandler in einem Rechtsfall zum Nachteil ausgelegt werden. Die Patientenakte unterliegt einer Aufbewahrungspflicht für die Dauer von 10 Jahren nach § 630f, Absatz 3, BGB.

1.2.4.6 Fortbildungspflicht

Mit regelmäßigen Fort- und Weiterbildungen stellen Sie sicher, dass Ihre fachliche Qualifikation auf dem aktuellen Stand ist. So sind Sie informiert über Fortschritte und Weiterentwicklungen in der Heilkunde. Zusätzlich sichert es die Qualität Ihrer Arbeit, wenn Sie sich regelmäßig weiterbilden. Alle Fortbildungen sind nachzuweisen. Auch der Bezug von Fachzeitschriften kann gewertet werden. Der Fortbildungspflicht nicht nachzukommen, gefährdet die sachgemäße Berufsausübung, was zu Schadensersatzansprüchen führen kann. Außerdem könnten Klienten Zweifel bekommen an Ihrer beruflichen Qualifikation.

> **Wichtig**
> Die Pflichten des Heilpraktikers ergeben sich gesetzlich aus dem Patientenrechtegesetz vom 26.02.2013.

1.2.5 Berufsbezeichnung

Die Berufsbezeichnung für den Heilpraktiker für Psychotherapie ist gesetzlich nicht festgelegt. Es ist jedoch definiert, wie Sie sich **nicht** nennen dürfen. Darüber hinaus variieren die exakten Bezeichnungen von Bundesland zu Bundesland. Erkundigen Sie sich deshalb hierzu bitte unbedingt bei Ihrem Berufsverband. Fehlerhafte Berufsbezeichnungen oder Abkürzungen, die ein Laie nicht verstehen kann, können zu hohen Abmahngebühren führen! Berufsbezeichnungen, die Sie nicht führen dürfen, da diese gesetzlich geschützt sind:

- Psychotherapeut
- Heilpraktiker

> **Information**
> Bitte erkundigen Sie sich bei Ihrem Berufsverband über die in Ihrem Bundesland üblichen Berufsbezeichnungen!
> Wer Psychotherapie mit einer Erlaubnis nach dem Heilpraktikergesetz ausübt, darf nicht die Bezeichnung „Psychotherapeut" führen.
> Diese Berufsbezeichnung ist nach § 1, Absatz 1, Satz 4 des Psychotherapeutengesetzes geschützt. Nur Psychologische Psychotherapeuten, Kinder- und Jugendlichenpsychotherapeuten oder Ärzte dürfen diese Bezeichnung führen.
> Wer Psychotherapie mit einer Erlaubnis nach dem Heilpraktikergesetz ausübt, besitzt lediglich eine eingeschränkte Heilerlaubnis. Er darf sich nicht „Heilpraktiker" nennen.

In meinem Bundesland, in Baden-Württemberg, sind zurzeit folgende Berufsbezeichnungen akzeptiert:

- Heilpraktiker beschränkt auf das Gebiet der Psychotherapie
- Heilpraktiker für Psychotherapie
- Heilpraktiker (Psychotherapie)
- Psychotherapeutischer Heilpraktiker

Abkürzungen sind unbedingt zu vermeiden! Sowohl in der Praxisbezeichnung als auch in der Berufsbezeichnung. Sie führen möglicherweise zu Abmahnungen, da sie von Laien nicht verstanden werden. Immer wieder liest man zum Beispiel „Praxis für Psychotherapie nach dem HPG" oder „Frieda Musterfrau, HPP". Solche Abkürzungen sind von Laien nicht zu verstehen, werden deshalb als irreführend interpretiert und können zu Abmahnungen führen.

> **Information**
> Das Kürzel HPG, welches häufig von Heilpraktikern für Psychotherapie als Zusatz verwendet wurde und für Heilpraktikergesetz stehen sollte, heißt seit kurzem **Hospiz- und Palliativgesetz**. Dies wurde offiziell vom Deutschen Bundestag beschlossen. Die Abkürzung für das Heilpraktikergesetz lautet: **HeilprG**.

1.2.6 Patientenrechtegesetz

Das Gesetz zur Verbesserung der Rechte von Patientinnen und Patienten ist ein sogenanntes Artikelgesetz, das am 26.02.2013 in Kraft getreten ist. Es enthält Änderungen in verschiedenen anderen Gesetzen. Zweck des Gesetzes ist es, die Position der Patienten gegenüber Leistungserbringern (zum Beispiel Ärzten und Krankenhäusern) sowie den Krankenkassen zu stärken. Bisher waren die Rechte von Patienten in verschiedenen Gesetzen verstreut. Das Patientenrechtegesetz fasst sie nun zusammen. Die wichtigsten Regelungen aus dem Patientenrechtegesetz, die den Heilpraktiker für Psychotherapie betreffen:

1.2.6.1 Behandlungsvertrag

Bisher war der Behandlungsvertrag nicht ausdrücklich im Gesetz geregelt. Durch das Patientenrechtegesetz ist er nun im BGB in einem separaten Untertitel als spezifischer Dienstvertrag eingefügt worden (§ 630a BGB). Er darf formfrei gestaltet werden, jedoch müssen bestimmte Dinge beachtet werden:

- Der Behandelnde ist verpflichtet, die medizinische Behandlung zu erbringen. Der Patient muss dem Behandelnden die vereinbarte Vergütung erstatten.
- Die Behandlung soll nach den anerkannten fachlichen Standards erfolgen, soweit nicht etwas anderes vereinbart ist (§ 630a, Absatz 2, BGB). Es gelten die zum Zeitpunkt der Behandlung anerkannten Standards. Durch die Möglichkeit etwas anderes zu vereinbaren, kann der Patient zum Beispiel auch alternative Heilmethoden wählen. Auch wenn diese von den fachlichen Standards abweichen sollten. Der Therapeut hat dennoch die Pflicht, sich über die aktuellen fachlichen Standards zu informieren und sich entsprechend weiterzubilden.
- Die Vertragsform des Behandlungsvertrages ist nicht festgelegt. Die Schriftform ist jedoch sehr empfehlenswert, da sie eine gewisse Beweisfähigkeit hat. Für abweichende oder zusätzliche Vereinbarungen sollten Sie immer einen schriftlichen Vertrag abschließen. Dies gilt zum Beispiel für ein Ausfallhonorar. Da dieses im Gesetz nicht vorgesehen ist, muss es extra vereinbart werden.
- Der Patient muss vor Beginn der Behandlung über die voraussichtlichen Kosten in Schriftform informiert werden (Informationspflicht). Ein Merkblatt oder eine E-Mail (der Aussteller muss erkennbar sein), würde hier allerdings ausreichen. Es ist keine Unterschrift notwendig. Privatpatienten tragen selbst die Verantwortung, sich darüber zu informieren, welche Leistungen in ihrem Versicherungsvertrag enthalten sind. In diesem Fall hat der Heilpraktiker für Psychotherapie keine umfassende wirtschaftliche Aufklärungspflicht. Der Patient muss selbst in Erfahrung bringen, ob und wieviel Kosten ihm erstattet werden. Wurde es versäumt, ein Honorar zu vereinbaren, gilt die übliche Vergütung als vereinbart. Dies bedeutet für den Heilpraktiker für Psychotherapie, dass dann der Betrag aus dem Gebührenverzeichnis für Heilpraktiker (GebüH) als Grundlage gilt (§ 612, Absatz 2, BGB).

1.2.6.2 Informationspflichten

Aus dem Vertragsverhältnis, das sich durch den Behandlungsvertrag ergibt, folgen umfangreiche Rechte und Pflichten. Der Heilpraktiker (Psychotherapie) ist verpflichtet, den Patienten umfassend zu informieren und aufzuklären (§ 630c BGB). Der Gesetzestext unterscheidet zwischen Informations- und Aufklärungspflicht. Diese Unterscheidung ist für medizinische Behandlungen wichtig. Sie spielt im Bereich Psychotherapie jedoch eine untergeordnete Rolle und wird deshalb hier nicht näher erläutert.

- Der Behandelnde ist verpflichtet, dem Patienten zu Beginn der Behandlung und soweit erforderlich auch im Verlauf, sämtliche Umstände bezüglich der Behandlung zu erläutern. Insbesondere die Diagnose, die Prognose, die Therapie und die zur und nach der Therapie zu ergreifenden Maßnahmen (§ 630c BGB). Dies bedeutet, dass dem Patienten zum Beispiel mitgeteilt werden muss, wie er die Therapie aktiv unterstützen kann (mit „Hausaufgaben", zum Beispiel). Der Patient muss nach der Information in der Lage sein, eine Entscheidung für oder gegen die Therapie zu treffen. Die Aufklärung muss für den Klienten verständlich sein.

- Die Informationspflicht umfasst ebenfalls die Anamnese, mögliche Untersuchungen und notwendige Befunderhebungen. Erläutern Sie Ihrem Patienten, wie Sie diese Befunde erheben werden.
- Wenn die Annahme zu einem Behandlungsfehler besteht (durch Vorbehandelnde oder durch den Therapeuten selbst), hat der Behandelnde den Patienten auf Nachfrage oder zur Abwendung gesundheitlicher Verfahren zu informieren (§ 630c, Absatz 2, Satz 2, BGB).
- Der § 630c, Absatz 2, Satz 3, BGB, regelt ein strafprozessrechtliches Beweisverwertungsverbot, wenn der Therapeut sich mit der Information über einen Behandlungsfehler selbst belasten würde.

1.2.6.3 Einwilligung

Jede Durchführung einer medizinischen (auch psychotherapeutischen) Maßnahme erfordert die Einwilligung des Patienten (§ 630d BGB).

- Der Behandelnde ist verpflichtet, vor der Durchführung einer medizinischen Maßnahme, insbesondere eines Eingriffs in den Körper oder die Gesundheit, die Einwilligung des Patienten abzuholen. Diese Einwilligung kann jederzeit, ohne Angabe von Gründen, formlos widerrufen werden.
- Es ist egal, ob die Maßnahme der Diagnostik oder der Behandlung dient.
- Bei einwilligungsunfähigen Patienten ist die Einwilligung von einem Berechtigten einzuholen.
- Die Wirksamkeit der Einwilligung setzt eine sachgemäße Aufklärung voraus. Die Aufklärung ist über sämtliche Umstände vorzunehmen. Dazu gehören Art, Umfang, Nebenwirkungen (zum Beispiel punktuelle Symptomverschlechterung), Notwendigkeit der Maßnahme und die Prognose.
- Der Therapeut muss bei der Aufklärung auch auf alternative Behandlungsmöglichkeiten hinweisen (medikamentöse Behandlung oder Behandlung mit einem anderen Verfahren).
- Die Aufklärung muss mündlich und zeitnah erfolgen, damit der Patient die Entscheidung über die Einwilligung treffen kann. Sie muss durch den Behandelnden selbst erfolgen oder durch eine Person, die über die zur Durchführung der Maßnahme notwendige Ausbildung verfügt.
- Die Aufklärung muss für den Patienten verständlich sein. Fragen Sie am besten nach, ob alles verstanden wurde.
- Wenn es durch die Aufklärung zu einer (Selbst-) Gefährdung des Patienten kommen könnte, muss der Behandelnde aus therapeutischen Gründen von der Aufklärung Abstand nehmen oder ihren Umfang einschränken.

1.2.6.4 Dokumentation

Der § 630f BGB, regelt die Dokumentationspflicht des Behandelnden:

- Der Behandelnde ist verpflichtet, für jeden Patienten eine Patientenakte in Papierform oder elektronisch zu führen.
- Nachträglich vorgenommene Änderungen müssen gekennzeichnet werden.
- Die Dokumentation ist in direktem zeitlichen Zusammenhang mit der Behandlung zu führen.
- Die Dokumentation dient in erster Linie dem Ziel, durch die Aufzeichnung eine sachgerechte therapeutische Behandlung und Weiterbehandlung zu gewährleisten.
- Im Fall eines Behandlungsfehlers dient die Patientenakte auch der faktischen Beweissicherung.
- Der Behandelnde ist verpflichtet, in der Patientenakte sämtliche, aus fachlicher Sicht für die derzeitigen und zukünftigen Behandlungen wesentliche Maßnahmen und deren Ergebnisse aufzuzeichnen. Dazu gehören: Anamnese, erfolgte Aufklärungen, ICD-10 Diagnosen, psychopathologischer Befund, Untersuchungen, Verlauf der Behandlung, Arztberichte und sonstige Berichte.

- Die Akte ist lesbar und verständlich zu führen.
- Die Patientenakte unterliegt einer Aufbewahrungspflicht für die Dauer von 10 Jahren (§ 630f, Absatz 3, BGB).

1.2.6.5 Einsichtnahmerecht

Der Patient hat das Recht, jederzeit Einsicht in die geführte Patientenakte zu verlangen (§ 630g BGB). Dem Patienten ist auf Verlangen unverzüglich Einsicht in die vollständige, ihn betreffende Patientenakte zu gewähren, soweit der Einsichtnahme nicht erhebliche therapeutische Gründe oder sonstige Rechte Dritter entgegenstehen. Wird die Einsichtnahme abgelehnt, muss dies begründet werden.

- Das Einsichtnahmerecht kann nur verweigert werden, wenn erhebliche therapeutische Gründe bestehen. Dieser Begriff ist eng auszulegen.
- Bevor die Einsichtnahme verweigert wird, sind Maßnahmen, wie zum Beispiel eine begleitete Einsichtnahme, im Beisein des Therapeuten oder eines Angehörigen zu gewähren. Wenn Ihr Patient eine Einsichtnahme in seine Akte verlangt und Sie haben Bedenken, weil Sie in der Akte auch persönliche Anmerkungen über den Patienten notiert haben, begleiten Sie die Einsichtnahme und erklären Sie Ihre Bemerkungen.
- Der Patient kann nach § 630g, Absatz 2, BGB, eine Kopie der Patientenakte verlangen. Die entstandenen Kosten muss der Patient erstatten.
- Das Einsichtnahmerecht kann eingeschränkt werden, wenn die Rechte Dritter, die ihrerseits schutzwürdig sind, beeinträchtigt würden.

1.2.6.6 Beweiserleichterung bei Behandlungsfehlern

Tritt ein Haftungsfall aufgrund eines Behandlungsfehlers ein, hat das Patientenrechtegesetz die Aufgabe, die Beweissicherung für den Patienten zu erleichtern (§ 630h BGB). Man geht davon aus, dass es für Patienten wegen unzureichendem Fachwissen schwer ist, die Ursächlichkeit des Behandlungsfehlers nachzuweisen. Deshalb erhält der Patient Unterstützung durch das Gesetz. Wichtige Punkte für den Heilpraktiker für Psychotherapie sind in diesem Zusammenhang:

- Der Behandelnde muss beweisen, dass der Patient in die Maßnahme eingewilligt hat (§ 630d BGB).
- Er muss ebenso beweisen, dass der Patient aufgeklärt wurde (gemäß § 630e und § 630h, Absatz 2, BGB).
- Das Nichtdokumentieren einer Behandlung geht zulasten des Therapeuten, da dann davon ausgegangen wird, dass die Behandlung nicht stattgefunden hat (§ 630h, Absatz 3, BGB).
- Liegt keine ausreichende Qualifikation für die gewählte Therapiemethode vor, geht das Gesetz davon aus, dass die mangelnde Befähigung des Therapeuten den Behandlungsfehler verursacht hat. Das bedeutet, dass der Heilpraktiker für Psychotherapie die gewählte Therapiemethode ausreichend beherrschen muss, um einer Haftung nach § 630h, Absatz 4, BGB, zu entgehen.
- Kommt es zu einer Gesundheitsschädigung des Patienten, weil der Behandelnde einen medizinisch notwendigen Befund nicht rechtzeitig erhoben hat, der weitere Maßnahmen notwendig gemacht hätte und das Unterlassen dieser Maßnahmen grob fehlerhaft gewesen wäre und so zu einer Gesundheitsstörung führt, kommt eine Haftung nach § 630h, BGB, in Betracht. Das kann zum Beispiel der Fall sein, wenn er eine Suizidalität, eine akute Psychose oder einen psychiatrischen Notfall übersehen hat.

Denken Sie deshalb immer daran, bei jeglichem Verdacht auf eine Gesundheitsstörung den Patienten an einen Arzt zu verweisen!

> **Fazit**
> Das Patientenrechtegesetz ist nicht nur zum Schutz des Patienten von elementarer Bedeutung, es fasst auch viele wichtige Pflichten des Heilpraktikers für Psychotherapie zusammen!

1.2.7 Werbung

Aufgrund des Verbraucherschutzes gibt es besondere Werbeeinschränkungen, die ich Ihnen hier zusammenfassen und erläutern möchte. Sie sollten bei der Beschreibung Ihrer Methoden und der Beschreibung Ihrer therapeutischen Maßnahmen unbedingt auf das Heilmittelwerbegesetz (HWG) sowie auf das Gesetz gegen den unlauteren Wettbewerb (UWG) achten, damit Sie sich teure Abmahnungen ersparen! Ihre Werbung sollte seriös und nicht kommerziell sein und wirken.

1.2.7.1 Das Heilmittelwerbegesetz
In der Fassung der Bekanntmachung vom 19. Oktober 1994

(BGBl. I, S. 3 068), geändert durch Artikel 2 des Gesetzes vom 26.04. 2006 (BGBl. I, S. 984) zuletzt geändert am 21.09.2012:

Auszüge

§ 1

(1) Dieses Gesetz findet Anwendung auf die Werbung für

1. Arzneimittel im Sinne des § 2 des Arzneimittelgesetzes,

1a. Medizinprodukte im Sinne des § 3 des Medizinproduktegesetzes,

2. andere Mittel, Verfahren, Behandlungen und Gegenstände, soweit sich die Werbeaussage auf die Erkennung, Beseitigung oder Linderung von Krankheiten, Leiden, Körperschäden oder krankhaften Beschwerden bei Mensch oder Tier bezieht, sowie operative plastisch-chirurgische Eingriffe, soweit sich die Werbeaussage auf die Veränderung des menschlichen Körpers ohne medizinische Notwendigkeit bezieht.

(2) Andere Mittel im Sinne des Absatzes 1 Nr. 2 sind kosmetische Mittel im Sinne des § 2 Absatz 5 Satz 1 des Lebensmittel- und Futtermittelgesetzbuches. Gegenstände im Sinne des Absatzes 1 Nr. 2 sind auch Gegenstände zur Körperpflege im Sinne des § 2 Absatz 6 Nummer 4 des Lebensmittel- und Futtermittelgesetzbuches.

(3) Eine Werbung im Sinne dieses Gesetzes ist auch das Ankündigen oder Anbieten von Werbeaussagen, auf die dieses Gesetz Anwendung findet.

§ 2

Fachkreise im Sinne dieses Gesetzes sind Angehörige der Heilberufe oder des Heilgewerbes, Einrichtungen, die der Gesundheit von Mensch oder Tier dienen, oder sonstige Personen, soweit sie mit Arzneimitteln, Medizinprodukten, Verfahren, Behandlungen, Gegenständen oder anderen Mitteln erlaubterweise Handel treiben oder sie in Ausübung ihres Berufes anwenden.

§ 3

Unzulässig ist eine irreführende Werbung. Eine Irreführung liegt insbesondere dann vor,

1. wenn Arzneimitteln, Medizinprodukten, Verfahren, Behandlungen, Gegenständen oder anderen Mitteln eine therapeutische Wirksamkeit oder Wirkungen beigelegt werden, die sie nicht haben,

2. wenn fälschlich der Eindruck erweckt wird, dass

a) ein Erfolg mit Sicherheit erwartet werden kann,

b) bei bestimmungsgemäßem oder längerem Gebrauch keine schädlichen Wirkungen eintreten,

c) die Werbung nicht zu Zwecken des Wettbewerbs veranstaltet wird,

3. wenn unwahre oder zur Täuschung geeignete Angaben

a) über die Zusammensetzung oder Beschaffenheit von Arzneimitteln, Medizinprodukten, Gegenständen oder anderen Mitteln oder über die Art und Weise der Verfahren oder Behandlungen oder

b) über die Person, Vorbildung, Befähigung oder Erfolge des Herstellers, Erfinders oder der für sie tätigen oder tätig gewesenen Personen

gemacht werden.

§ 5

Für homöopathische Arzneimittel, die nach dem Arzneimittelgesetz registriert oder von der Registrierung freigestellt sind, darf mit der Angabe von Anwendungsgebieten nicht geworben werden.

Unzulässig ist eine Werbung, wenn

1. Gutachten oder Zeugnisse veröffentlicht oder erwähnt werden, die nicht von wissenschaftlich oder fachlich hierzu berufenen Personen erstattet worden sind und nicht die Angabe des Namens, Berufes und Wohnortes der Person, die das Gutachten erstellt oder das Zeugnis ausgestellt hat, sowie den Zeitpunkt der Ausstellung des Gutachtens oder Zeugnisses enthalten,

2. auf wissenschaftliche, fachliche oder sonstige Veröffentlichungen Bezug genommen wird, ohne dass aus der Werbung hervorgeht, ob die Veröffentlichung das Arzneimittel, das Verfahren, die Behandlung, den Gegenstand oder ein anderes

Mittel selbst betrifft, für die geworben wird, und ohne dass der Name des Verfassers, der Zeitpunkt der Veröffentlichung und die Fundstelle genannt werden,

3. aus der Fachliteratur entnommene Zitate, Tabellen oder sonstige Darstellungen nicht wortgetreu übernommen werden.

§ 7

(1) Es ist unzulässig, Zuwendungen und sonstige Werbegaben (Waren oder Leistungen) anzubieten, anzukündigen oder zu gewähren oder als Angehöriger der Fachkreise anzunehmen, es sei denn, dass

1. es sich bei den Zuwendungen oder Werbegaben um Gegenstände von geringem Wert, die durch eine dauerhafte und deutlich sichtbare Bezeichnung des Werbenden oder des beworbenen Produktes oder beider gekennzeichnet sind, oder um geringwertige Kleinigkeiten handelt;

2. die Zuwendungen oder Werbegaben in

a) einem bestimmten oder auf bestimmte Art zu berechnenden Geldbetrag oder

b) einer bestimmten oder auf bestimmte Art zu berechnenden Menge gleicher Ware gewährt werden;

3. die Zuwendungen oder Werbegaben nur in handelsüblichem Zubehör zur Ware oder in handelsüblichen Nebenleistungen bestehen; als handelsüblich gilt insbesondere eine im Hinblick auf den Wert der Ware oder Leistung angemessene teilweise oder vollständige Erstattung oder Übernahme von Fahrtkosten für Verkehrsmittel des öffentlichen Personennahverkehrs, die im Zusammenhang mit dem Besuch des Geschäftslokals oder des Orts der Erbringung der Leistung aufgewendet werden darf;

4. die Zuwendungen oder Werbegaben in der Erteilung von Auskünften oder Ratschlägen bestehen oder

5. es sich um unentgeltlich an Verbraucherinnen und Verbraucher abzugebende Zeitschriften handelt, die nach ihrer Aufmachung und Ausgestaltung der Kundenwerbung und den Interessen der verteilenden Person dienen, durch einen entsprechenden Aufdruck auf der Titelseite diesen Zweck erkennbar machen und in ihren Herstellungskosten geringwertig sind (Kundenzeitschriften).

Werbegaben für Angehörige der Heilberufe sind unbeschadet des Satzes 1 nur dann zulässig, wenn sie zur Verwendung in der ärztlichen, tierärztlichen oder pharmazeutischen Praxis bestimmt sind. § 47 Absatz 3 des Arzneimittelgesetzes bleibt unberührt.

(2) Absatz 1 gilt nicht für Zuwendungen im Rahmen ausschließlich berufsbezogener wissenschaftlicher Veranstaltungen, sofern diese einen vertretbaren Rahmen nicht überschreiten, insbesondere in Bezug auf den wissenschaftlichen Zweck der Veranstaltung von untergeordneter Bedeutung sind und sich nicht auf andere als im Gesundheitswesen tätige Personen erstrecken.

§ 9

Unzulässig ist eine Werbung für die Erkennung oder Behandlung von Krankheiten, Leiden, Körperschäden oder krankhaften Beschwerden, die nicht auf eigener Wahrnehmung an dem zu behandelnden Menschen oder Tier beruht (Fernbehandlung).

§ 11

(1) Außerhalb der Fachkreise darf für Arzneimittel, Verfahren, Behandlungen, Gegenstände oder andere Mittel nicht geworben werden

1. aufgehoben

2. mit Angaben oder Darstellungen, die sich auf eine Empfehlung von Wissenschaftlern, von im Gesundheitswesen tätigen Personen, von im Bereich der Tiergesundheit tätigen Personen oder anderen Personen, die auf Grund ihrer Bekanntheit zum Arzneimittelverbrauch anregen können, beziehen,

3. mit der Wiedergabe von Krankengeschichten sowie mit Hinweisen darauf, wenn diese in missbräuchlicher, abstoßender oder irreführender Weise erfolgen oder durch eine ausführliche Beschreibung oder Darstellung zu einer falschen Selbstdiagnose verleiten kann,

4. aufgehoben

5. mit einer bildlichen Darstellung, die in missbräuchlicher, abstoßender oder irreführender Weise Veränderungen des menschlichen Körpers auf Grund von Krankheiten oder Schädigungen oder die Wirkung eines Arzneimittels im menschlichen Körper oder in Körperteilen verwendet,

6. aufgehoben

7. mit Werbeaussagen, die nahelegen, dass die Gesundheit durch die Nichtverwendung des Arzneimittels beeinträchtigt oder durch die Verwendung verbessert werden könnte,

8. durch Werbevorträge, mit denen ein Feilbieten oder eine Entgegennahme von Anschriften verbunden ist,

9. mit Veröffentlichungen, deren Werbezweck missverständlich oder nicht deutlich erkennbar ist,

10. aufgehoben

11. mit Äußerungen Dritter, insbesondere mit Dank-, Anerkennungs- oder Empfehlungsschreiben, oder mit Hinweisen auf solche Äußerungen, wenn diese in missbräuchlicher, abstoßender oder irreführender Weise erfolgen,

12. mit Werbemaßnahmen, die sich ausschließlich oder überwiegend an Kinder unter 14 Jahren richten,

13. mit Preisausschreiben, Verlosungen oder anderen Verfahren, deren Ergebnis vom Zufall abhängig ist, sofern diese Maßnahmen oder Verfahren einer unzweckmäßigen oder übermäßigen Verwendung von Arzneimitteln Vorschub leisten,

14. durch die Abgabe von Arzneimitteln, deren Muster oder Proben oder durch Gutscheine dafür,

15. durch die nicht verlangte Abgabe von Mustern oder Proben von anderen Mitteln oder Gegenständen oder durch Gutscheine dafür.

§ 12

(1) Außerhalb der Fachkreise darf sich die Werbung für Arzneimittel und Medizinprodukte nicht auf die Erkennung, Verhütung, Beseitigung oder Linderung der in Abschnitt A der Anlage zu diesem Gesetz aufgeführten Krankheiten oder Leiden bei Menschen beziehen, die Werbung für Arzneimittel außerdem nicht auf die Erkennung, Verhütung, Beseitigung oder Linderung der in Abschnitt B dieser Anlage aufgeführten Krankheiten oder Leiden beim Tier. Abschnitt A Nr. 2 der Anlage findet keine Anwendung auf die Werbung für Medizinprodukte.

(2) Die Werbung für andere Mittel, Verfahren, Behandlungen oder Gegenstände außerhalb der Fachkreise darf sich nicht auf die Erkennung, Beseitigung oder Linderung dieser Krankheiten oder Leiden beziehen. Dies gilt nicht für die Werbung für Verfahren oder Behandlungen in Heilbädern, Kurorten und Kuranstalten.

§ 13

Die Werbung eines Unternehmens mit Sitz außerhalb des Geltungsbereichs dieses Gesetzes ist unzulässig, wenn nicht ein Unternehmen mit Sitz oder eine natürliche Person mit gewöhnlichem Aufenthalt im Geltungsbereich dieses Gesetzes oder in einem anderen Mitgliedstaat der Europäischen Union oder in einem anderen Vertragsstaat des Abkommens über den Europäischen Wirtschaftsraum, die nach diesem Gesetz unbeschränkt strafrechtlich verfolgt werden kann, ausdrücklich damit betraut ist, die sich aus diesem Gesetz ergebenden Pflichten zu übernehmen.

§ 14

Wer dem Verbot der irreführenden Werbung (§ 3) zuwiderhandelt, wird mit Freiheitsstrafe bis zu einem Jahr oder mit Geldstrafe bestraft.

§ 15

(1) Ordnungswidrig handelt, wer vorsätzlich oder fahrlässig

1. entgegen § 3a eine Werbung für ein Arzneimittel betreibt, das der Pflicht zur Zulassung unterliegt und das nicht nach den arzneimittelrechtlichen Vorschriften zugelassen ist oder als zugelassen gilt,

2. eine Werbung betreibt, die die nach § 4 vorgeschriebenen Angaben nicht enthält oder entgegen § 5 mit der Angabe von Anwendungsgebieten wirbt,

3. in einer nach § 6 unzulässigen Weise mit Gutachten, Zeugnissen oder Bezugnahmen auf Veröffentlichungen wirbt,

4. entgegen § 7 Absatz 1 und 3 eine mit Zuwendungen oder sonstigen Werbegaben verbundene Werbung betreibt,

4a. entgegen § 7 Absatz 1 als Angehöriger der Fachkreise eine Zuwendung oder sonstige Werbegabe annimmt,

5. entgegen § 8 eine dort genannte Werbung betreibt,

6. entgegen § 9 für eine Fernbehandlung wirbt,

7. entgegen § 10 für die dort bezeichneten Arzneimittel wirbt,

8. auf eine durch § 11 verbotene Weise außerhalb der Fachkreise wirbt,

9. entgegen § 12 eine Werbung betreibt, die sich auf die in der Anlage zu § 12 aufgeführten Krankheiten oder Leiden bezieht,

10. eine nach § 13 unzulässige Werbung betreibt.

(2) Ordnungswidrig handelt ferner, wer fahrlässig dem Verbot der irreführenden Werbung (§ 3) zuwiderhandelt.

(3) Die Ordnungswidrigkeit nach Absatz 1 kann mit einer Geldbuße bis zu fünfzigtausend Euro, die Ordnungswidrigkeit nach Absatz 2 mit einer Geldbuße bis zu zwanzigtausend Euro geahndet werden.

§ 16

Werbematerial und sonstige Gegenstände, auf die sich eine Straftat nach § 14 oder eine Ordnungswidrigkeit nach § 15 bezieht, können eingezogen werden. § 74a des Strafgesetzbuches und § 23 des Gesetzes über Ordnungswidrigkeiten sind anzuwenden.

§ 17

Das Gesetz gegen den unlauteren Wettbewerb bleibt unberührt.

Anlage (zu § 12)

Krankheiten und Leiden, auf die sich die Werbung gemäß § 12 nicht beziehen darf

A. Krankheiten und Leiden beim Menschen

1. Nach dem Infektionsschutzgesetz vom 20. Juli 2000 (BGBl. I S. 1045) meldepflichtige Krankheiten oder durch meldepflichtige Krankheitserreger verursachte Infektionen,

2. bösartige Neubildungen,

3. Suchtkrankheiten, ausgenommen Nikotinabhängigkeit,

4. krankhafte Komplikationen der Schwangerschaft, der Entbindung und des Wochenbetts.

1.2.7.2 Anmerkungen zum Heilmittelwerbegesetz (HWG)

Das HWG regelt die Werbung für Arzneimittel, Heilverfahren oder Medizinprodukte in Deutschland. Ziel ist der Schutz des Verbrauchers. Es wird zwischen der Werbung in Fachkreisen und der allgemeinen Publikumswerbung unterschieden.

Die ursprüngliche Fassung entstand 1965. Im Jahr 2012 wurde das HWG in Anpassung an die europäische Gesetzgebung zuletzt reformiert.

Unzulässig ist nach dem Heilmittelwerbegesetz:

- Heilversprechen, § 3, Absatz 2, HWG. Vermeiden Sie Übertreibungen wie „Die Methode X hilft immer" oder „Methode X behandelt jedes Problem".
- Unwahre, täuschende oder irreführende Werbung, § 3, HWG: Eine Irreführung liegt dann vor, wenn Behandlungen oder Präparaten eine Wirksamkeit beigelegt wird, die sie nicht haben. Auch wenn fälschlich der Eindruck erweckt wird, dass Klienten oder Patienten mit Sicherheit einen Erfolg erwarten können (Kap. 1.2.7.1).
- Werbung für Fernbehandlungen. Fernbehandlungen sind zum Beispiel Behandlungen per Telefon oder Skype. Sie beruhen nicht auf eigener Wahrnehmung und Anschauung und das Werben für sie ist untersagt. Darüber hinaus sollten Sie auch die Behandlungen selbst als sehr kritisch betrachten. Die Sorgfaltspflicht des Heilpraktikers und das Patientenrechtegesetz bieten hier einige Einschränkungen, die schwer zu umgehen sind. Auch nehmen einige Berufsverbände einen Ausschluss von Fernbehandlungen mit in ihre Berufsordnung auf. Im Zweifelsfall können hier ernsthafte Schwierigkeiten auf Sie zukommen. Beratende Telefonate zwischen den therapeutischen Sitzungen zählen nicht zu einer Fernbehandlung.
- Die Angabe von Anwendungsgebieten bei Homöopathischen Arzneimitteln § 5, HWG.
- Werbung mit Gutachten oder Zeugnissen, die nicht von wissenschaftlichen oder fachlich berufenen Personen erstattet worden sind und bei denen Angaben zur erstellenden Person und Datum der Ausstellung fehlen (§ 6, HWG).
- Zitate, Tabellen oder Darstellungen, die aus der Fachliteratur entnommen sind und nicht wortgetreu wiedergegeben werden (§ 6, HWG).
- Zuwendungen anzubieten, anzukündigen oder anzunehmen, es sei denn es handelt sich um Dinge von geringem Wert oder geringwertige Kleinigkeiten oder die Zuwendung in Erteilung von Auskünften oder Ratschlägen besteht (§ 7, HWG). Eine geringwertige Kleinigkeit darf den Betrag von 0,50 € nicht überschreiten.

Außerhalb von Fachkreisen ist die Werbung mit folgenden Mitteln unzulässig:

- Bilder von Veränderungen des menschlichen Körpers aufgrund von Krankheit oder Schädi-

gung, wenn die Werbung missbräuchlich, abstoßend oder irreführend ist und die Wirkung eines Arzneimittels im menschlichen Körper oder in Körperteilen verwendet (§ 11, Absatz 1, Satz 1, Nr. 5, HWG).
- Krankengeschichten, Gutachten, wissenschaftliche Arbeiten oder Hinweise darauf, wenn diese missbräuchlich, abstoßend oder irreführend sind oder wenn sie zu falschen Selbstdiagnosen verleiten (§ 11, Absatz 1, Satz 1, Nr. 11, HWG). In früheren Fassungen des HWG waren Krankengeschichten generell verboten, dieses Verbot wurde eingeschränkt. Seien Sie bitte auch zum Schutz Ihres Patienten vorsichtig mit Krankengeschichten.
- Preisausschreiben, Verlosung, Proben und Arzneimuster, sofern diese Maßnahmen oder Verfahren einer unzweckmäßigen oder übermäßigen Verwendung von Arzneimitteln Vorschub leisten (§ 11, Absatz 1, Satz 1, HWG).
- Angaben oder Darstellungen, die sich auf eine Empfehlung einer bekannten (öffentlichen) Person beziehen und dadurch zur Anregung eines Arzneimittelverbrauches führen können (§ 11, HWG).
- Dank-, Anerkennungs- oder Empfehlungsschreiben, beziehungsweise Aussagen Dritter, wenn diese in missbräuchlicher, abstoßender oder irreführender Weise erfolgen (§ 11, HWG).
- Werbeaussagen die Angst machen, indem sie vermitteln, dass die Nichtanwendung bestimmter Mittel oder Verfahren die Gesundheit beeinträchtigen können (§ 11, HWG).
- Vorträge, bei denen Adressen und Daten gesammelt werden (§ 11, HWG). Dies gilt auch für Webinare.
- Werbung, die sich ausschließlich oder überwiegend an Kinder unter 14 Jahren richtet (§ 11, HWG).
- Abgabe von Arzneimitteln, Muster, Proben oder Gutscheinen.
- Veröffentlichungen, bei denen der Werbezweck nicht deutlich erkennbar oder missverständlich ist (§ 11, HWG).
- Werbung, die sich auf Erkennung, Verhütung, Beseitigung oder Linderung von folgenden Krankheiten bezieht (§ 12, HWG und Anlage A zu § 12, HWG):

Krankheiten und Leiden beim Menschen:
- Nach dem Infektionsschutzgesetz meldepflichtige Krankheiten oder durch
- meldepflichtige Krankheitserreger verursachte Infektionen,
- bösartige Neubildungen,
- Suchtkrankheiten, ausgenommen Nikotinabhängigkeit oder
- krankhafte Komplikationen der Schwangerschaft, der Entbindung und des Wochenbetts

1.2.7.3 Gesetz gegen den unlauteren Wettbewerb (UWG)

Das Gesetz gegen den unlauteren Wettbewerb betrifft alle Angebote, nicht nur die aus dem Gesundheitsbereich. Es dient dem Schutz der Mitbewerber, dem Verbraucher und der Allgemeinheit vor einer unfairen Wettbewerbsverzerrung, beispielsweise durch irreführende Werbung. Es bezieht sich nicht nur auf Werbung alleine, sondern auch auf Marketing Aktivitäten.

Für den Heilpraktiker für Psychotherapie relevante Verbote laut UWG sind:
- unlautere geschäftliche Handlungen
- Ein unlauterer Wettbewerb ist ein unrechtmäßiger Wettbewerb, bei dem Unternehmen gegen die „guten Sitten" verstoßen. Dazu gehören unter anderem:
  – Mitbewerber herabsetzen oder beleidigen
  – Druck auf einen Patienten ausüben
  – Ausnutzen von Angst, einer Zwangslage, Leichtgläubigkeit oder geschäftliche Unerfahrenheit von Kindern und Jugendlichen
  – Geschäftsschädigende Behauptungen über Mitbewerber, die unwahr sind.
  – irreführende geschäftliche Handlungen
  – Wenn ein Patient durch geschäftliche Handlungen so beeinflusst wird, dass er Entscheidungen trifft, die er andernfalls nicht getroffen hätte.
  – Vergleichende Werbung, die eine Verwechselungsgefahr mit einer anderen Dienstleistung hervorruft.
  – unwahre Aussagen
  – Wenn täuschende Angaben über die Durchführung, die Risiken, Erfolg oder Kosten der Behandlung gemacht werden.

- Wenn täuschende Angaben zur Person des Therapeuten gemacht werden (Titel, Qualifikation).
- Wenn wesentliche Tatsachen verschwiegen werden, wie zum Beispiel unzumutbare Belästigung und unerwünschte Werbung durch folgende Handlungen: Flyer in Briefkästen werfen, Ansprechen von Personen in der Öffentlichkeit, Beilage in der Zeitung, unverlangte E-Mail-Werbung, vergleichende Werbung.
- Darstellung einer Dienstleistung unter einem geschützten Kennzeichen als Imitation oder Nachahmung
- Werbung, die die Dienstleistung von einem Mitbewerber erkennen lässt.
- Herabsetzung von Mitbewerbern

> **Fazit**
> Achten Sie bitte immer auf das HWG und das UWG. Beobachten und berücksichtigen Sie die laufende einschlägige Rechtsprechung. Sie sollten Ihre Texte prüfen lassen. Manche Berufsverbände bieten diesen Service an oder Sie wenden sich an einen Fachanwalt für alternatives Medizinrecht.

Zusammenfassung: Werbung als Heilpraktiker (Psychotherapie):
- Prüfen Sie Ihre Werbung dahingehend, ob die geltenden Werbeeinschränkungen beachtet wurden.
- Gestalten Sie Ihre Werbung gemäß Ihrem Berufstand seriös und vermeiden Sie „marktschreierische", kommerzielle Werbung.
- Vermeiden Sie Heilversprechen wie: „Sie können mit dieser Methode jedes Problem lösen".
- Keine Irreführung dahingehend, dass mit Sicherheit ein Erfolg zu erwarten ist.
- Werbung für Fernbehandlungen (Skype, Telefon) ist verboten.
- Fernbehandlungen sind mit größter Sorgfalt und Vorsicht zu betrachten. Überprüfen Sie diese im Hinblick auf die Berufspflichten des Heilpraktikers (Psychotherapie), im Hinblick auf das Patientenrechtegesetz und im Hinblick auf die Berufsordnung Ihres Berufsverbandes.
- Keine Angabe von Anwendungsgebieten bei homöopathischen Arzneimitteln.
- Sie dürfen mit Gutachten und Zeugnissen werben, wenn diese von fachlich berufenen Personen erstattet wurden.
- Zitate oder Tabellen dürfen aus der Fachliteratur entnommen werden, wenn sie wortgetreu und unter Angabe der Quelle verwendet werden.
- Keine Zuwendungen anbieten, die über den Wert einer geringwertigen Kleinigkeit hinausgehen (0,50 €uro).
- „Vorher-nachher"-Bilder sind erlaubt, wenn sie nicht abstoßend, irreführend oder missbräuchlich sind.
- Sie dürfen Krankengeschichten, Gutachten und wissenschaftliche Abhandlungen verwenden, wenn diese nicht abstoßend, irreführend oder missbräuchlich sind. Außerdem dürfen diese Schriften den Laien nicht zur Selbstdiagnose und zur Selbstbehandlung verleiten. Beachten Sie die Schweigepflicht und den Schutz Ihres Klienten bei der Verwendung von Krankengeschichten.
- Beziehen Sie sich in Ihrer Werbung nicht auf eine öffentliche oder bekannte Person, die den Laien zu einem Arzneimittelverbrauch anregen könnte.
- Sie dürfen Dank-, Anerkennungs- und Empfehlungsschreiben verwenden, wenn diese nicht missbräuchlich, abstoßend oder irreführend sind.
- Treffen Sie keine Aussage darüber, dass die Nichtanwendung eines Verfahrens gesundheitliche Folgen haben könnte.
- Keine Adressen sammeln bei Vorträgen! Auch nicht bei Webinaren.
- Werbung nicht gezielt an Kinder und Jugendliche unter 14 Jahren richten.
- Werben Sie nicht auf Erkennung, Linderung oder Behandlung von Krankheiten, die im HWG unter der Anlage A zum § 12 aufgeführt sind.
- Sie dürfen sich bei der Arbeit fotografieren lassen und damit werben.
- Sie dürfen Fachbegriffe verwenden, sollten diese aber trotzdem erklären, um eine Irreführung zu vermeiden.

- Nehmen Sie Abstand davon, Mitbewerber herabzusetzen oder zu beleidigen.
- Gestalten Sie keine vergleichende Werbung.
- Nutzen Sie niemals eine Zwangslage, eine Angst oder eine Leichtgläubigkeit Ihrer Klienten aus.
- Machen Sie keine täuschenden Angaben über Erfolg, Risiko oder Kosten einer Behandlung.
- Achten Sie auf die korrekte Darstellung Ihrer Qualifikation.
- Vermeiden Sie belästigende Werbung in Form von Flyern in Briefkästen oder unerwünschter E-Mail-Werbung.

1.3 Eröffnung einer Heilpraktikerpraxis für Psychotherapie

Nachdem die Überprüfung durch das Gesundheitsamt abgeschlossen ist, kann es losgehen mit Ihrer Planung einer eigenen Praxis! Ich stelle Ihnen nachfolgend die einzelnen Schritte vor, die auf diesem Wege zu beachten sind.

1.3.1 Meldung der Praxis

Die zuständige Aufsichtsbehörde für Ihre Praxis ist das **Gesundheitsamt**. Sobald Sie Praxisräume haben und wissen, wann Sie Ihre Praxis eröffnen werden, melden Sie sich bitte bei dem Gesundheitsamt Ihres Landkreises mit Ihrer Praxis an. Da die Regelungen hier in den verschiedenen Bundesländern unterschiedlich gehandhabt werden, sollten Sie Ihr örtliches Gesundheitsamt befragen. Dort erfahren Sie schnell, was von Ihnen verlangt wird und ob es zum Beispiel bestimmte Formulare gibt, die Sie für die Meldung ausfüllen müssen. Üblicherweise erfolgt die Meldung beim Gesundheitsamt schriftlich, formlos und inklusive einer Kopie Ihrer Erlaubnisurkunde (**Abb. 1.2**).

Bedenken Sie, dass Sie auch Änderungen melden müssen: Umzug, Namensänderungen, Praxisverlegung oder Beendigung der Praxis.

Beim **Finanzamt** müssen Sie sich im Jahr Ihrer Praxiseröffnung bis zum 31. Dezember melden. Angemeldet wird eine freiberufliche Tätigkeit als Heilpraktiker (Psychotherapie). Sie bekommen einen Steuererfassungsbogen, den Sie dann ausfüllen müssen. Sie können - müssen aber nicht - die Kleinunternehmerregelung in diesem Bogen ankreuzen. Auch dem Finanzamt müssen Sie Änderungen, wie Umzug oder die Beendigung Ihrer Praxistätigkeit mitteilen.

Die nächste wichtige Anlaufstelle ist die **Berufsgenossenschaft.** Es gibt unterschiedliche Berufsgenossenschaften. Für Heilpraktiker (Psychotherapie) ist die BGW, Berufsgenossenschaft für Gesundheitsdienst und Wohlfahrtspflege zuständig (bgw-online.de). Die Berufsgenossenschaft ist die gesetzliche Unfallversicherung und gehört zu den gesetzlichen Sozialversicherungen. Heilpraktiker (Psychotherapie) sind nach §4 Absatz 3 SGB VII von der generellen Versicherungspflicht ausgenommen. Dennoch müssen Sie sich mit einer sogenannten Leermeldung binnen einer Woche nach Praxisaufnahme bei der BGW anmelden. (§ 192 SGB VII).

Eine Versicherungspflicht hängt von der genauen Ausführung Ihrer Tätigkeit ab. Das bedeutet, wenn Sie zum Beispiel zusätzliche Dinge anbieten, muss im Einzelfall geprüft werden, ob Sie versicherungspflichtig sind oder nicht. Das können Coaching, Beratung, Dozententätigkeit oder gewerbliche Dienstleistungen sein. Wenn Sie Angestellte beschäftigen, sind Sie immer versicherungspflichtig. Das kann auch eine geringfügig beschäftigte Reinigungsfee oder Familienangehörige sein, die Bürotätigkeiten für Sie erledigen. Es besteht darüber hinaus auch die Möglichkeit, sich in der BGW freiwillig zu versichern. Die Leermeldung bei der BGW funktioniert formlos und schriftlich. Auf der Internetseite kann man sich nach Registrierung auch online anmelden.

1.3.2 Praxisname

Ihr Praxisname begleitet Sie hoffentlich durch viele Jahre Ihrer Tätigkeit! Wählen Sie ihn deswegen mit Sorgfalt aus! Es ist sowohl möglich, einen Phantasienamen zu wählen, als auch eine reale Bezeichnung.

Der Praxisname sollte auch noch in 10, 15 oder 20 Jahren zu Ihnen passen und Ihr Angebot beschreiben. Vermeiden Sie es, nur einen Aspekt Ih-

> Praxis XY
> Frieda Musterfrau
> Heilpraktikerin für Psychotherapie
> Musterstrasse 11
> 12345 Musterhofen
>
> An das
> Gesundheitsamt Musterdorf
> Musterhof 11
>
> **01234** Musterdorf
>
> Musterhofen, den TT.MM.JJJJ
>
> **Betreff: Anmeldung Heilpraktikerpraxis für Psychotherapie**
>
> Sehr geehrte Damen und Herren,
>
> hiermit möchte ich Ihnen mitteilen, dass ich am TT.MM.JJJJ meine Heilpraktikerpraxis für Psychotherapie eröffnen werde. Die Praxisadresse lautet:
>
> Straße:
>
> PLZ, Ort:
>
> Tel:
>
> Mit freundlichen Grüßen
>
> Frieda Musterfrau
> Heilpraktikerin für Psychotherapie
>
> Anlage: beglaubigte Kopie der Erlaubnisurkunde

Abb. 1.2 Meldung an das Gesundheitsamt zur Praxiseröffnung.

rer Tätigkeiten herauszugreifen. Wer weiß, wohin Sie die Anwendung Ihrer Tätigkeit führt? Mit Sicherheit wird sich Ihr Spektrum im Laufe der Zeit erweitern. Möglicherweise werden manche Methoden unwichtig und beschreiben Sie und Ihre Tätigkeit eines Tages nicht mehr. Diese Punkte sind bei der Wahl der Praxisbezeichnung zu bedenken. Hinzu kommt natürlich die rechtliche Verbindlichkeit, dass Sie nicht den Eindruck einer Irreführung erwecken.

Die Bezeichnung als Heilpraktiker (Psychotherapie) ist gesetzlich vorgegeben. Sie ist hinter dem Namen zu führen. Wenn Sie einen Titel tragen, aber nicht in Medizin promoviert haben, dann benennen Sie bitte die Fachrichtung. Sie dürfen nicht den Eindruck erwecken, dass Sie Arzt sind. Der Begriff „Praxis" ist immer mit dem Hinweis zu führen, dass Sie Heilpraktiker (Psychotherapie) sind. Abkürzungen sind unbedingt zu vermeiden, da sie vom Laien nicht erkannt werden und somit als Irreführung verstanden werden können.

Was Sie ausüben ist Psychotherapie. Die Bezeichnung „Praxis für Psychotherapie" hat jedoch schon zu Abmahnungen geführt. Sollten Sie sich dennoch für diese Bezeichnung entscheiden, beachten Sie, dass Ihr Namenszug und Ihre Berufsbezeichnung in derselben Größe und Auffälligkeit gestaltet sind, wie die Praxisbezeichnung und nicht lediglich als Kleingedrucktes. Lassen Sie sich zu Ihrem Praxisnamen beraten. In vielen Berufsverbänden geht das sehr unproblematisch, zum Beispiel über eine Frage in einem Rechtsforum.

1.3.3 Logo

Ich würde Ihnen auf jeden Fall empfehlen, ein Praxislogo auszuwählen. Es ist wichtig für den Wiedererkennungswert Ihrer Praxis. Sie steigern damit die Bekanntheit und die Einzigartigkeit Ihrer Praxis. Sie können Ihr Logo selbst entwerfen oder eine Werbeagentur beauftragen. Im Internet gibt es ebenfalls viele Möglichkeiten, Logos entwerfen zu lassen. Dort können Sie auch professionelle Logos kaufen, die zum Beispiel von Grafikern für Wettbewerbe entworfen wurden und keinen Preis gewonnen haben. Diese „Restlogos" können Sie günstig erwerben. Auf www.desig- nenlassen.de oder www.99designs.de finden Sie zum Beispiel solche Logo-Shops.

1.3.4 Praxisräume

Sie benötigen für Ihre Praxis eine feste Praxisadresse. Wählen Sie den Standort Ihrer Praxis so aus, dass Sie gut zu erreichen sind. Bestenfalls auch mit öffentlichen Verkehrsmitteln. Ihre Räumlichkeiten sollten einen behindertengerechten Zugang haben, also barrierefrei zu erreichen sein.

Wenn Sie darüber nachdenken, Ihre Praxis in Ihren Wohnräumen zu eröffnen, müssen Sie zuvor klären, ob die Tätigkeit überhaupt dort ausgeübt werden darf. Viele Mietverträge verbieten eine freiberufliche oder gewerbliche Nutzung. Bei dieser Nutzung von Wohnraum muss der Vermieter eine Umnutzung beim Bauordnungsamt beantragen. Dieses Verfahren ist meist nicht von Erfolg gekrönt, weil Wohnraum nicht so einfach als Praxisraum umgewandelt werden kann. Meist kann eine Praxis auch nur in einem Gewerbe- oder Mischgebiet eröffnet werden. Informieren Sie sich auf jeden Fall beim zuständigen Bauamt. Die gesetzliche Lage der Landesbauordnung ist von Bundesland zu Bundesland unterschiedlich.

In den eigenen vier Wänden kommt die Problematik der Abgrenzung hinzu, wenn Sie die Praxis in Ihre Wohnräume integrieren möchten. In einer separaten Einliegerwohnung mit eigenem Zugang ist dies sicher noch ganz gut durchführbar, dass Sie und Ihre Patienten ungestört arbeiten können. Aber wenn Sie ein Zimmer Ihrer Wohnung als Praxis nutzen möchten, wird die Abgrenzung schon deutlich schwerer. Stellen Sie sich vor, Ihre Kinder streiten im Nebenraum. Das stört nicht nur Ihren Klienten, es macht es Ihnen auch schwer, professionell zu arbeiten.

Bezüglich des Behandlungsraumes selbst machen Sie sich Gedanken darüber, wie viel Platz Sie für Ihre Arbeitsmethoden benötigen. Wenn Sie zum Beispiel auch Gruppenangebote in Ihr Konzept aufnehmen möchten, brauchen Sie mehr Platz. Auch eine Massage- oder Hypnoliege fordern einen entsprechenden Raum. Zusätzlich brauchen Sie eine eigene Toilette für Ihre Klienten. Auch ein Wartebereich ist notwendig, damit Ihre Klienten nicht im Regen vor der Tür warten müssen, wenn sich eine vorhergehende Behandlung mal verzögert. Der Behandlungsraum in der Psychotherapie sollte einen Wohlfühlfaktor haben. Es ist angenehmer, in einer gemütlichen und schönen Atmosphäre über problematische Gefühle zu sprechen.

Für die Einrichtung benötigen Sie eine Sitzgruppe mit 2 oder 3 Sitzgelegenheiten. Eventuell auch einen Schreibtisch und eine Liege für Entspannungsverfahren, Massage oder Hypnotherapie. Zusätzlich sollten Sie einen abschließbaren Schrank für Ihre Patientenakten aufstellen.

1.3.4.1 Hygiene

Der Heilpraktiker (Psychotherapie) darf nicht invasiv arbeiten und unterliegt somit auch nicht den strengen Hygienebestimmungen, mit denen sich der medizinische Heilpraktiker auseinandersetzen muss. Ihre Räume sollten für Ihre geplanten Therapiemethoden geeignet sein. Darüber hinaus sollten Sie darauf achten, nicht zu viele „Staubfänger" im Raum zu platzieren. Ihre Praxis muss regelmäßig und ordnungsgemäß gereinigt werden, so dass die Sauberkeit einer professionellen Praxis gewährleistet ist. Je nach Arbeitsweise ist es wichtig, an Hygienevorschriften zu denken. Arbeiten Sie zum Beispiel mit einer Entspannungsliege, muss das Kopfteil nach jeder Benutzung keimfrei gemacht werden. Auch wenn der Hygieneplan für die psychotherapeutische Heilpraxis keine Pflicht ist, ist es doch wichtig, die einzelnen Reinigungsvorgänge festzulegen und in Ihren Alltagsplan einzubeziehen. Diese Arbeitsschritte sind notwendig und erfordern Zeit.

Das Gesundheitsamt kann sich jederzeit zu einer Begehung in Ihrer Praxis anmelden. Denken Sie daran, dass Sie dem Heilpraktikergesetz unterstehen. Es können Anforderungen bezüglich der Hygiene an Sie gestellt werden! Sie müssen zwar vermutlich kein Waschbecken im Raum haben oder Behältnisse für Spritzen oder anderes vorweisen, aber der Fußboden sollte wischbar sein. Das bedeutet, dass Sie keinen Teppichboden verlegen dürfen. Sollten Sie spezielle Fragen zu der Hygiene in Ihren Praxisräumen haben, dann rufen Sie Ihr Gesundheitsamt an: Es ist nicht nur Ihre Aufsichtsbehörde, sondern auch eine Anlaufstelle in Hygienefragen und für den Patientenschutz.

> **Wichtig**
> Bei Fragen zur Hygiene in Ihren Praxisräumen rufen Sie das Gesundheitsamt an. Es ist als Aufsichtsbehörde beratend für Sie in Hygienefragen und Fragen zum Patientenschutz da.
> Der Fußboden Ihrer Praxis sollte feucht zu wischen sein. Sie sollten ein separates WC für Patienten haben und Ihre Praxis sollte wenig Staubfänger aufweisen.

1.3.4.2 Baurecht

Wenn Sie Räume beziehen, die noch nie als Praxis genutzt wurden, dann müssen Sie einen Bauantrag auf Umnutzung stellen. Ein Bauantrag ist immer formal notwendig. Es ist gleichgültig, ob die Räume umgebaut werden müssen oder nicht. Es kommt auf die Nutzung an. Für den Eigentümer der Räumlichkeiten bedeutet eine Umnutzung einen hohen bürokratischen Aufwand. Zusätzlich müssen dann die aktuellen rechtlichen Auflagen erfüllt werden, was eventuell eine teure Umbaumaßnahme nach sich ziehen kann. Einfacher ist es in Räumen, die bereits als Praxis genutzt wurden. Hier gilt der sogenannte Bestandsschutz gemäß § 76 LBO Landesbauordnung. Auch wenn in den Räumen zum Beispiel zuvor eine Arztpraxis war, können Sie dort eine Heilpraxis eröffnen, weil Bestandsschutz wirkt. Lassen Sie sich umfassend beraten, wenn Sie daran denken, eigene Praxisräume zu kaufen! Bevor Sie einen Kaufvertrag unterschreiben, sollte mit allen zuständigen Behörden geklärt sein, dass in diesen Räumen auch eine Praxis eröffnet werden darf. Der Nutzung als Praxis muss das Gesundheitsamt immer zustimmen. Lassen Sie sich deshalb umfassend beraten und handeln Sie nicht voreilig.

Auch der Brandschutz mit entsprechenden Fluchtwegen muss berücksichtigt werden. Die Stellplatzverordnung nach der Landesbauordnung kommt noch hinzu. So betrifft es nicht nur Ihre unmittelbaren Behandlungsräume, was Sie bedenken müssen und es reicht nicht, sich bei einem Bestandsschutz auf die Hygieneverordnungen zu konzentrieren, auch das „Drumherum", wie Brandschutz und Stellplätze kann zu sehr teuren Maßnahmen führen.

> **Fazit**
> Unterschreiben Sie einen Mietvertrag oder einen Kaufvertrag erst dann, wenn alle zuständigen Behörden informiert sind und Ihnen verbindliche Zusagen für die Nutzung vorliegen!

Bitte beachten Sie, dass es möglich ist, dass das Finanzamt die Berufsgenossenschaft über Ihre Praxiseröffnung informieren kann und das Gesundheitsamt wiederum das Bauordnungsamt. Dies kommt zwar sehr selten vor, ist aber möglich. Melden Sie sich lieber selbst dort, bevor man auf Sie zukommt und erst im Nachhinein Auflagen gestellt werden, die dann eventuell nicht mehr umsetzbar sind.

1.3.5 Businessplan

Der Business-Plan hilft Ihnen, eine finanzielle Kalkulation aufzustellen und somit mögliche wirtschaftliche Risiken auszuschließen. Es wird ganz genau aufgelistet, welche Kosten entstehen und wie dementsprechend das Honorar zu kalkulieren ist. Unternehmensberater oder Steuerberater können Ihnen hierzu qualifizierte Hilfe anbieten. Sie können sich auch online im Internet einen Business-Plan erstellen lassen. Es gibt einige Seiten zu diesem Thema. Im Anhang finden Sie entsprechende Anregungen. Vielfältige Informationen zum Thema Business-Plan finden Sie auf der Seite des Bundesministeriums für Wirtschaft und Energie. Auch diese Adresse ist im Anhang verzeichnet.

1.3.6 Patientenakquise/Werbung

Wie kommen nun die Klienten in Ihre Praxis, wenn Sie endlich stolz Ihr Praxisschild an der Mauer befestigt haben? Wichtig ist die Info, dass ein Schild allein keine Klienten bringt. Sie werden aktive Patientenakquise betreiben müssen. In diesem Kapitel möchte ich Ihnen Ideen und Anregungen mitgeben, welche Möglichkeiten Sie nutzen können.

Grundlegend für Ihre Werbung sollte die Frage sein, warum soll der Klient ausgerechnet zu Ihnen und in Ihre Praxis kommen? Was unterscheidet Sie von all den anderen Heilpraktikern (Psychotherapie)? Was ist Ihr Alleinstellungsmerkmal? Ist es Ihre Grundlagenausbildung oder ist es Ihre Spezialisierung auf ein bestimmtes Gebiet? Diese Fragen sollten Sie für sich beantworten können. Ihre Außenwirkung wird viel effektiver sein, wenn Sie selbst wissen, was Sie können und was Sie persönlich ausmacht. Wenn das schwierig für Sie ist, empfehle ich Ihnen eine Supervision oder Coaching Sitzung zu diesem Thema zu buchen. Der wichtigste Werbefaktor ist die **Weiterempfehlung.**

Wenn Sie es geschafft haben, dass man Sie weiterempfiehlt, dann ist das Bestehen Ihrer Praxis gesichert! Hochwertige Behandlungen sprechen sich herum.

Vorträge und Öffentlichkeitsarbeit Machen Sie Ihren **Namen bekannt**. Sie können zum Beispiel **Vorträge** in Familienbildungsstätten, Volkshochschulen oder ähnlichen Einrichtungen halten. So taucht Ihr Name im Programmheft und in der Ankündigung auf. Klienten, die schon über Mundpropaganda von Ihnen und Ihrer Arbeit gehört haben, bekommen über solche Vorträge ein Angebot, Sie unverbindlich zu treffen. Mit Vorträgen können Sie Ihre Methoden und Arbeitsweisen vorstellen und bekannt machen. Es ist wichtig, dass Sie Ihre Vorträge nicht als „Werbeveranstaltung" entwerfen. Zeigen Sie sich, Ihre Methoden und Ihre Arbeit so, wie Sie sind: authentisch und sympathisch. Auf Vorträgen dürfen Sie keine Adressen von interessierten Teilnehmern annehmen oder aufschreiben lassen. Das ist laut HWG § 11 verboten (Kap. 1.2.7.1). Sie sollten ebenfalls Abstand davon nehmen, auf Vorträgen Behandlungen durchzuführen. Die Heilkunde im Umherziehen ist nach § 5a HeilprG verboten. Eine Präsentation ist erlaubt. Führen Sie diese jedoch nur mit gesunden Menschen durch.

Vorträge können Sie auch in Ihrer eigenen Praxis halten. Suchen Sie sich ein beliebtes Thema aus, das viele Menschen anspricht und vermitteln Sie eine professionelle Perspektive mit guten Lösungsideen. Werben Sie nicht für sich und Ihre Methoden: Stellen Sie die Gesundheit und das Wohlergehen der Zuhörer bei solchen Veranstaltungen in den Mittelpunkt.

Es ist vorteilhaft, wenn Ihr Name immer wieder in Ihrem Umfeld zu lesen ist oder gehört wird. Das kann auch dadurch geschehen, dass Sie zum Beispiel eine Anzeige schalten, wenn Sie Urlaub machen. Manche Tageszeitungen bieten auch die Möglichkeit eines redaktionellen Artikels bei einer Geschäftseröffnung. Allerdings ist so ein redaktioneller Artikel manchmal an eine Anzeigenschaltung gebunden. Es wird Anlässe für Ihre Vorträge geben, die Ihnen nur wenig oder gar kein Honorar in Ihre Kasse bringen. Doch wenn es darum geht, Ihren Namen bekannt zu machen, sollten Sie sich dauerhaft bemühen, in der Öffentlichkeit bekannt zu werden. Trauen Sie sich!

Feste und Tag der offenen Tür Auch bestimmte **Feste** in Ihrer Praxis zu feiern, kann ein guter Anlass für Klienten sein, Sie unverbindlich kennenzulernen. Die Praxiseröffnung ist ein besonders schöner Anlass für ein solches Fest. Laden Sie Kollegen, Ärzte und andere Psychotherapeuten ein, mit Ihnen zu feiern! Ein weiterer Anlass ist ein Tag der „offenen Tür". Vielleicht sind Sie sogar in einem Gebäude, in dem mehrere freiberuflich oder gewerblich Tätige sind, die sich an einen Tag der offenen Tür anschließen wollen? Es ist auch möglich, zu solchen Anlässen kurze Impulsvorträge zu halten.

Drucksachen gestalten Wichtige Unterstützer für Ihre Werbung können **Flyer, Broschüren** und **Visitenkarten** sein. Achten Sie bei der Gestaltung auf eindeutige Wiedererkennungswerte auf Ihren Drucksachen: Das kann Ihr Logo oder die Farbgestaltung sein. Packen Sie solche Werbeartikel nicht zu voll mit Informationen. Sachliche Texte sollten im Vordergrund stehen. Sie können auf unterschiedlichen Drucksachen für Ihre Praxis werben. Gestalten Sie Broschüren, Postkarten und Visitenkarten, die Sie auch Briefen oder Rechnungen beilegen können. So können Sie eine Broschüre gezielt an interessierte Klienten verteilen und kompaktere Flyer oder Postkarten großzügiger auslegen. Dazu bieten sich Geschäfte und Praxen in Ihrem direkten Umfeld an. Fragen Sie aber bitte, bevor Sie irgendwo Ihre Flyer platzieren.

Newsletter und Fachzeitschriften Manche Kollegen schreiben auch einen regelmäßigen **Newsletter** mit interessanten Informationen aus dem Gesundheitsbereich. Achten Sie hierbei unbedingt darauf, dass nur diejenigen den Newsletter von Ihnen erhalten, die ihn gerne bekommen möchten und damit einverstanden sind. Vielleicht bietet Ihr Berufsverband auch eine **Fachzeitschrift** an. Artikel in Fachzeitschriften zu veröffentlichen, bietet immer eine gute Möglichkeit, die eigene Arbeit kompetent darzustellen. Fragen Sie in den Fachredaktionen nach, die meisten Redakteure freuen sich über einen neuen Autor. Auch in dieser Beziehung heißt es: Trauen Sie sich!

Netzwerken im Netz Damit Sie gefunden werden, sind die Einträge in verschiedene **Therapeutendatenbanken** und Branchenbücher wichtig. Ein Telefonbuch nimmt heute kaum noch jemand in die Hand. Im Internet gibt es eine Vielzahl von Seiten, auf denen Sie sich eintragen können. Meistens wird ein **Basiseintrag** kostenlos angeboten. Erweiterte Profile mit Bild und Angebotsbeschreibung kosten dann etwas. Manche Portale bieten auch eine Bewertung an, die Ihre Klienten vornehmen können. Das kann sehr werbewirksam sein. Auch Berufsverbände bieten teilweise ein **Therapeuten Netzwerk** an, in dem sich die Mitglieder kostenlos eintragen und vorstellen können. Ebenso gibt es Ausbildungsanbieter, die die Möglichkeit eines Eintrages auf der Homepage der Akademie oder des Ausbildungsleiters anbieten. Hier ist von kostenlos bis kostenpflichtig bis hin zu kostenintensiv alles möglich.

Wichtig sind auch die bekannten sozialen und beruflichen Netzwerkseiten, wie Facebook, Xing, LinkedIn, Pinterest und andere. Teilweise verhilft Ihnen ein Profil auf so einer Seite Ihren Platz in den Suchmaschinen bei Google deutlich zu verbessern (Google-Ranking). Es ist notwendig, dass Freiberufler und Selbstständige für die Möglichkeiten des Internets offen sind. Es ist der Trend der Zeit. Im Anhang des Buches finden Sie ausgewählte Internetseiten, bei denen Sie sich eintragen können. Diese Auswahl wurde ohne Bewertung und zufällig von mir getroffen.

> **Fazit**
> Beachten Sie bei allen Werbemaßnahmen die Gesetze des HWG und UWG! Wenn Sie sich in der Öffentlichkeit „zeigen", bleiben Sie authentisch! Zeigen Sie sich mit Ihren fachlichen und vor allem menschlichen Fähigkeiten. Gestalten Sie regelmäßig abwechslungsreiche und kreative Werbeaktivitäten, damit Ihr Name bekannt wird. Werten Sie Ihre Kollegen oder deren Methoden niemals ab und treffen keine Aussagen, die als „Heilversprechen" verstanden werden könnten.

1.3.7 Homepage und Internet

An einer Homepage kommt heutzutage niemand mehr vorbei. Die meisten Klienten suchen ihren zukünftigen Therapeuten im Internet. Und dann ist es entscheidend, ob Sie gut gefunden werden und wie Ihr Webauftritt auf den Klienten wirkt. Gestalten Sie Ihre Homepage möglichst übersichtlich und halten Sie sie auf dem aktuellen Stand. Veraltete Einträge machen keinen guten Eindruck auf den Klienten. Zudem braucht Ihre Webseite „Bewegung", im Sinne von Aktualisierungen, damit sie gut gefunden wird. Ihre wichtigsten Informationen sollten gut und einfach zu finden sein. Und wenn der Klient sich tiefergehend mit Ihren Arbeitsmethoden beschäftigen möchte, sollte auch das möglich sein. Bevor Sie Ihre Seite mit einer anderen Seite verlinken, sollten Sie sich die Erlaubnis dazu einholen.

Es gibt unterschiedliche Möglichkeiten, Ihre Homepage erstellen zu lassen: Entweder Sie erstellen sie selbst oder Sie wenden sich an eine Webdesign-Agentur. Die Angebote sind in beiden Bereichen reichhaltig zu finden. Am besten Sie sprechen mit mehreren Kollegen und fragen nach Erfahrungen, Empfehlungen und Preisen. Die Wahl des Namens für Ihre Homepage will gut überlegt sein. Wählen Sie einen möglichst kurzen Domainname, damit er eingängig ist. Setzen Sie ihn aus maximal 4 Wörtern zusammen. Es ist sinnvoll, den Ort mit einzubauen. Klienten, die auf der Suche nach Therapie sind, geben meist auch einen Ort in die Suchmaschinen ein. Wenn Sie sich auf eine bestimmte Technik spezialisiert haben, können Sie auch diese mit in den Domainnamen einbauen. Es geht auch, dass Sie einfach Ihren Namen verwenden.

Damit Sie rechtlich mit Ihrer neuen Website auf einer „sicheren Seite" sind, sollten Sie die fertige Seite von einem Anwalt oder Ihrem Berufsverband prüfen lassen. Das kann die Gefahr von Abmahnungen deutlich reduzieren oder ausschließen. Auch Ihr Impressum muss inhaltlich korrekt sein. Was Sie beachten müssen, folgt im nächsten Kapitel.

1.3.7.1 Impressum

Das Impressum ist gesetzlich vorgeschrieben und muss auf Ihrer Homepage vorhanden sein (**Abb. 1.3**). Die Impressumspflichten finden Sie im § 5 Telemediengesetz (TMG). Beachten Sie auch, dass das **Impressum** mit maximal **2 Mausklicks** erreicht werden muss. Es muss gut erkennbar und immer verfügbar sein. Am besten sollte es einen eigenen Menüpunkt auf Ihrer Homepage bekommen. Bei der Gestaltung des Impressums haben Sie einige gesetzliche Regelungen zu beachten. Verstöße sind häufig Anlass für eine Abmahnung. Damit Sie diese Gefahr verringern können, zähle ich Ihnen auf, was in jedem Impressum nicht fehlen darf.

Notwendige Angaben im Impressum (nach Dr. René Sasse), verantwortlich im Sinne § 5 TMG:
- Vor- und Zuname
- Praxisanschrift, Telefon und E-Mail-Adresse
- Gegebenenfalls Rechtsform, wenn Sie zum Beispiel in einer Praxisgemeinschaft sind
- Gesetzliche Berufsbezeichnung und wo sie Ihnen verliehen wurde
- Zuständige Aufsichtsbehörde (das Gesundheitsamt Ihres Landkreises) und Adresse
- Hinweis auf die berufsbezogenen Gesetze (HeilprG, 1. DVO), sowie eine Verlinkung zu diesen Gesetzen. Alternativ können Sie den gesamten Gesetzestext aufführen.

> **Impressum**
>
> Verantwortlich im Sinne § 5 TMG
> Frieda Musterfrau
> Praxisanschrift: Musterquerstraße 7, 01234 Musterhausen
> Telefon: 01234-567890
> E-Mail: info@musterfraufrieda.de
>
> Gesetzliche Berufsbezeichnung:
> Heilpraktikerin für Psychotherapie (verliehen in der Bundesrepublik Deutschland, Landratsamt Musterhofen)
>
> Zuständige Aufsichtsbehörde: Gesundheitsamt Musterhausen, Anschrift
>
> Berufliche Regelung durch:
> Gesetz über die berufsmäßige Ausübung der Heilkunde ohne ärztliche Bestallung (Heilpraktikergesetz) + 1. Durchführungsverordnung zum Gesetz über die berufsmäßige Ausübung der Heilkunde ohne Bestallung.
> Nachzulesen im Internet
> http://www.gesetze-im-internet.de/heilprg/index.html
> http://www.gesetze-im-internet.de/heilprgdv_1/index.html
>
> Berufsverband: XYZ
> Berufsordnung: Nachzulesen im Internet unter... www. ....
>
> Heilkundliche Tätigkeit ist von der Umsatzsteuer nach gemäß § 4 Nr.14 UStG befreit.
>
> Bildnachweis: Fotograf Hans Mustermann
>
> Berufshaftpflichtversicherung: ABC, Anschrift

Abb. 1.3 Vorlage für das Erstellen eines Impressums auf Ihrer Internetseite. (nach Dr. René Sasse)

- Berufsverband und Verlinkung zur Berufsordnung (oder den gesamten Gesetzestext aufführen)
- Hinweis auf die Umsatzsteuerbefreiung (gleich heilkundliche Tätigkeit) ist von der Umsatzsteuer (gemäß § 4, Nr.14, UStG) befreit.
- Wenn Sie umsatzsteuerpflichtig sind: Die Angabe der Umsatzsteuer-Identifikationsnummer (Ust-ID)
- Quellenangaben oder Urheberschaft von Bildern, die Sie auf Ihrer Homepage veröffentlichen
- Angaben zu Ihrer Berufshaftpflichtversicherung

Zusätzlich fügen einige Kollegen einen weiteren Punkt zum Thema „Rechtliches" hinzu. Ob diese Zusätze vor Abmahnungen schützen, ist rechtlich nicht abgesichert. Wenn Sie sich entscheiden, diese Punkte mit aufzuführen, dann weisen Sie bitte auf die Quelle der Texte hin.

1.3.7.2 Rechtliches
(nach www.juraforum.de)

Haftungsbeschränkung Die Inhalte dieser Website werden mit größtmöglicher Sorgfalt erstellt. Der Anbieter übernimmt jedoch keine Gewähr für die Richtigkeit, Vollständigkeit und Aktualität der bereitgestellten Inhalte. Die Nutzung der Inhalte der Website erfolgt auf eigene Gefahr des Nutzers. Namentlich gekennzeichnete Beiträge geben die Meinung des jeweiligen Autors und nicht immer die Meinung des Anbieters wieder.

Externe Links Diese Website enthält Verknüpfungen zu Websites Dritter ("externe Links"). Diese Websites unterliegen der Haftung der jeweiligen Betreiber. Der Anbieter hat bei der erstmaligen Verknüpfung der externen Links die fremden Inhalte daraufhin überprüft, ob etwaige Rechtsverstöße bestehen. Zu dem Zeitpunkt waren keine Rechtsverstöße ersichtlich. Der Anbieter hat keinerlei Einfluss auf die aktuelle und zukünftige Gestaltung und auf die Inhalte der verknüpften Seiten. Das Setzen von externen Links bedeutet nicht, dass sich der Anbieter die hinter dem Verweis oder Link liegenden Inhalte aneignet. Eine ständige Kontrolle der externen Links ist für den Anbieter ohne konkrete Hinweise auf Rechtsverstöße nicht zumutbar. Bei Kenntnis von Rechtsverstößen werden jedoch derartige externe Links unverzüglich gelöscht.

Datenschutz Der Anbieter weist ausdrücklich darauf hin, dass die Datenübertragung im Internet (zum Beispiel bei der Kommunikation per E-Mail) Sicherheitslücken aufweisen und nicht lückenlos vor dem Zugriff durch Dritte geschützt werden kann. Die Verwendung der Kontaktdaten des Impressums zur gewerblichen Werbung ist ausdrücklich nicht erwünscht, es sei denn der Anbieter hatte zuvor seine schriftliche Einwilligung erteilt oder es besteht bereits eine Geschäftsbeziehung. Der Anbieter und alle auf dieser Website genannten Personen widersprechen hiermit jeder kommerziellen Verwendung und Weitergabe ihrer Daten.

Urheber- und Leistungsschutzrechte Die auf dieser Website veröffentlichten Inhalte unterliegen dem deutschen Urheber- und Leistungsschutzrecht. Jede vom deutschen Urheber- und Leistungsschutzrecht nicht zugelassene Verwertung bedarf der vorherigen schriftlichen Zustimmung des Anbieters oder jeweiligen Rechteinhabers. Dies gilt insbesondere für Vervielfältigung, Bearbeitung, Übersetzung, Einspeicherung, Verarbeitung bzw. Wiedergabe von Inhalten in Datenbanken oder anderen elektronischen Medien und Systemen. Inhalte und Rechte Dritter sind dabei als solche gekennzeichnet. Die unerlaubte Vervielfältigung oder Weitergabe einzelner Inhalte oder kompletter Seiten ist nicht gestattet und strafbar. Lediglich die Herstellung von Kopien und Downloads für den persönlichen, privaten und nicht kommerziellen Gebrauch ist erlaubt. Die Darstellung dieser Website in fremden Frames ist nur mit schriftlicher Erlaubnis zulässig.

Heilmittelwerbegesetz Der Anbieter weist aus rechtlichen Gründen besonders darauf hin, dass bei keiner der angebotenen Methoden ein Heilungsversprechen zugrunde liegt, bzw. Linderung oder Verbesserung einer Erkrankung garantiert oder versprochen wird. Alle aufgeführten Behandlungsverfahren können ärztliche Diagnose und Behandlung nicht ersetzen.

> **Wichtig**
> Beachten Sie, dass die Impressumspflicht des § 5 TMG auch für Ihre professionellen Profile auf Netzwerkseiten wie Facebook, Xing und alle anderen Seiten gilt! Auch hier muss das Impressum leicht erkennbar sein und mit maximal 2 Mausklicks erreicht werden können.

1.3.8 Versicherungswesen

Grundsätzlich liegt es in Ihrem eigenen Ermessen, welche Versicherungen Sie außer Ihrer gesetzlich vorgeschriebenen Krankenversicherung abschließen. Empfehlenswert ist eine Berufshaftpflichtversicherung. Diese übernimmt die Kosten für Unfälle der Klienten, die sich in Ihrer Praxis verletzen. Vergleichen Sie die Tarife mehrerer Gesellschaften, denn es gibt zum Teil erhebliche Unterschiede.

1.3.8.1 Haftpflichtversicherung
Eine Haftpflichtversicherung sollten Sie auf jeden Fall abschließen. Manche Berufsverbände haben in ihren Berufsordnungen den Abschluss einer Haftpflichtversicherung als Voraussetzung mit aufgenommen. Sodass Sie verpflichtet sind, diesen Versicherungsschutz zu haben, falls Sie Mitglied in einem Berufsverband sein möchten.

Die Berufshaftpflichtversicherung deckt Haftungsschäden ab, die vom Patienten gestellt werden. Es sollten die Leistungen versichert sein, die Sie in Ihrer Praxis ausführen. Achten Sie bei Vertragsabschluss darauf! Die meisten Berufsverbände bieten ihren Mitgliedern Gruppentarife für die Berufshaftpflichtversicherung an. Die Beitragshöhe entscheidet sich nach dem Leistungsumfang.

1.3.8.2 Zusätzliche Versicherungen

Krankenversicherung Viele Heilpraktiker für Psychotherapie gestalten ihren Einstieg in die Praxis - neben einer angestellten Tätigkeit - als geringfügige Selbstständigkeit. Dieses Modell bietet den Vorteil, dass Sie über den Arbeitgeber der angestellten Tätigkeit noch krankenversichert sind. Entscheiden Sie sich irgendwann zu einer vollen Selbstständigkeit, müssen Sie sich auch selbst krankenversichern. Hierzu gibt es 2 Möglichkeiten: Entweder Sie versichern sich privat oder Sie versichern sich freiwillig in einer gesetzlichen Krankenkasse. Der Beitrag für die freiwillige Versicherung in einer gesetzlichen Kasse orientiert sich an Ihrem tatsächlich erzielten Einkommen. Ist das Einkommen niedriger als die von der Kasse festgesetzte Untergrenze, ergibt sich ein recht niedriger Beitragssatz. Bei einer privaten Krankenversicherung muss man bedenken, dass die Beiträge mit der Zeit steigen.

Rentenversicherung Die Ausübung von Psychotherapie ist nicht rentenversicherungspflichtig. Sie können der gesetzlichen Rentenversicherung freiwillig beitreten oder Sie können eine private Rentenversicherung abschließen. Lassen Sie sich hierzu beraten. Tätigkeiten, wie zum Beispiel eine Dozententätigkeit, sind aber ab einer gewissen Einkommensgrenze rentenversicherungspflichtig. Informieren Sie sich unbedingt vorher. Wenn Sie für eine versicherungspflichtige Tätigkeit Beiträge nachzahlen müssen, kann das sehr teuer werden!

Krankentagegeldversicherung Die Tagegeldversicherung kann zusammen mit der Krankenversicherung abgeschlossen werden. Sie deckt Einnahmeausfälle ab, wenn Sie krank sind.

Berufsunfähigkeitsversicherung Falls eine weitere Berufsausübung wegen schwerer Krankheit nicht mehr möglich ist, tritt diese Versicherung in Kraft.

Unfallversicherung Sie haben die Möglichkeit, eine freiwillige Unfallversicherung über die Berufsgenossenschaft abzuschließen.

Für welche Versicherungen Sie sich auch entscheiden, lassen Sie sich beraten und fragen Sie Kollegen, wie diese es mit dem Versicherungsschutz handhaben.

> **✱ Wichtig**
>
> Die Berufsverbände bieten ihren Mitgliedern meist sogenannte Gruppentarife für bestimmte Versicherungen an. Fragen Sie bei Ihrem Verband nach. Manchmal gibt es auch besondere Angebote der anderen Versicherungen, die sich lohnen.

1.4 Berufsverband

Ich empfehle Ihnen unbedingt, sich einem Berufsverband anzuschließen. Im Anhang des Buches finden Sie eine Auswahl von Berufsverbänden. Es handelt sich hierbei nicht um Werbung oder Empfehlungen, sondern um eine neutrale Auflistung. Bei den meisten Heilpraktikerverbänden werden die Heilpraktiker für Psychotherapie nicht explizit erwähnt. Wenn Sie sich für einen solchen Verband entscheiden, fragen Sie bitte gezielt nach, ob die Interessen der Heilpraktiker für Psychotherapie ebenso vertreten werden.

Ein Berufsverband bietet Ihnen viele wertvolle Vorteile, er hilft Ihnen bei der Informationsgewinnung rund um Ihren Beruf und Ihre Praxis und er kann in schwierigen Situationen und Fragen ein wichtiger Ansprechpartner sein.

Vorteile, die ein Berufsverband mit sich bringt:
- Newsletter mit aktuellen Informationen zur Berufspolitik und sonstigen interessanten Themen
- Verbandszeitschrift, in der auch Mitglieder Fachartikel veröffentlichen können

- Internetforen für Mitglieder zu unterschiedlichen Themen wie Rechtsfragen, Steuerfragen und Ähnlichem
- Download von wichtigen Formularen und Unterlagen
- Gruppentarife für Versicherungen
- Rechtsberatung
- Supervision
- Berufsordnung und damit Orientierung, Transparenz und Qualitätssicherung
- Fortbildungsangebote und Hinweise

> **✺ Wichtig**
> Es ist empfehlenswert, sich einem Berufsverband anzuschließen! Dies sichert die Qualität Ihrer Arbeit im Interesse der Gesundheit Ihrer Klienten und es hilft ein seriöses Ansehen des Heilpraktikers zu etablieren und zu wahren.
> Sie können schon während Ihrer Vorbereitung auf die Prüfung einem Verband beitreten. Die meisten Berufsverbände bieten für Anwärter ermäßigte Mitgliedsbeiträge. Berufsverbände finden Sie im Anhang des Buches oder im Internet.

Damit Sie einen guten Berufsverband finden, möchte ich Ihnen einige Hinweise geben, auf die Sie bei Ihrer Suche achten können:
- Gibt es Unterstützung bei der Praxisgründung und der Praxisführung?
- Wie umfangreich ist diese Unterstützung? Gibt es Rechtsberatung, die zum Beispiel kostenlos über ein Forum angeboten wird oder die Möglichkeit zu einem günstigeren Satz einen Anwalt zu konsultieren, der sich mit der Rechtssituation auskennt? Können Sie zum Beispiel Ihr Praxisschild und Ihre Homepage prüfen lassen?
- Werden Sie in praktischen Fragen in der Praxisführung unterstützt?
- Sind kompetente Ansprechpartner verfügbar? (Steuerberater, Rechtsanwälte, Heilpraktiker (Psychotherapie).
- Gewährt der Verband günstige Gruppentarife für Versicherungen?
- Fühlen Sie sich mit Ihren therapeutischen Methoden vertreten?
- Ist der Verband über aktuelle berufspolitische Situationen informiert und ist er politisch aktiv?
- Werden Fortbildungsangebote gemacht?
- Gibt es eine informative Verbandszeitschrift?
- Ist eine Therapeutendatenbank für Mitglieder vorhanden und kostenlos?
- Wie informativ und regelmäßig ist der Newsletter?
- Wird der regionale kollegiale Austausch gefördert?
- Ist der Mitgliedsbeitrag akzeptabel? Können Anwärter einen günstigeren Tarif bekommen?
- Wird Kritik der Mitglieder ernst genommen?
- Werden gesetzliche Änderungen aktuell mitgeteilt?
- Erhalten Sie Unterstützung und Informationen zu aktuellen, typischen Abmahnversuchen?
- Werden Sie bei Abrechnungsproblemen mit den privaten Kassen beraten?
- Unterstützt Ihr Verband Qualität und die Wahrung der Seriosität des Heilpraktikerberufes?

> **✺ Fazit**
> Nehmen Sie sich Zeit, den richtigen Berufsverband für sich zu finden! Sprechen Sie mit Kollegen und informieren Sie sich, welche Erfahrungen andere Mitglieder gemacht haben.

1.5 Steuerliche Hinweise

Laut Einkommensteuergesetz EStG §18 Absatz 1, Satz 1, gehört der Heilpraktiker für Psychotherapie zu den sogenannten Katalogberufen. Dies bedeutet, dass es sich um eine freiberufliche Tätigkeit handelt, die keine Gewerbeanmeldung braucht. Sie führt auch nicht zu einer Gewerbesteuerpflicht, solange ausschließlich therapeutisch gearbeitet wird.

1 – Praxisinformationen

> **✳ Wichtig**
> Auszug: Einkommensteuergesetz (EStG), § 18:
> (1) Einkünfte aus selbständiger Arbeit sind
> 1. Einkünfte aus freiberuflicher Tätigkeit.
> Zu der freiberuflichen Tätigkeit gehören die selbständig ausgeübte wissenschaftliche, künstlerische, schriftstellerische, unterrichtende oder erzieherische Tätigkeit, die selbständige Berufstätigkeit der Ärzte, Zahnärzte, Tierärzte, Rechtsanwälte, Notare, Patentanwälte, Vermessungsingenieure, Ingenieure, Architekten, Handelschemiker, Wirtschaftsprüfer, Steuerberater, beratenden Volks- und Betriebswirte, vereidigten Buchprüfer, Steuerbevollmächtigten, **Heilpraktiker**, Dentisten, Krankengymnasten, Journalisten, Bildberichterstatter, Dolmetscher, Übersetzer, Lotsen und ähnlicher Berufe. Ein Angehöriger eines freien Berufs im Sinne der Sätze 1 und 2 ist auch dann freiberuflich tätig, wenn er sich der Mithilfe fachlich vorgebildeter Arbeitskräfte bedient; Voraussetzung ist, dass er auf Grund eigener Fachkenntnisse leitend und eigenverantwortlich tätig wird. Eine Vertretung im Fall vorübergehender Verhinderung steht der Annahme einer leitenden und eigenverantwortlichen Tätigkeit nicht entgegen.

Laut § 4, Nr. 14, UstG, ist die Heilbehandlung beim Heilpraktiker für Psychotherapie auch umsatzsteuerfrei (mehrwertsteuerfrei).

> **✳ Fazit**
> Umsatzsteuergesetz (UStG), § 4, Steuerbefreiungen bei Lieferungen und sonstigen Leistungen
> Von den unter § 1, Absatz 1, Nr. 1 fallenden Umsätzen sind steuerfrei: 14 a) **Heilbehandlungen** im Bereich der Humanmedizin, die im Rahmen der Ausübung der Tätigkeit als Arzt, Zahnarzt, Heilpraktiker, Physiotherapeut, Hebamme oder einer ähnlichen heilberuflichen Tätigkeit durchgeführt werden.

Beachten Sie, dass diese Befreiungen **nur** für die therapeutische **Heilbehandlung** gelten! Sobald Sie zum Beispiel etwas in Ihrer Praxis verkaufen, müssen Sie ein Gewerbe anmelden. Ab einem gewissen Betrag sind Sie dann auch gewerbesteuerpflichtig. Wenn Sie Kurse, Seminare, Coaching, Beratung oder Supervision anbieten, müssen Sie an die Umsatzsteuer denken! Auch hier entsteht ab einem gewissen Gewinn eine Steuerpflicht. Ihre Rechnungen sollten für die jeweiligen Bereiche den Paragraph für eine Befreiung enthalten. Wenn Sie steuerpflichtig sind, muss die Steuer ausgewiesen werden.

Seien Sie vorsichtig, wenn Sie zum Beispiel Paartherapie oder Sexualtherapie anbieten. Diese Leistungen sind nicht automatisch umsatzsteuerfrei. Eine Heilbehandlung ist nur dann gegeben, wenn ein unmittelbarer Krankheitsbezug besteht. Das bedeutet für Paartherapie zum Beispiel, dass diese nur als Heilbehandlung gilt, wenn Sie psychische Erkrankungen diagnostizieren und behandeln. Eine Leistung zur Prävention und Selbsthilfe ist umsatzsteuerpflichtig! Auch bei Sexualtherapie muss ein Krankheitsbezug vorliegen.

> **✳ Wichtig**
> Eine Einschätzung über Umsatzsteuerbefreiung oder Umsatzsteuerpflicht muss im Zweifelsfall Einzelfallbezogen beurteilt werden. Dies ist nur möglich, wenn genaue Hintergrundinformationen (Dokumentationen) vorliegen.

Ihr Unternehmen sollte auf eine Gewinnerzielung ausgerichtet sein, sonst kann es passieren, dass Ihnen das Finanzamt „Liebhaberei" vorwirft. In diesem Fall kann das Finanzamt die bereits erstattete Einkommensteuer mit Zinsaufschlag zurückfordern! Besonders nebenberuflich Selbstständige werden streng beurteilt. Sie sollten also bei der Planung darauf achten, dass Sie in weniger als 5 Jahren Gewinn erzielen.

1.5 Steuerliche Hinweise

1.5.1 Buchführung

Für alle freiberuflich Selbstständige gilt, dass hinsichtlich der Gewinnermittlung der Einkommensteuer eine Einnahme-Überschussrechnung durchgeführt werden muss. Alle Betriebseinnahmen werden den Betriebsausgaben gegenübergestellt. So wird der Jahresgewinn ermittelt, der in die Einkommensteuer einfließt. Diese Informationen müssen dem Finanzamt mitgeteilt werden. Die Einnahmen- und Ausgabenbelege sowie alle Aufzeichnungen müssen den Unterlagen beigelegt werden und für den Fall einer Steuerprüfung für 10 Jahre aufbewahrt werden. Dieses System wird sich in den nächsten Jahren zunehmend ändern durch die Digitalisierung der Steuer. Erkundigen Sie sich bei Ihrem Steuerberater, was Ihr Finanzamt von Ihnen braucht.

> **✱ Wichtig**
>
> Wenn Sie umsatzsteuerpflichtig oder gewerbesteuerpflichtig sind, müssen Sie diese Buchführung getrennt durchführen! In diesen Fällen sollten Sie auf jeden Fall einen Steuerberater hinzuziehen.

1.5.2 Umsatzsteuer

Die reine therapeutische Arbeit des Heilpraktikers (Psychotherapie) ist umsatzsteuerbefreit (§ 4, Nr. 14). Sie unterliegen dieser Befreiung also nur, wenn Sie
1. einen der genannten Berufe ausüben: Heilpraktiker (Psychotherapie),
2. eine Heilbehandlung durchführen.

Die Heilbehandlung setzt immer einen konkreten Krankheitsbezug voraus. Als Heilpraktiker (Psychotherapie) sind Sie in der Wahl der Therapie frei, solange es Psychotherapie ist. Wenn Sie mit Gruppen arbeiten, Seminare anbieten, Coaching, Beratung oder Supervision, sind diese Leistungen umsatzsteuerpflichtig, können aber unter die Kleinunternehmerreglung fallen.

> **✱ Wichtig**
>
> **Kleinunternehmen nach § 19 UStG**
> Sie sind als Kleinunternehmer umsatzsteuerfrei nach § 19 UStG, wenn Ihr Umsatz (alle Einnahmen vor Abzug der Kosten) im Vorjahr nicht höher als 17 500 Euro in 12 Monaten war und Sie zu Beginn des neuen Jahres sicher einschätzen können, dass der Umsatz im laufenden Jahr 50 000 Euro nicht überschreiten wird.

Wenn Sie Ihre Unterlagen also so verwalten, dass Sie jederzeit einen Überblick über die Höhe der Einnahmen und Kosten haben, können Sie dies leicht feststellen. Bedenken Sie, dass Sie Ihre mögliche Umsatzsteuerpflicht selbst feststellen müssen! Sie wird Ihnen nicht mitgeteilt. Wenn Sie die Umsatzsteuer übersehen, müssen die Beträge nachgezahlt werden.

1.5.2.1 Ausnahmen von der Umsatzsteuerpflicht

Eine unterrichtende Tätigkeit kann unter Umständen umsatzsteuerfrei sein.

Nach § 4 Nr. 21a, bb UStG sind staatliche und auch private Schulen von der Umsatzsteuer befreit, „wenn sie auf einen Beruf oder eine vor einer juristischen Person des öffentlichen Rechts abzulegende Prüfung ordnungsgemäß vorbereiten".

Ausbildungsschulen, die also zum Beispiel auf den Beruf der GesundheitsberaterIn, HeilpraktikerIn oder Psychologischen BeraterIn vorbereiten, sind umsatzsteuerfrei, wenn und soweit sie ausbilden! Wenn Sie nun als selbstständige Honorarkraft an einer Ausbildungsstätte unterrichten, profitieren Sie von der Umsatzsteuerbefreiung der Schule. Beachten Sie jedoch, dass Sie zum einen Ihre Rechnungen dementsprechend kennzeichnen müssen und den Grund der Befreiung angeben (§ 4 Nr. 21a, bb UStG) und Sie müssen in Ihrer Buchhaltung die Befreiung der Schule nachweisen! Sie brauchen also vom Inhaber der Schule eine Kopie der Umsatzsteuerbefreiung für Ihre Unterlagen! Auch der Unterricht an einer Hochschule und an öffentlichen allgemeinbildenden Schulen ist umsatzsteuerbefreit. Erkundigen Sie sich jedoch immer bei der Schule und bei Ihrem Steuerberater, ob Sie von der Umsatzsteuerbefreiung auch profitieren und fordern Sie eine Kopie der Befreiung für Ihre Buchführung. Bei Volkshochschulen kann es passieren, dass die Einrichtung zwar umsatzsteuerbefreit ist, das aber für Sie als Dozent nicht zutrifft!

Seien Sie aufmerksam und fragen Sie nach!

Wenn Sie selbst Fort- und Weiterbildungen anbieten, können Sie einen Antrag auf Umsatzsteuerbefreiung bei der zuständigen Landesbehörde stellen. Häufig ist diese Behörde das Regierungspräsidium. Sie können sich beim Finanzamt oder bei Ihrem Steuerberater erkundigen, welche Landesbehörde in Ihrem Bundesland zuständig ist. Eine Befreiung tritt nie von alleine in Kraft. Sie muss immer beantragt werden. Kurse, die Sie anbieten, die „für jedermann" sind, sind umsatzsteuerpflichtig.

Vielleicht bemerken Sie, dass der Bereich der Steuerfragen sehr komplex ist. Lassen Sie sich bitte von einer Fachperson beraten, damit Ihnen keine folgenschweren Fehler passieren.

Fazit

Diese steuerlichen Informationen ersetzen keine Fachberatung durch einen Steuerberater! In manchen Dingen unterscheiden sich die geforderten Unterlagen/Informationen von Finanzamt zu Finanzamt. Holen Sie sich deshalb unbedingt für steuerliche Fragen fachgerechte Hilfe, bevor Sie etwas tun, was Ihnen hinterher Probleme bereitet. „Nicht wissen" gilt in Steuerfragen nicht!

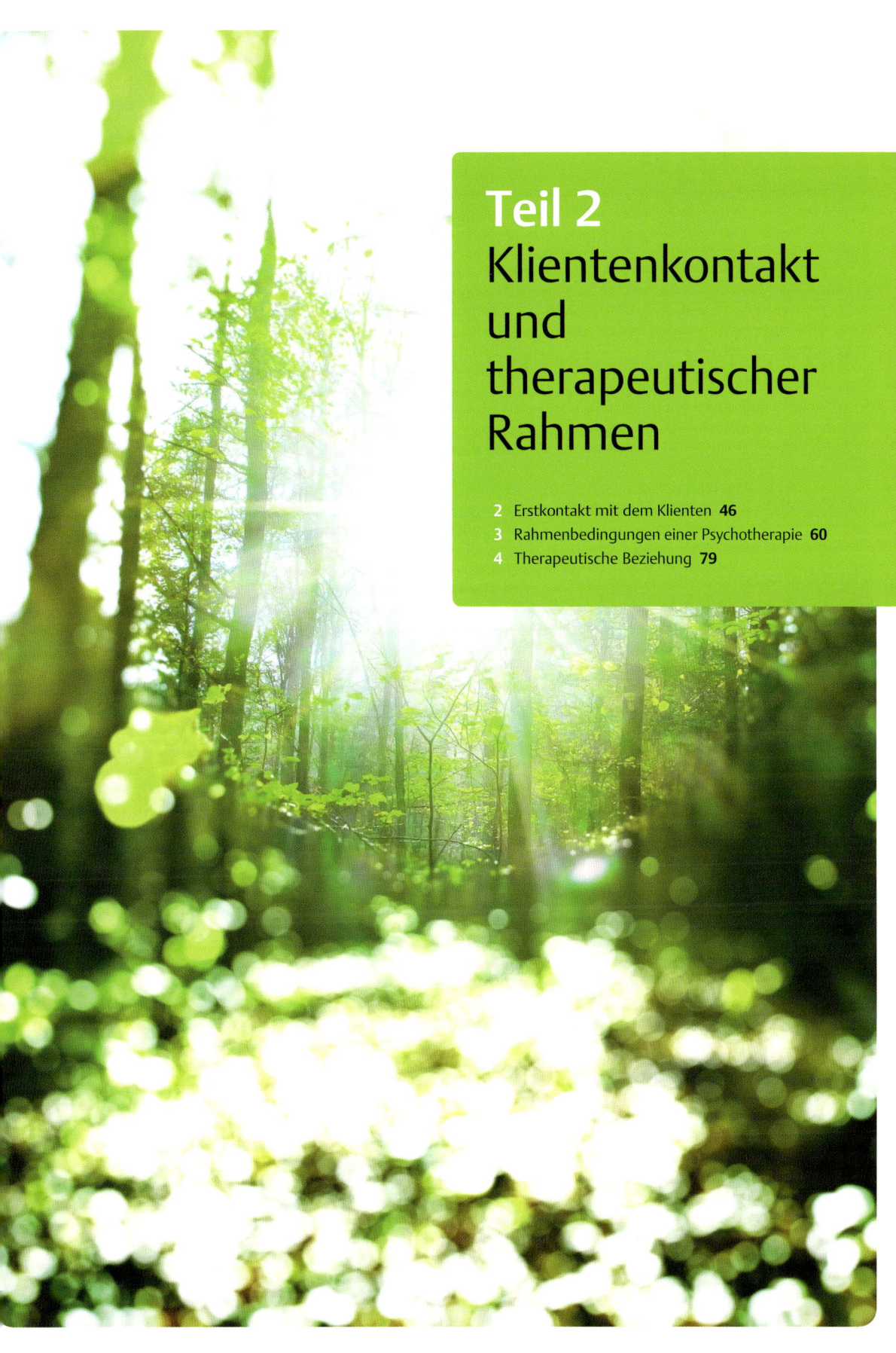

Teil 2
Klientenkontakt und therapeutischer Rahmen

2 Erstkontakt mit dem Klienten **46**
3 Rahmenbedingungen einer Psychotherapie **60**
4 Therapeutische Beziehung **79**

2 Erstkontakt mit dem Klienten

„Das haben wir noch nie probiert, also geht es sicher gut."
Astrid Lindgren, Pipi Langstrumpf

2.1 Einleitung

Der Erstkontakt mit Ihrem Klienten ist in mehrerlei Hinsicht wichtig. Zum einen ist Ihr eigener Auftritt dafür entscheidend, ob ein Klient wirklich zu Ihnen kommt oder nicht. Zum anderen habe ich schon sehr häufig die Erfahrung gemacht, dass Laien nicht wissen, dass die Therapie bei einem Heilpraktiker für Psychotherapie eine Privatleistung ist. Es ist schwierig, die verschiedenen Ausbildungswege zu verstehen und zu wissen, wer von diesen Personen nun eine Kassenzulassung hat und wer nicht. Auch die Unterschiede zwischen den Therapieverfahren sind für Laien schwer zu erkennen. Welches Verfahren für welches Störungsbild geeignet ist, das ist nicht einfach zu durchschauen.

Ihr erster Kontakt mit einem neuen Klienten sollte deshalb möglichst strukturiert sein und ihm alle wichtigen Informationen vermitteln. Hierzu möchte ich Ihnen einen „roten Faden" an die Hand geben, den Sie als Grundlage für den Erstkontakt am Telefon verwenden können.

Nach dem ersten Telefonat folgt die erste Sitzung. Auch hier sollten wichtige Informationen von beiden Seiten ausgetauscht werden. Ebenso sollte Ihr persönliches Auftreten kompetent, sympathisch und authentisch sein, damit die Anbahnung einer guten, vertrauensvollen therapeutischen Beziehung möglich ist. In den ersten Sitzungen wird der Befund erhoben und die Anamnese erstellt. Auch der Beziehungsaufbau findet in dieser ersten Phase der Therapie statt. Wie Sie sich auf diese Faktoren gut vorbereiten können, möchte ich Ihnen in diesem Kapitel erläutern.

Zum Thema Befunderhebung und Anamnese stelle ich Ihnen 2 Fragebögen vor. Eine Struktur für den psychopathologischen Befund (AMDP-System) und einen sehr ausführlichen Fragebogen zur Lebensgeschichte nach Lazarus. Schließlich ist noch das Abschließen eines schriftlichen Behandlungsvertrages mit Ihrem Klienten ein wichtiger Aspekt der ersten Sitzung. Auch hierzu erhalten Sie Informationen und einen Mustervertrag, den Sie für Ihre Bedürfnisse als Vorlage verwenden dürfen.

2.2 Erstes Telefonat

Meist beginnt die Kontaktaufnahme mit einem neuen Patienten mit einem ersten Telefonat. Der Klient hat Ihre Telefonnummer entweder im Internet recherchiert oder als Empfehlung bekommen. Häufig kommt der Anstoß, eine Psychotherapie durchzuführen, von außen, von einem Arzt oder von jemandem aus dem Freundes- oder Bekanntenkreis. Hinzu kommt, dass es für die meisten Menschen eine große Überwindung darstellt, einen solchen Schritt zu wagen. Sie sollten deshalb unbedingt auf alle wichtigen Informationen hinweisen, sowie einen kompetenten Eindruck machen und dem Klienten Akzeptanz vermitteln, um so seine Therapiemotivation zu stärken.

2.2.1 Roter Faden beim ersten Telefonat

Hier folgt eine Liste (**Abb. 2.1**) für Ihren ersten Telefonkontakt mit einem Klienten, die Ihnen als roter Faden dienen kann (nach Franziska Luschas, kleiner KVT Boss: www.youtube.com). Sie können sich sowohl wichtige Notizen machen als auch Dinge abhaken, die Sie im Gespräch erwähnt haben. Ergänzen Sie nach persönlichem Empfinden die Punkte, die Ihnen am Herzen liegen.

2.2.1.1 Hinweise zur Liste „Der rote Faden"
Beginnen Sie mit allgemeinen Informationen wie Datum, Name und Telefonnummer.

Eine wertvolle Frage ist, woher der Klient Ihre Telefonnummer hat. Damit erfahren Sie, ob man Sie weiterempfohlen hat und ob Sie im Internet gut zu finden sind. Vielleicht waren ja andere Werbemaßnahmen von Ihnen erfolgreich? Zu Beginn des Telefonates sollten Sie nach dem Grund des Anrufes fragen. Ich habe mir angewöhnt, die Formulierung so zu gestalten: „Können Sie mir **kurz** schildern, worum es geht?". Das erste Telefonat soll keine vollständige Beratungssituation sein. Aber Sie möchten gerne einschätzen können, ob der Klient bei Ihnen richtig ist und nicht zum Beispiel Physiotherapie mit Psychotherapie verwechselt hat.

Fragen Sie dann nach, ob der Anrufer weiß, dass Sie Heilpraktiker für Psychotherapie sind und keine Kassenzulassung besitzen. Danach nennen Sie bitte Ihr Honorar. Der Klient muss genau wissen, welche Kosten auf ihn zukommen. Erklären Sie ihm auch die möglichen Sondersituationen, die entstehen können: Eine Paarsitzung dauert vielleicht 90 Minuten (statt 60 Minuten). Deshalb ist sie entsprechend teurer. Eine Sitzung mit einem Kind beträgt 45 Minuten und ist deshalb entsprechend günstiger. Fragen Sie nach, ob eine private Krankenversicherung oder eine private Zusatzversicherung vorliegt und notieren Sie sich das. Falls Ihr Klient das bejaht, dann müssen Sie eine Rechnung nach dem Gebührenverzeichnis für Heilpraktiker (GebüH) ausstellen, die ganz bestimmte Informationen enthalten muss (Kap. 3). Sie können dem Klienten erklären, dass in diesem Fall eventuell eine Teilkostenerstattung über seine private Versicherung möglich ist. Ich rate dem Klienten, bei der privaten Kasse anzurufen und nachzufragen. So erfährt er schnell, ob die Kosten für Heilpraktiker (Psychotherapie) im Leistungsumfang der Versicherung enthalten ist (Ziffer 19 des GebüH) und wenn ja, wie viel ihm erstattet wird.

Wenn der Anrufer es bereits weiß, dass er einen Eigenanteil zu finanzieren hat, können Sie zur Terminvereinbarung kommen. Ich nenne zuerst den nächsten freien Termin, der in meiner Praxis meist in wenigen Wochen verfügbar ist. Gleichzeitig frage ich jedoch nach bestimmten Tagen und Zeitfenstern, die für den Patienten am besten umsetzbar sind. Sollte es zu einer Psychotherapie mit regelmäßigen Terminen kommen, müssen die Zeiten der Sitzungen natürlich für beide Seiten gut koordiniert sein.

Dann folgen Hinweise zum Ablauf der ersten Sitzung und wie lange diese dauern wird. Beschreiben Sie kurz, wie Sie arbeiten werden.
- Werden Sie vorwiegend zusammen sprechen, damit eine Befunderhebung stattfinden kann?
- Werden Sie im Verlauf weiterer Sitzungen auch andere Methoden anwenden?
- Welche Methoden könnten das sein und was sollte Ihr Klient im Vorfeld darüber wissen?

Sprechen Sie auch an, ob der Patient zum Termin etwas mitbringen soll. Wenn Sie zum Beispiel Barzahlung bevorzugen, muss der Klient genügend Bargeld dabei haben. Oder Sie möchten, dass gewisse Informationen vom Patienten notiert werden. Dann sollte er etwas zum Schreiben dabei haben.

Vergessen Sie bitte nicht anzusprechen, wie bei einer kurzfristigen Absage vorzugehen ist.

Ein Punkt des „roten Fadens" ist, die Anfahrt zu Ihrer Praxis zu klären. Auf meiner Homepage ha-

2 – Erstkontakt mit dem Klienten

Das erste Telefonat - der rote Faden

• Allgemeine Informationen

Datum: ....

Vorname, Name: ....

Telefon: .... Mobil: ....

Wer hat Sie zu mir empfohlen?

• Grund des Anrufes

Können Sie mir kurz beschreiben, worum es geht? Warum rufen Sie an?

• Honorar

Die Leistung beim HPP ist eine Privatleistung!

Sind Sie privat versichert oder haben eine private Zusatzversicherung?   ☐ privat   ☐ Zusatzversicherung

Die Höhe meines Honorars beträgt: ....

• Termin

Termin ....

generelle Tage, die möglich sind ....

Zeitfenster, die möglich sind ....

• Informationen zum Ablauf

Dauer der Sitzung: ....

Vorgehensweise: ....

Bitte mitbringen: ....

Bei Absage bitte bis .... melden. Unter ....

• Anfahrt

Wissen Sie, wie Sie mich finden?

Parkplatz ....

Informationen zum Terminbeginn: ....

• Sonstiges

Sonstiges:

Abb. 2.1 Formular für Notizen beim telefonischen Erstgespräch.

be ich die Anfahrt beschrieben und Fotos des Hauses eingefügt. So kann der Klient sich vorab ein „Bild" machen. Sie sollten auf Parkplätze hinweisen und auch etwas dazu sagen, ob der Klient im Wartebereich warten soll bis Sie ihn aufrufen. Soll er anklopfen, wenn er vor Ihrer Zimmertür steht?

Zuletzt fragen Sie nach, ob es etwas gibt, das vergessen wurde. Möglicherweise hat der Anrufer noch eine Frage oder möchte noch eine zusätzliche Information loswerden.

2.2.2 Therapeutisches Verhalten beim Telefonat

Ihr Verhalten am Telefon entscheidet mit, ob der Klient in der Folge zu Ihnen kommen wird. Sie sollten einen klaren, kompetenten und freundlichen Eindruck hinterlassen. Um dies zu erreichen, ist es wertvoll, sich mit ein paar Hinweisen auseinanderzusetzen.

Das erste Telefonat ist kein Beratungsgespräch. Achten Sie bitte unbedingt auf die Zeit und vermeiden Sie ein zu detailliertes Einsteigen auf die Problembereiche des Klienten. Auch zum Schutz des Patienten ist dies hilfreich. Sie brauchen zwar eine kurze Information, um welche Schwierigkeiten es geht, um sicher zu sein, dass der Anrufer auch richtig bei Ihnen ist. Bedenken Sie aber auch, dass eine minutiöse Schilderung einer belastenden Situation emotional sehr aufwühlend sein kann. Eventuell ist es notwendig, den Klienten etwas in seinen Schilderungen zu bremsen. Sie können ihm Ihre Beweggründe ruhig offen nennen. Er wird es verstehen, dass Sie nicht möchten, dass schon das Telefonat tiefe Gefühle bei ihm auslöst.

Achten Sie bei Ihren Ausführungen darauf, sich kurz zu fassen. Vermutlich ist der Mensch am anderen Ende der Leitung nervös oder hat Angst und ist gar nicht aufnahmefähig für fachspezifische Informationen. Auch Fremdwörter sind möglichst zu vermeiden oder Sie erklären diese direkt. Das vermittelt auch den Eindruck einer Gleichwertigkeit.

Werten Sie die Schilderungen Ihres Gegenübers nicht. Der Klient braucht eine wertneutrale Atmosphäre, um sich angenommen zu fühlen. Damit er Vertrauen in Sie fassen kann. Sprechen Sie wichtige Informationen direkt an. Reden Sie bitte nicht um den heißen Brei, wenn es zum Beispiel um Ihr Honorar geht. Seien Sie bitte auch ehrlich, wenn Sie den Eindruck haben, dass der Anrufer bei Ihnen falsch ist, weil Sie die Kompetenz für die Behandlung nicht besitzen. Sagen Sie das offen und ehrlich! Lassen Sie Ihrem Gegenüber Zeit, damit der Patient Fragen formulieren kann, die eventuell im Gespräch entstehen. Ermutigen Sie ihn auch dazu, Fragen an Sie zu stellen, wenn er etwas nicht oder nicht ganz verstanden hat.

Ich erkläre dem Patienten: "Wenn ich über meine Arbeit rede, dann vergesse ich oft, dass mein Gegenüber nicht vom Fach ist! Also fragen Sie mich einfach alles, was Sie nicht verstanden haben." Dosieren Sie Humor vorsichtig. Lachen kann sehr förderlich sein für den Therapieprozess. Es muss aber immer gewährleistet sein, dass der Klient sich trotzdem ernst genommen fühlt. Wenn Sie einen Menschen noch nicht näher kennen, dann wissen Sie nicht, wie sein Umgang mit Humor aussieht. Denken Sie daran!

Zu guter Letzt biete ich meinen neuen Klienten an, sich über mich im Internet zu informieren. Sie können meine Homepage lesen oder meine Facebook-Seite besuchen. Auch in mein Buch können sie hineinlesen, wenn sie das mögen. Ich erkläre, dass es bei der Behandlung psychischer Probleme besonders wichtig ist, dass „die Chemie" zwischen Patient und Therapeut stimmt. Deshalb habe ich es gerne, wenn der neue Klient mich „prüft". Dann kann er entscheiden, ob ich die geeignete Therapeutin für ihn bin.

2.3 Erste Sitzung

Nach dem Telefonat folgt die erste Sitzung. Auch hier ist eine gute Struktur ein wertvoller Begleiter. Das Gespräch hat in der Behandlung psychischer Störungen einen besonderen Stellenwert. Es ist die Basis für den Aufbau einer positiven therapeutischen Beziehung und diese ist wiederum elementar wichtig für eine erfolgreiche Therapie. Eine wertvolle Orientierungshilfe für die Grundhaltung meinem Klienten gegenüber bieten hier die Basisvariablen nach Carl Rogers, die ich im nächsten Unterkapitel erläutern werde.

2.3.1 Therapeutisches Verhalten im Gespräch

Auch wenn Sie keine Ausbildung in der Gesprächspsychotherapie nach Carl Rogers genossen haben, so stellen Rogers humanistische Ansätze für jedes therapeutische Gespräch eine wertvolle Basisorientierung dar. Die Basisvariablen sind somit nicht als Technik zu verstehen. Sie sind eine Grundeinstellung, die im therapeutischen Kontakt immer gewährleistet sein sollte.

Folgend die **Basisvariablen** nach Carl Rogers.

Akzeptanz Die unbedingte Wertschätzung des Klienten durch den Therapeuten bezeichnet eine positive Zuwendung, in der ein Klient so angenommen und akzeptiert wird, wie er ist. Unabhängig davon, wie sich der Klient gibt oder was er äußert.

Empathie Das einfühlende Verstehen bedeutet, dass der Therapeut bemüht ist, sich in das Erleben des Klienten einzufühlen und ihm das im Gespräch zurückzumelden. Der Therapeut versucht die Gefühle und Empfindungen des Klienten so wahrzunehmen, wie sie der Klient schildert.

Echtheit Kongruenz und Echtheit bezeichnet, dass der Therapeut in Übereinstimmung mit sich selbst ist. Er lebt, was er wirklich ist und bleibt im Kontakt ohne Fassade.

Wenn Sie diese Basisvariablen in Ihrem therapeutischen Verhalten leben, vermitteln Sie Ihrem Klienten das Gefühl, ganz angenommen zu sein. Er fühlt sich verstanden und nicht bewertet. Diese Gesprächsatmosphäre ist vertrauensvoll und gibt dem Klienten die Möglichkeit, auch schwierige und vielleicht schambesetzte Themen und Symptome zu äußern. Durch die Erfahrung, dass er mit seinen Problemen nicht abgewertet wird, ermöglichen Sie ihm die Chance, seine Symptome aus einer anderen Perspektive zu betrachten.

Was ich persönlich im Erstkontakt gerne anfüge, ist die **Frage nach den Ressourcen** des Klienten. Diese könnte zum Beispiel so aussehen: „Erklären Sie mir, wie Sie es geschafft haben, das alles zu überleben. Was hat Ihnen die Kraft gegeben, dass Sie nicht zerbrochen sind, sondern heute hier sitzen und den Mut aufbringen, Ihren Problemen auf den Grund gehen zu wollen?" Seien Sie kreativ in der Formulierung! Wichtig ist hier die Botschaft an den Klienten: Trotz aller Schwierigkeiten hat er seine Situation gemeistert! Er ist nicht zerbrochen, nicht gestorben, sondern er sitzt Ihnen gegenüber und sucht nach Hilfe. Jeder Klient hat eine innere Lebenskraft und Gesundheit, die durch alle Probleme – und seien sie noch so zerstörerisch oder negativ – hindurch scheint! Betrachten Sie Ihren Klienten mit diesen Augen genau und finden Sie heraus, wo dieses „Licht" ist und spiegeln Sie es ihm! Das gibt ihm Hoffnung, Zuversicht und Kraft. Diese Momente sind oft sehr berührend in der Psychotherapie.

2.3.2 Grundstruktur des Erstgesprächs

Das Erstgespräch hat die Aufgabe der Befunderhebung und des Beziehungsaufbaus. Die Befunderhebung brauche ich, um diagnostische Überlegungen zu sichern und um schließlich einen Therapieplan zu entwickeln. Um der Wichtigkeit der Informationsgewinnung im Erstgespräch gerecht zu werden, brauchen Sie eine Struktur. Das Gespräch kann in 3 Abschnitte unterteilt werden.

Der Klient erzählt. Lassen Sie den Klienten zu Beginn erzählen, worum es geht und warum er Sie aufgesucht hat. Unterbrechen Sie ihn möglichst nicht. Ermutigen Sie ihn, zu erzählen. Wenn er bestimmte Dinge nicht erzählen möchte, akzeptieren Sie das!

Der Therapeut fragt, der Klient ergänzt. Fragen Sie nun nach und haken Sie an den Stellen ein, an denen Sie weitere diagnostische Hinweise vermuten. Ebenso ist es hier wichtig, Ihre Wertneutralität zu vermitteln. Erste psychoedukative Informationen helfen dem Klienten, seine Symptome zu verstehen und anzunehmen.

Der Therapeut fasst zusammen, schildert seinen Eindruck und erklärt das weitere Vorgehen. Kurz vor dem Ende der Sitzung fassen Sie zusammen, wie Ihr Eindruck ist und erklären Ihrem Klienten Ihr weiteres Vorgehen.

Wenn Sie die Gesprächsinhalte zusammenfassen, würdigen Sie die Problemlösestrategien des Klienten. Ihre Rückmeldung bezüglich Ihres Eindruckes sollte ehrlich und offen sein, aber überfordern Sie den Klienten nicht mit zu vielen Detailinformationen oder einer zu negativen Rückmeldung.

> **Wichtig**
> Die Struktur der ersten Sitzung:
> 1. Der Klient erzählt.
> 2. Der Therapeut fragt, der Klient ergänzt.
> 3. Der Therapeut fasst zusammen, schildert seinen Eindruck und erklärt das weitere Vorgehen.

2.3.2.1 Weitere wichtige Hinweise im Erstgespräch

Was zu Beginn einer Zusammenarbeit noch benannt werden sollte, ist die **„Stopp Regel"**. Sie beinhaltet, dass der Klient jederzeit „Stopp" sagen kann, wenn ihm etwas zu viel wird oder wenn er eine Pause braucht. Unter Umständen kann das umfassende Schildern von Problemen aus dem eigenen Leben sehr aufwühlend und belastend sein. Es ist wichtig, dem Klienten auch hier schon zu signalisieren, dass er für sich sorgen darf und Stopp sagen kann, wenn ihm etwas zu viel wird.

Besprechen Sie auch mit Ihrem Klienten den Prozess der **Entscheidungsfindung** für die Therapie. Beide Parteien haben die Möglichkeit, sich für oder gegen eine gemeinsame Therapie zu entscheiden. Ich empfehle neuen Klienten, dass sie etwa 3–5 Sitzungen abwarten sollen. Danach können sie noch einmal kritisch prüfen, ob **ich** die richtige Begleiterin für die Bearbeitung ihrer Probleme bin. Der Therapeut entscheidet in dieser Kennenlernphase, ob eine Psychotherapie notwendig ist und ob **er** die geeignete Person dafür ist, sie durchzuführen. Der Klient entscheidet in dieser Phase, ob er sich von dem Therapeuten angenommen und verstanden fühlt. Ob er sich eine Therapie mit diesem Therapeuten vorstellen kann. Nach der Frist von 3–5 Sitzungen fragen Sie Ihren Klienten noch einmal, ob er einer Zusammenarbeit zustimmt.

Was Sie ebenfalls im Erstgespräch erfragen sollten, sind die Erwartungen, die Ihr Klient an Sie und die Therapie hat. Ob er ein **Behandlungsziel** hat und wie dieses lautet. Notieren Sie sich diese Aussagen und kommen Sie im Verlauf des Prozesses immer wieder darauf zurück. Zeigen Sie Ihrem Klienten so, dass Sie zielorientiert mit ihm arbeiten.

2.3.2.2 Sitzposition

Wenn ein Klient zum ersten Mal meinen Therapieraum betritt, lasse ich ihn den Sitzplatz frei wählen. Es gibt 3 Sessel in meinem Raum und die meisten Menschen steuern intuitiv auf einen Platz zu. Es sollte eine einander zugewandte Sitzposition sein. Der Abstand sollte weder zu groß noch zu klein sein. Manchmal kommt es vor, dass ein Klient von sich aus den Sessel bewegt und entweder weiter weg schiebt oder näher heranrückt. Solche oft unbewussten Reaktionen, sollten Sie immer bemerken und zulassen. Keinesfalls sollten Sie nachrücken! Dies käme einer Grenzüberschreitung gleich. Gegebenenfalls ist es wertvoll darüber zu sprechen, wenn ein Klient die vorgegebene Sitzposition immer wieder verändert. Wenn er zum Beispiel auf Sie zu rückt oder sich von Ihnen entfernt. Das würde ich zu einem späteren Zeitpunkt im Therapieprozess dann ansprechen. Im Erstgespräch würde ich es lediglich registrieren und notieren.

2.3.2.3 Störungen vermeiden

In Ihrem Praxisraum sollten Sie möglichst ungestört arbeiten können. Ich habe zum Beispiel weder Telefon noch Computer im Raum. Mein Handy, über das ich in der Praxis erreichbar bin, ist immer auf **lautlos** gestellt. Sollte es Ihnen nicht möglich sein, diese Geräte an einem anderen Ort unterzubringen, sorgen Sie bitte unbedingt dafür, dass diese Geräte während einer Therapie möglichst ausgeschaltet sind.

Es sollte auch vermieden werden, dass fremde Personen während einer Behandlung in Ihren

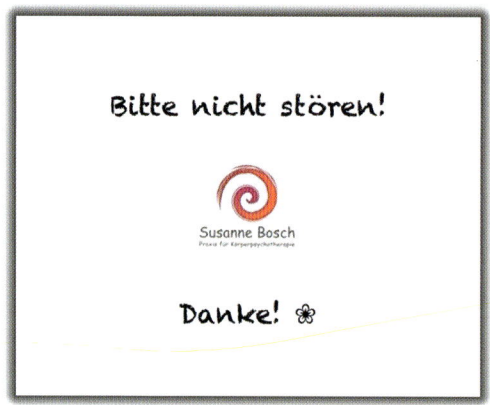

Abb. 2.2 Bitte nicht stören!

Raum eintreten oder anklopfen. Da sich meine Praxis auf einem großen Flur mit mehreren Praxen und Büroräumen befindet, hängt an meiner Tür immer ein Schild „Bitte nicht stören" (**Abb. 2.2**), wenn ich arbeite.

2.3.2.4 Klient

Bedenken Sie, dass es für die meisten Menschen eine große Überwindung darstellt, sich in eine Psychotherapiepraxis zu begeben. Möglicherweise haben sie auch noch niemals über ihre Schwierigkeiten mit jemandem geredet. Dies führt automatisch zu Nervosität, eventuell zu Scham und vielleicht auch zu Misstrauen und Angst. Manche Patienten äußern dies auch zu Beginn eines Erstgespräches. Wenn ein Klient noch nie mit jemandem gesprochen hat, der psychotherapeutisch ausgebildet ist, können auch Vorurteile hinzukommen, die den Menschen blockieren. Psychologisch geschulten Personen wird oft „unterstellt", dass sie wüssten, wie das Leben und die Seele „funktionieren" und dass sie andere Menschen durchschauen können. Dass wir Therapeuten auch nur Menschen sind wie alle anderen, die auch mit Ihren Themen zu tun haben, sehen Laien oft nicht. Ich höre immer wieder Aussagen wie: „Das war nun aber ein angenehmes Gespräch, das hätte ich gar nicht erwartet. Ich dachte, es wird schwierig und anstrengend".

Vor nicht allzu langer Zeit kam eine neue Klientin zu mir in meine Praxis. Sie schilderte einen Teil ihrer Schwierigkeiten. Einen zweiten Teil ließ sie aus und sagte dazu, dass sie darüber nicht reden möchte. Ich ließ das stehen und ermutigte sie, indem ich ihr sagte, dass das völlig in Ordnung sei. Wenige Minuten später sagte sie: „Nun möchte ich doch darüber reden".

Ihr Misstrauen hat sie zuerst zurückhaltend sein lassen und das ist ein wertvoller Schutz. Akzeptieren Sie es, wenn ein Klient „Stopp" sagt und über etwas nicht reden möchte. Ich nutze diese Situationen gerne dazu, dem Klienten gleich zu erklären, dass er jederzeit „Stopp" sagen kann, wenn ihm etwas zu viel wird. Es ist nicht zu unterschätzen, wie emotional aufwühlend es sein kann, unter Stressbedingungen (Nervosität, Scham und Misstrauen) über schwierige Probleme mit einem fremden Menschen zu sprechen. Es kann Halt und Sicherheit vermitteln, wenn man die Schweigepflicht erwähnt und dem Patienten sagt, dass über das Gesprochene natürlich mit niemand anderem gesprochen wird. Dies hat eine besondere Bedeutung, wenn Ihr Klient über eine Empfehlung kommt. In diesem Fall ist es immer wichtig, die Schweigepflicht noch einmal extra zu erwähnen.

Wenn Sie die Basisvariablen nach Carl Rogers (Kap. 2.3.1) „leben", wird sich Ihr Klient recht schnell angenommen fühlen und Nervosität und Stress werden geringer werden. Erklären Sie Ihrem Patienten auch die Perspektive, dass seine Krankheitssymptome ein kreativer Lösungsversuch seines Unterbewusstseins sind. Störungssymptome haben immer einen Grund und stellen eine Schutzfunktion dar. Dieser „intuitive Lösungsansatz" der Seele sollte wertgeschätzt werden.

2.3.2.5 Sonstiges

Sprechen Sie mit Ihrem Klienten bitte auch ganz offen über zu erwartende **Nebenwirkungen** einer Psychotherapie! Es kommt häufig vor, dass Emotionen intensiver werden, wenn man sich ihnen zuwendet. So kann es durchaus sein, dass es einem Klienten im Verlauf eines Therapieprozesses erst besser und dann wieder schlechter geht. Manche Dinge werden durch eine Therapie auch erst bewusst. Auch das kann dazu führen, dass sich der Klient schlechter fühlt. Ich vergleiche diese Situation gerne mit der homöopathischen Erstverschlimmerung, worunter sich die meisten Menschen etwas vorstellen können. Und wenn der Klient darauf vorbereitet ist, dass so etwas passieren kann, fällt es ihm viel leichter damit umzugehen.

Was ebenfalls auftreten kann: Gefühle sind „scheinbar plötzlich" viel heftiger zu spüren. Auch das ist ein normaler Prozess im Verlauf einer Therapie. Die Symptome haben dafür gesorgt, dass Emotionen unterdrückt wurden. Wendet man sich nun diesen unterdrückten Gefühlen zu, machen sie sich bemerkbar!

Ebenso wichtig sind die Themen **Kosten** der Therapie, Zeitinvestition und **Hausaufgaben**. Für die meisten Patienten ist die Leistung beim Heilpraktiker für Psychotherapie privat zu bezahlen. Dies ist natürlich ein Faktor, der offen angesprochen werden muss. Manche Therapeuten bieten ein sogenanntes „soziales Honorar". Das bedeutet, dass ein Klient unter bestimmten Umständen eine Vergünstigung des Therapiehonorars erhalten kann. Ermutigen Sie Ihre Klienten, finanzielle Themen offen anzusprechen!

Begibt man sich auf den Pfad einer Psychotherapie, kostet das nicht nur Geld, sondern auch Zeit. Stellen Sie auch hier Ihrem Klienten dar, was Sie an Mitarbeit erwarten und ob Sie ihm zum Beispiel Hausaufgaben mitgeben. Behandeln Sie auch **Kinder** in Ihrer Praxis, ist beim Erstgespräch zu beachten, dass entweder die Eltern alleine oder das Kind in Begleitung der Eltern zum Termin kommen werden. Ich führe üblicherweise erst ein Gespräch ohne Kind durch, so kann man alle belastenden Themen offen ansprechen, was im Beisein eines Kindes natürlich nicht so einfach möglich ist.

2.3.2.6 Hilfreiche Interventionen

Schon im Erstgespräch gebe ich gerne entweder eine kleine Übung bis zum nächsten Termin mit auf den Weg (zum Beispiel Kap. 4.6.3), oder ich verwende für bestimmte Erklärungen Metaphern, die helfen sollen, ein positives Bild im Inneren zu entwerfen. Häufig entlasten die Bilder einer Metapher den Klienten.

Sammlung von Metaphern

Zu der „Nebenwirkung", dass Gefühle plötzlich sehr heftig auftauchen können, verwende ich gerne die Metapher eines **Wasserballs**, der unter Wasser gedrückt wird. Das Hinunterdrücken ist die Verdrängung der Gefühle. Wenn man den Ball dann loslässt, schießt er mit großer Wucht nach oben und das Wasser spritzt nach allen Seiten. Diese Wucht entspricht den heftigen Gefühlen, die auftauchen können, wenn man sich in einer Psychotherapie an die Aufarbeitung seiner Probleme macht. Sie können auch das Bild eines Pendels beschreiben, das arretiert war. Wenn das Pendel gelöst wird, schwingt es zuerst mit voller Wucht auf die Gegenseite. Es braucht eine Weile, bis es langsamer wird.

Wenn die Frage auftaucht, warum nach so vielen Jahren jetzt plötzlich Probleme auftauchen, obwohl der Klient doch bisher immer gut mit allem zurechtgekommen ist, gebe ich die **Metapher** einer vereiterten **Wunde**, die weder gereinigt noch versorgt wurde. Es wurde lediglich ein weißes Tuch darüber gedeckt. Im „Untergrund" schwelte jedoch eine Entzündung, die weiter „arbeitete". So bildet sich ein Abszess, eine Eiterwunde, die jahrelang verborgen bleiben kann. Bis sie sich schließlich doch einen Weg an die Oberfläche bahnt. Dann schmerzt und pocht sie und „schreit" nach einer Behandlung.

Ein weiteres Sinnbild, die **Schrankmetapher**, verdeutlicht, warum traumatische Emotionen so „überfallartig" auftauchen können (Flashbacks): Das Gehirn gleicht einem Kleiderschrank. Üblicherweise werden Erinnerungen strukturiert und ordentlich einsortiert. So wie zusammengelegte Wäsche in einem Schrank. Bei der Speicherung von traumatischen Situationen ist das Gehirn jedoch in einem Ausnahmezustand. Dieser sorgt dafür, dass die Erinnerungen chaotisch und unzusammenhängend abgespeichert werden. Das ist dann, als wenn man Wäsche einfach in den Schrank stopft. Wenn man den Kleiderschrank dann wieder öffnet, fällt einem alles entgegen.

Zum Thema **abwarten** und **geduldig** sein, passt das **Wasserglasbild**. Stellen Sie sich ein Glas Wasser vor, auf dessen Grund Sand liegt. Wenn man ordentlich umrührt, wird das Wasser trüb und schmutzig. Wenn man es ruhen lässt, sinkt der Sand auf den Grund und das Wasser wird klar. Manche Klienten sind wahre Meister im Sand aufwirbeln! Und müssen sich üben im Abwarten, bis sich der Sand wieder absetzt und das Wasser klärt.

Therapeutische Geschichten

Ebenso wie Metaphern können auch kurze therapeutische Geschichten für den Klienten hilfreich sein. Sie unterstützen darin, Probleme aus einem anderen Blickwinkel zu betrachten. Ebenso fördern sie eine humorvolle Herangehensweise. Es folgen zwei nacherzählte Geschichten von Paul Watzlawick [37]:

Die Geschichte mit dem Hammer Ein Mann will in seiner Wohnung ein Bild aufhängen. Er hat einen Nagel, aber leider keinen Hammer. Er weiß aber, dass sein Nachbar einen Hammer hat. So beschließt der Mann seinen Nachbarn zu fragen, ob er den Hammer ausleihen darf. Plötzlich kommen Zweifel in ihm auf: Was ist, wenn mein Nachbar mir den Hammer gar nicht ausleihen möchte? Gestern war er schon so reserviert und grüßte mich nur flüchtig. Möglicherweise war er in Eile. Aber vielleicht war das auch nur vorgeschoben und er kann mich nicht leiden. Aber warum nur? Ich habe ihm doch nichts getan und war immer freundlich zu ihm. Wahrscheinlich interpretiert er irgendetwas. Also wenn mich ein Nachbar nach einem Werkzeug fragen würde, ich würde es ihm sofort ausborgen. Und warum tut er das nicht? Wie kann man nur so unfreundlich zu seinen Mitmenschen sein? Solche Menschen vergiften die Atmosphäre in einem Haus. Und dann denkt er sicher noch, ich sei auf ihn und sein Werkzeug angewiesen. Das geht wirklich zu weit. So stürmt der Mann zu seinem Nachbarn und läutet wutentbrannt. Als der Nachbar öffnet, schreit unser Mann ihn an: „Behalten Sie doch Ihren blöden Hammer!"

Die verscheuchten Elefanten Ein Mann steht auf einer Straße und klatscht alle zehn Sekunden laut in die Hände. Ein anderer Mann kommt vorbei und fragt verwundert: „Was tun Sie denn hier?" „Ich verscheuche die Elefanten", antwortet der Mann. „Aber hier sind doch gar keine Elefanten", erwidert der andere Mann. „Na also! Dann sehen Sie, dass ich erfolgreich war".

Der Nasrudin-Fehler, nacherzählt nach einer Geschichte von Idris Shah [34]:

Ein Mann fragt einen anderen „Was haben Sie verloren?"

„Meinen Schlüssel", antwortet der Suchende.

Sie suchen eine Weile zusammen als der Mann den Suchenden fragt, wo er ihm heruntergefallen ist. „Zuhause", antwortet er. „Warum aber suchen Sie dann hier Ihren Schlüssel?", fragt er verblüfft zurück. „Na, weil hier viel mehr Licht ist!"

2.4 Befunderhebung/Anamnese

Zur Befunderhebung eignet sich unter anderem der psychopathologische Befund. Er ist wichtig zur Diagnosestellung und zur Einschätzung eines geeigneten Behandlungsansatzes. Eine vollständige Befunderhebung erstreckt sich meist über 2–3 Sitzungen. Ich stelle Ihnen 2 Anamnesebögen vor. Die psychopathologische Befunderhebung in Anlehnung an das AMDP-System (Arbeitsgemeinschaft für Methodik und Dokumentation in der Psychiatrie) dient einer standardisierten Erfassung der Symptomatik. Der zweite Bogen ist ein sehr ausführlicher Anamnesebogen in Anlehnung an A. A. Lazarus Fragebogen zur Lebensgeschichte und Person (s. CD-ROM; Vorlagen auch auf unserer Homepage unter www.haug-verlag.de/Bosch). Dieser Bogen enthält neben gezielten Fragen zu den Symptomen sehr viele Fragen zur inneren und äußeren Lebensgeschichte.

Ich möchte Ihnen die Liste in Anlehnung an das AMDP-System vorstellen (**Abb. 2.3**). Den ausführlichen Anamnesebogen in Anlehnung an A.A. Lazarus finden Sie auf der CD-ROM oder auf unserer Homepage unter www.haug-verlag.de/Bosch.

2.4.1 Anmerkungen zur Liste

Ich werde nicht auf alle Punkte eingehen, da ich davon ausgehe, dass Ihnen der psychopathologische Befund bereits vertraut ist.

Diese Liste ist wie ein Leitfaden zu verstehen, um diagnostische Hinweise nicht zu übersehen. Sobald Sie ein Symptom oder ein Anzeichen aus

2.4 Befunderhebung/Anamnese

Psychopathologischer Befund in Anlehnung AMDP-System

Merkmal + Hinweis	Notizen
Äußeres Erscheinungsbild *Kleidung, Körperpflege, Gestik, Mimik*	
Verhalten im Kontakt *Misstrauen, Auskunftsbereitschaft, Kooperation*	
Sprache *Sprachausdruck, Sprachverständnis, Auffälligkeiten (laut, leise, Klang, Sprachfehler...)*	
Bewusstsein *z.B. Benommenheit, Verwirrtheit*	
Orientierung *zeitlich, örtlich, situativ, Person*	
Aufmerksamkeit und Gedächtnis *Auffassungsstörungen, Konzentrationsstörungen*	
Antrieb und Psychomotorik *antriebsarm, antriebsgesteigert, motorisch unruhig, mutistisch, logorrhöisch*	
Affektivität *Angst, depressive Stimmung, hoffnungslos, innere Unruhe, Euphorie, gereizt, genervt, affektarm, klagsam, Schuldgefühle, Scham, affektlabil, gesteigertes Selbstwertgefühl, vermindertes Selbstwertgefühl, Ambivalent*	
Formales Denken *Denkablauf gestört, z.B. verlangsamtes Denken, Ideenflucht*	
Inhaltliches Denken *Wahn, Zwang*	
Sinnestäuschungen *Illusionen, Halluzinationen*	
Ich-Störungen *Derealisation, Depersonalisation*	

Merkmal + Hinweis	Notizen
Zirkadiane Besonderheiten *Morgentief, Abendtief, Winterdepression*	
Krankheitsverhalten *Krankheitsgefühl, Krankheitseinsicht*	
Sozialverhalten *Sozialer Rückzug, Soziale Distanzlosigkeit*	
Aggressives Erlebens- und Verhaltensmuster *Aggression, Selbstverletzung*	
Suizidalität *Ja / Nein*	
Dissoziative Symptome *Amnesien*	
Somatische Symptome *Appetitverlust, Libidostörung, Schlafstörung*	

Abb. 2.3 Psychopathologischer Befund in Anlehnung an das AMDP-System. Gezeigt wird ein Formular zur Diagnosehilfe und Befund.

einem der aufgeführten Bereiche feststellen, fragen Sie bitte gezielt nach und gehen Sie Ihrer Vermutung auf den Grund.

Diese Liste ist weiterhin hilfreich, damit Sie keine wichtigen Aspekte in Ihrem Anamnesegespräch vergessen. Wenn Ihr Klient Ihren Raum betritt, nehmen Sie wahr, wie Ihr erster Eindruck ist: Wie kommt er in den Raum, wie wirkt seine Körpersprache? Achten Sie auch auf die erste Vorstellung und den Händedruck. Hier können sich Anzeichen von Nervosität, Unsicherheit oder andere Auffälligkeiten schon deutlich zeigen.

Wie verhält sich der neue Klient im weiteren Kontakt zu Ihnen? Ist er zugewandt oder wirkt er ablehnend und misstrauisch? Meist sind neue Klienten in den ersten Minuten eher zurückhaltend, öffnen sich dann aber im Verlauf des Gespräches.

Die Sprache und der Ausdruck kann auch ein Hinweis auf psychisches Unwohlsein sein. Ängstliche Menschen reden häufig sehr leise. Menschen hingegen, die eher fordernd sind, können eine sehr laute Stimme haben.

2.4.1.1 Familienanamnese mit Genogramm

Eine weitere Möglichkeit, die sehr gut in der Phase der Befunderhebung geeignet ist, ist die Erstellung eines Genogramms. Ein Genogramm ist ein Familienstammbaum, der zusätzliche Informationen über Erkrankungen oder Trennungen, aber auch emotionale Beziehungen kennzeichnet. Es stellt die Familienstrukturen bildlich dar (**Abb. 2.4**), was einen wertvollen Therapieeffekt auf den Klienten haben kann. Ich würde das Genogramm in die erste Phase der Therapie einbauen, nicht jedoch in die erste Sitzung. Wenn man über emotionale Beziehungsstrukturen in der Familie spricht, kann das sehr belastend für Ihren Klienten sein. Sie sollten bereits eine gewisse Vertrauensbasis zu ihm aufgebaut haben. Das Genogramm bietet unter Umständen auch die Möglichkeit, den Klienten darauf hinzuweisen, dass er Gespräche innerhalb der Familie sucht, um nähere Informationen zu erhalten. Bedenken Sie, dass auch dieser Schritt unter Umständen nicht einfach durchzuführen ist und Zeit braucht.

Hinweise zur Symbolliste

Sie finden im Internet zahlreiche Illustrationen zu den Genogrammsymbolen. Teilweise unterscheiden sie sich etwas. Ich empfehle Ihnen, sich eine eigene Symbolliste zusammenzustellen und dann diese für alle Ihre Patienten anzuwenden. Beispiele von Internet-Links zu diesem Thema, aus denen Sie sich Ihre Symbolliste zusammenstellen können, finden Sie im Anhang (Kap. 11).

Ebenso gibt es Software, um Genogramme am Computer zu erstellen und Sie finden Literatur dazu. Hinweise hierzu finden Sie in den Literaturangaben. Sie können mit Ihrem Klienten am besten auf einem großen Blatt Papier arbeiten und den Familienstammbaum aufzeichnen. Damit man nicht wiederholt von vorne anfangen muss, wenn man sich verzeichnet hat, eignen sich am Anfang Klebezettel. Der Klient wird dann gebeten die Familienkonstellation zu erklären. Soweit bekannt, sind folgende Punkte wichtig:

- Geburtsjahr
- Heimat
- Beruf
- Beziehungen (Heirat, Trennung, Scheidung)
- Fehlgeburten, Totgeburten, Krankheiten
- emotionale Beziehungen unter den Familienmitgliedern
- Wichtige Beziehungen zu Freunden oder Tieren können auch aufgenommen werden.

Das Genogramm kann einen Hinweis zum aktuellen Problem liefern. Es hilft Familienstrukturen sichtbar zu machen, um bestimmte Muster und Handlungsweisen zu reflektieren. Die Perspektive auf die eigene Familie kann sich verändern.

Hilfestellende Fragestellungen zur Familiengeschichte:
- Gibt es Fehl- und/oder Totgeburten?
- Gibt es Abtreibungen?
- Wurden Familienmitglieder aus der Familie ausgeschlossen?
- Welche Schicksalsschläge gibt es?
- Wissen Sie von Familiengeheimnissen?
- Gibt es Affären und/oder heimliche Liebesbeziehungen?
- Kam Gewaltanwendung oder Missbrauch vor?
- Gibt es wiederkehrende Ereignisse (Krankheiten, Suchterkrankungen, Unfälle …)?

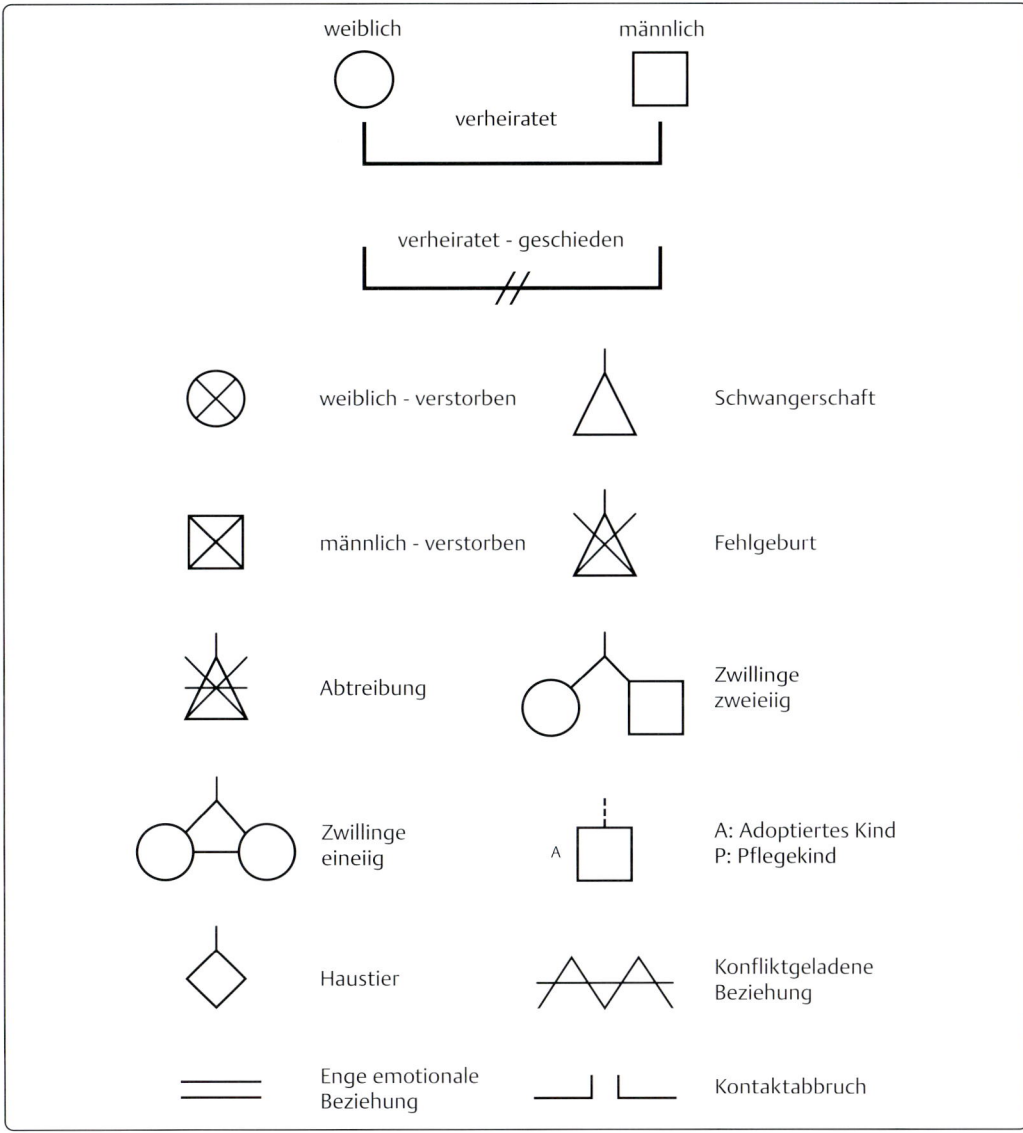

Abb. 2.4 Genogrammsymbole.

- Gibt es unausgesprochene (oder ausgesprochene) Familienregeln oder Vereinbarungen?
- Wie wurde über andere Familienmitglieder gesprochen?
- Wer traf die wichtigen Entscheidungen in der Familie?

Übung

Genogramm

Ein Genogramm können Sie gemeinsam mit Ihrem Klienten in der Praxis erstellen. Es kann Hinweise auf das aktuelle Problem des Klienten zeigen. Die Familienstrukturen werden klarer. Ein Genogramm kann wertvolle diagnostische Hinweise liefern.

2.5 Behandlungsvertrag

Zu Beginn einer Therapie sollten Sie mit Ihrem Klienten einen Behandlungsvertrag abschließen (**Abb. 2.5**). So wissen beide Parteien in schwierigen Situationen, wie sie miteinander umgehen sollen. Diese Orientierungshilfe ist sowohl für den Therapeuten, als auch für den Klienten sehr wichtig und wertvoll. In der folgenden Übersicht möchte ich Ihnen eine mögliche inhaltliche Struktur für einen Vertrag vorstellen und Ihnen wichtige Punkte nennen, die nicht fehlen dürfen:

- Benennen Sie die **Vertragsparteien**. Therapeut und Klient sollten hier mit Name und Adresse aufgeführt werden.
- **Vertragsgegenstand**. Hier wird beschrieben, um welche Art der Behandlung es sich handelt und in welcher Form dies geschieht. Die Art der Behandlung ist die Psychotherapie und zur Form muss beschrieben werden, ob es sich um Einzeltherapie, Gruppentherapie, Paartherapie oder Familientherapie handelt. Zusätzlich gibt dieser Punkt Auskunft über Erklärungen und Einschränkungen der Behandlung. Dies bedeutet, dass hier auch aufgeführt werden kann, dass Diagnostik und Testverfahren durchgeführt werden können. Auch, dass der Klient sich verpflichtet einen Arzt aufzusuchen, wenn Störungen von Krankheitswert auftauchen. Man kann hier erwähnen, dass es im Rahmen einer psychotherapeutischen Behandlung zu Stimmungsschwankungen kommen kann. Dies kann hilfreich sein, denn viele Klienten erwarten eine kontinuierliche Verbesserung ihrer Symptomatik, wenn sie sich in Behandlung begeben. Im Verlauf einer psychotherapeutischen Behandlung können aber auch Themen und Emotionen auftauchen, die zuvor verdrängt waren und nun zu einer schlechteren Stimmungslage führen. Diese „Heilungskrise" zeichnet einen normalen Verlauf. Sie wird vom Klienten häufig aber nicht erwartet und kann bei ihm zur Besorgnis führen.
- **Honorar**, Kostenerstattung durch Leistungsträger, Behandlungsdauer
- **Ausfallhonorar**
- **Kündigung**
- **Weitere Hinweise**: Hier können Themen erwähnt werden, wie zum Beispiel die Schweigepflicht und die mögliche Entbindung von ihr.
- Der Vertrag endet mit den Angaben: **Ort und Datum**. Von beiden Vertragsparteien wird unterschrieben. Jeder bekommt ein Original ausgehändigt.

2.5 Behandlungsvertrag

Behandlungsvertrag Psychotherapie

Vertragsparteien

Behandlungsvertrag zwischen

_____
Name (nachstehend Therapeut genannt)

_____
Anschrift

und

_____
Name (nachstehend Klient genannt)

_____
Anschrift

_____
Telefon und E-Mail-Adresse

§ 1 Vertragsgegenstand
Der Klient nimmt in der Praxis _____ eine psychotherapeutische Behandlung in Anspruch. Diese erfolgt in Form einer (zutreffendes bitte unterstreichen) Einzeltherapie - Gruppentherapie - Paartherapie.
Der Klient ist darüber aufgeklärt, dass diese Behandlung keine Untersuchung durch einen Arzt ersetzt und dass er/sie bei auftretenden Beschwerden mit Krankheitswert aufgefordert ist, selbständig einen Arzt zu konsultieren.
Im Laufe einer Psychotherapeutischen Behandlung kann es zu sogenannten Heilungskrisen kommen, die mit einer intensiveren Gefühlswahrnehmung einhergehen können. Dies ist im Behandlungsverlauf normal und manchmal unumgänglich. Bei Unklarheiten fragen Sie bitte nach.

§ 2 Honorar, Behandlungsdauer, Kostenerstattung
Der Klient zahlt für eine Psychotherapeutische Behandlung von _____ Minuten _____ Euro.
Die Leistungen in dieser Praxis sind Privatleistungen und der Klient ist darüber informiert, dass in einer Praxis für Psychotherapie nach dem Heilpraktikergesetz generell keine Zulassung zu gesetzlichen Krankenkassen besteht.
Der Klient leitet eigenverantwortlich Kostenerstattungsverfahren mit möglichen Leistungsträgern ein und informiert sich selbständig über mögliche Bezuschussungen. Bei Bedarf werden Befundberichte und/oder Rechnungen nach der GebüH erstellt.
Eine Nichterstattung oder eine Teilerstattung durch Kostenträger (Private Krankenkasse) hat keinen Einfluss auf das vereinbarte Honorar.

§ 3 Ausfallhonorar
Fest vereinbarte Behandlungstermine, die nicht in Anspruch genommen werden, werden mit einem Ausfallhonorar von _____ Euro in Rechnung gestellt. Diese Zahlungspflicht tritt nicht ein, wenn der Termin fristgerecht mindestens 24 Std. vorher abgesagt wurde, oder wenn der Klient ohne sein Verschulden, zum Beispiel im Fall einer Erkrankung oder eines Unfalls, nicht erscheinen kann.

§ 4 Kündigung
Der abgeschlossene Behandlungsvertrag kann jederzeit, ohne dass es einer Begründung bedarf, mit einer Frist von _____ Tagen/Wochen gekündigt werden.

§ 5 Schweigepflicht
Der Therapeut unterliegt der Schweigepflicht. Für den Fall einer Auskunftserteilung an Kostenträger, Ärzte, familiäre Bezugspersonen oder sonstige Personen muss er schriftlich von der Schweigepflicht durch den Klienten entbunden werden.

§ 6 Sonstiges
Mitwirkung des Klienten und Aufgaben
Der Klient wirkt aktiv an seiner Genesung mit. Es kann im Therapieprozess notwendig sein, dass der Therapeut dem Klienten bestimmte Aufgaben gibt zur Unterstützung des Prozesses. Der Klient unterstützt seine Genesung, indem er diese Aufgaben erledigt. Bei Schwierigkeiten, die es dem Klienten nicht möglich machen, seinen Beitrag zum Erfolg der Behandlung beizutragen, bespricht er dies mit dem Therapeuten.

Ort _____   Datum _____

_____   _____
Unterschrift Klient   Unterschrift Therapeut

Abb. 2.5 Formular Behandlungsvertrag Psychotherapie, gezeigt wird ein Muster.

3 Rahmenbedingungen einer Psychotherapie

„Den größten Fehler, den man im Leben machen kann, ist, immer Angst zu haben, einen Fehler zu machen."

Dietrich Bonhöffer

3.1 Einleitung

Die Rahmenbedingungen der Psychotherapie bilden Gegebenheiten, auf die sich sowohl der Patient, als auch der Therapeut verlassen können. Dies bietet Sicherheit und Halt. In der therapeutischen Beziehung sind klare Absprachen und Grenzen sehr wichtig. Die Rahmenbedingungen gehören zu diesen Absprachen. Sie müssen offen angesprochen, zuverlässig eingehalten und gegebenenfalls im Therapieprozess erneut thematisiert werden.

Zu den Rahmenbedingungen zählt sowohl die Dauer der einzelnen Therapiesitzung, als auch die Dauer der gesamten Therapie und wie der Kontakt zwischen den Sitzungen zu regeln ist. Danach werde ich in diesem Kapitel auf den konkreten Aufbau einer Therapiesitzung eingehen. In Kapitel 2 wurden schon einige Aspekte zu den Themen Gespräch und Sitzposition während des ersten Termins erklärt. Hier geht es nun um den weiteren Therapieprozess. Dass viel Achtsamkeit in der Gestaltung einer Therapiesitzung erforderlich ist, wurde mir durch eine Beobachtung in einem Weiterbildungsseminar bewusst:

> **Fallbeispiel**
> Ein Rollenspiel mit einem Therapeuten und einem Klienten sollte vor der Gruppe dargestellt werden. Die beiden Frauen setzten sich auf die Stühle, die sich in ungefähr anderthalb Metern Abstand gegenüberstanden. Kaum saßen beide, rückte die „Klientin" mit ihrem Stuhl etwas weiter weg. Die „Therapeutin" nahm daraufhin ihren Stuhl und rückte der "Klientin" nach. Woraufhin die „Klientin" ihren Stuhl wieder etwas weiter nach hinten schob und die „Therapeutin" rückte ein weiteres Mal mit ihrem Stuhl näher. Ich war fassungslos. Dieses ganze „Spiel" ging so weit, bis die „Klientin" mit ihrem Stuhl an einem Wiederstand angekommen war und die „Therapeutin" ihr so nahe treten konnte, wie sie wollte.

Kaum jemand in diesem Seminar hatte diese kleine Szene, die sich in den allerersten Minuten des Rollenspieles abspielte, wirklich wahrgenommen. Ich war zutiefst erschrocken über die Unachtsamkeit und die Grenzüberschreitung, die ich beobachtet hatte. Was signalisiert eine Klientin, wenn sie mit ihrem Stuhl von der Therapeutin wegrückt? Dass sie mehr Abstand möchte! Und anstatt das zu akzeptieren und möglicherweise zu kommunizieren, ignorierte im Rollenspiel die Therapeutin das Signal ihrer Klientin und rückte ihr nach. Das ist nur ein kleines, eindrückliches

Beispiel, das verdeutlichen kann, wie viele unbewusste Prozesse in einem therapeutischen Zusammentreffen ablaufen.

Ich möchte in diesem Kapitel auch auf den finanziellen Rahmen der Therapie eingehen. Hierzu gehören sowohl das Honorar des Therapeuten, als auch die Möglichkeiten der Kostenerstattung für den Klienten. Es gibt einige wichtige Dinge zu beachten, die unter Umständen hilfreich sein können.

3.2 Dauer der Sitzung

Im Durchschnitt dauert eine Psychotherapiesitzung 50 Minuten. Es gibt jedoch einige unterschiedliche Modelle. Finden Sie heraus, was für Sie persönlich am besten geeignet ist. Manche Therapeuten arbeiten 45 Minuten, andere legen 60 Minuten fest. Für Paarsitzungen werden häufig 90 Minuten vereinbart, aber auch 75 Minuten sind möglich.

Als Heilpraktiker (Psychotherapie) können Sie die Zeitdauer der Therapiesitzungen selbst festlegen (**Tab. 3.1**).

Bei den Überlegungen sollten Sie sich nicht nur bewusst machen, wie lange eine Sitzung dauert, sondern auch, wie Sie Ihre Pausen planen möchten.

Mein persönliches Modell für die **Zeitplanung** ist:
- Einzeltherapie: 60 Minuten (in Ausnahmefällen mit Absprache: 90 Minuten)
- Paartherapie: 90 Minuten
- Kinder: 45 Minuten

Ich plane an einem Tag maximal 3 Sitzungen direkt hintereinander ein – und dann eine Pause. Dieser Arbeitsrhythmus hat sich für mich persönlich am besten bewährt. Die Behandlung von Kindern halte ich deshalb kürzer, da Kinder eine kürzere Aufnahmefähigkeit haben.

Ein weiterer wesentlicher Punkt für die Planung der Zeitfenster ist die Art des Therapieverfahrens. Wenn Sie zum Beispiel körperpsychotherapeutisch arbeiten, bietet sich in vielen Fällen eine Therapiedauer von 90 Minuten an. Wenden Sie ein sehr strukturiertes Verfahren an, kommen Sie sicher gut mit 50 oder 60 Minuten pro Sitzung aus.

Bitte planen Sie verbindlich Ihre Zeit und kommunizieren das mit Ihrem Klienten, damit er sich auf Sie verlassen kann.

Es erschreckt mich, wenn ich von Klienten höre, dass sie Therapiesitzungen erlebt haben, die 3 Stunden dauerten, ohne dass sie das zuvor wussten. Stellen Sie sich die finanzielle Investition vor, die bei solch einer Sitzung auf den Klienten zukommt! Ganz zu schweigen von dem Zeitaspekt und der

Tab. 3.1 Mögliche und übliche Zeiten eines therapeutischen Settings.

Setting	Mögliche Zeiten	Ergänzung
Einzeltherapie	• 45 Minuten • 50 Minuten • 60 Minuten • 90 Minuten	• Die Struktur der Behandlung sollte enthalten: • Begrüßung, Beginn • Nachbesprechung vorheriger Sitzungen, Hausaufgaben • Darstellung des aktuellen Themas • Abschluss
Paartherapie	• 75 Minuten • 90 Minuten	• Die Behandlung von 2 Menschen braucht mehr Zeit. • Die Struktur der Behandlung sollte auch hier wie oben festgelegt sein.
Behandlung von Kindern	• 30 Minuten • 45 Minuten • 50 Minuten • 60 Minuten	• Die Aufmerksamkeitsspanne von Kindern ist geringer als bei Erwachsenen. Dies sollte im Therapieprozess berücksichtigt werden. • Die Struktur sollte in Anlehnung an Einzeltherapie festgelegt werden. Beachten Sie bei Kindern jedoch auch „Spielpausen".

Belastung. Das ist eine Grenzüberschreitung, die nicht passieren darf.

Es ist eine wichtige Rahmenbedingung, die konkrete Dauer der therapeutischen Sitzungen festzulegen und möglichst auch einzuhalten. Für Ihre Klienten ist diese Orientierung notwendig und sie sollte zuverlässig und transparent gestaltet werden.

Streng genommen beginnen hier Grenzüberschreitungen, wenn der Klient sich nicht auf die vereinbarte Zeit verlassen kann oder gar mit unerwarteten Kosten konfrontiert wird.

Wenn Sie unsicher sind, wie Sie Ihre Therapien und Ihre Tage planen sollen, fragen Sie einfach andere Kollegen, wie diese das gestalten. Es ist bereichernd, von verschiedenen Modellen zu hören.

3.3 Dauer der Psychotherapie

Häufig wird die Frage nach der gesamten Dauer der Therapie schon beim ersten Telefonat gestellt. Sie ist natürlich bei einem ersten Telefonkontakt nicht zu beantworten. Bevor man eine Befunderhebung durchgeführt hat, kann man die Dauer einer Behandlung nicht abschätzen.

Bei den Psychotherapeuten ist die Anzahl der Therapiesitzungen je nach Verfahren durch die gesetzlichen Krankenkassen festgelegt. Der Heilpraktiker für Psychotherapie hat hier eine wesentlich größere Freiheit, denn die Therapiedauer kann nach Bedarf gestaltet werden.

Wenn ich am Telefon nach der Therapiedauer gefragt werde, antworte ich stets, dass ich diese Frage zu diesem Zeitpunkt nicht beantworten kann. Ich erkläre allerdings, dass es in der Praxis des Heilpraktikers meist 2–3 Arten von Behandlungsmöglichkeiten gibt.

Nach meiner Erfahrung gibt es Klienten, die nur für wenige Sitzungen kommen und eher eine „initiierende Beratung" brauchen und es gibt Klienten, die sich zu einer Psychotherapie entscheiden und dann für einen längeren Zeitraum regelmäßige Therapiesitzungen in Anspruch nehmen. Dann gibt es noch eine weitere Gruppe: Klienten, die für einen längeren Zeitraum kommen, aber sehr große Abstände zwischen den Sitzungen wählen. Manchmal gehen diese Klienten parallel zu einem Psychotherapeuten. Dann arbeiten Heilpraktiker (Psychotherapie) und Psychotherapeut zusammen. Das kann sehr hilfreich sein!

Wenn ein Klient dann zu den ersten Sitzungen bei Ihnen war und die Befunderhebung abgeschlossen ist, kann man wahrscheinlich eine ungefähre Einschätzung über die Dauer der Zusammenarbeit machen. Folgende Kriterien sind zu beachten:

Ein Klient, der nur wenige Sitzungen braucht, hat entweder bereits Therapieerfahrung und benötigt deshalb lediglich eine „Auffrischung", oder er weiß schon ganz genau, was er braucht. Vielleicht benötigt er nur eine kurze Hilfestellung von Ihnen? Manchmal kommt es auch vor, dass ein Klient eine bestimmte Technik zur Selbsthilfe erlernen möchte und nur wenige Sitzungen genau dafür in Anspruch nehmen möchte. In meiner Praxis ist es schon häufiger vorgekommen, dass mich Klienten aufgesucht haben, um die Meridianklopftherapie zu erlernen. Psychotherapeutisch waren sie in einer anderen Behandlung bei einem Kassentherapeuten. Wenn der entsprechende Kollege damit einverstanden ist, kann diese Art der Zusammenarbeit sehr hilfreich für den Klienten sein!

Schließlich ist es auch ein Kriterium, wie groß die Motivation des Klienten ist. Ist dieser bereit, intensiv mitzuarbeiten, kann das den Prozess ebenfalls enorm beschleunigen.

> ✳ **Wichtig**
> Eine Vorhersage, wie lange eine Psychotherapie insgesamt dauert, kann nicht bei einem ersten Gespräch am Telefon gemacht werden. Um eine Einschätzung der Therapielänge vorzunehmen, sollte der Klient mehrere Sitzungstermine wahrgenommen haben. Erst dann kann eine ungefähre Schätzung einer Therapiedauer besprochen werden.

Vermeiden Sie bitte unbedingt Versprechen wie „das behandle ich in X- Sitzungen ganz sicher". Es gibt mittlerweile eine Vielzahl von wertvollen Therapiemethoden, die sich wunderbar eignen, den gesamten Prozess stark zu verkürzen. Hüten Sie sich jedoch vor plakativer Werbung und Heilversprechen, mit denen Sie sich strafbar machen können (Kap. 1.2.7.1)! Es gibt keine „Wundertherapien". Und wenn ein Klient das von Ihnen möchte, seien Sie ehrlich. Manchmal kann sich eine positive Veränderung sehr schnell einstellen - aber das ist die Ausnahme. Jeder, der Ihnen etwas anderes verspricht, arbeitet unseriös!

Geht es bei Ihrem neuen Klienten um eine Psychotherapie mit regelmäßigen Therapiesitzungen über einen längeren Zeitraum, ist die Gesamtdauer der Behandlung von unterschiedlichen Faktoren abhängig. Einige Interventionstechniken können zwar helfen den Therapieprozess deutlich zu verkürzen, vor allem wenn der Klient bereit ist, den Prozess aktiv zu unterstützen. Dennoch sollte man sich bei einer Psychotherapie auf eine Begleitung über mehrere Monate einstellen. Die Dauer ist abhängig von vielen Faktoren:
- von der Art der Störung
- vom Schweregrad der Ausprägung
- von der Motivation des Klienten, von der Resilienz des Klienten
- von der Motivation des Therapeuten
- von der Überzeugung des Therapeuten in seine Methoden
- von der Qualität der professionellen Beziehung
- von einigen anderen Unwägbarkeiten

> **Merke**
> Die erste Phase der Behandlung bildet die Befunderhebung und die Psychoedukation. In der mittleren Phase geht es darum, die konkreten Probleme zu evaluieren und positive Bewältigungsstrategien zu entwickeln. Diese Phase dauert am längsten. Die Abschlussphase beinhaltet zuletzt die Loslösung von der therapeutischen Begleitung.

Diese Struktur beschreibt nur eine sehr grobe Orientierungslinie. Die Schwerpunkte und Inhalte einer Psychotherapie sind individuell sehr unterschiedlich. Je nachdem was der Klient erlebt hat, welche Störungen sich manifestiert haben, welche Lösungsstrategien bereits entwickelt wurden, welche Fähigkeiten der Klient mitbringt und welche Herangehensweise dem Klienten am besten entspricht und hilft.

3.4 Kontakt zwischen den Sitzungen

Generell kann gesagt werden, dass es sich in der Beziehung zwischen Therapeut und Klient um eine professionelle Beziehung handelt, in der es unüblich ist, außerhalb der vereinbarten Termine mit dem Klienten in Kontakt zu treten.

Dies ist sowohl zum Schutz des Klienten als auch zum Schutz des Therapeuten eine wichtige und sinnvolle Regelung. Die professionelle Ebene der Beziehung gibt die Rahmenbedingungen sehr klar vor. Sie dienen dem Schutz vor Grenzüberschreitungen und der Vermischung zwischen einem privaten und dem professionellen Kontakt.

Dies bedeutet, dass es zwischen den Therapiesitzungen keinen Kontakt zwischen Therapeut und Klient gibt. In der heutigen Zeit, in der wir mit E-Mail, WhatsApp, Facebook und anderen sozialen Netzwerken verbunden sind, bieten diese Möglichkeiten verschiedene „Sondersituationen", derer Sie sich bewusst sein sollten.

> **Wichtig**
> Die wichtigste Grundregel ist stets, dass Sie mit Ihren Klienten offen reden, wenn es zu Besonderheiten außerhalb Ihrer Regelungen des Kontaktes kommen sollte!

Wenn Sie über WhatsApp und anderen Netzwerken mit Ihren Klienten in Kontakt stehen, kann es schnell zu Missverständnissen kommen: Ihr Klient sieht, dass Sie online waren. Sie haben ihm aber möglicherweise nicht geantwortet. Dies könnte bei Ihrem Klienten auslösen, dass er sich „übersehen" fühlt. Deshalb ist es wichtig, solche Dinge im Vorfeld zu klären. Manche Kollegen mögen jetzt vielleicht denken „Ich verbinde mich doch nicht mit Klienten auf WhatsApp". Bedenken Sie aber, dass Sie jederzeit von Ihren Klienten angeschrieben werden können, falls Sie Ihre mobile Nummer herausgegeben haben und eines dieser Kommunikations-Netzwerke nutzen. Spätestens bei der Herausgabe Ihrer Nummer sollten Sie dieses Thema ansprechen.

> **Fazit**
>
> Wenn jemand der beiden Parteien Kontakt aufnehmen darf, dann ist es der Klient. Bitte nehmen Sie Abstand davon, bei Ihrem Klienten nachzufragen, ob er die letzte Sitzung toll fand. Ein Therapeut nimmt höchstens dann zu seinem Klienten Kontakt auf, wenn er den Termin aus Krankheitsgründen verschieben muss! Dies dient zum Schutz des Klienten.

Um zu verdeutlichen, dass dieses Thema wesentlich komplexer sein kann, als man es auf den ersten Blick vielleicht vermutet, gebe ich Ihnen ein Beispiel:

Ein Klient, der in einer Übertragung zu Ihnen steckt (Kap. 4.2), ist in seiner Handlungsweise nicht frei Ihnen gegenüber! Nehmen wir an, der Klient sieht in Ihnen eine Person, die er sich immer gewünscht hat. Jemand, der aufmerksam ist, der da ist, der zuhört und ihn versteht. Dieser Klient würde sich möglicherweise sogar freuen, wenn Sie zwischen den Sitzungen mit ihm in Kontakt treten. Er würde sich vielleicht „wie etwas Besonderes" fühlen. Er sehnt sich ja auch nach Ihrer Zuwendung, die er in seinem Leben bisher immer vermisst hat.

Zu bedenken ist: Die professionelle Beziehung findet jedoch nicht auf gleicher Ebene statt. Es gibt von Anfang an eine Hierarchie, die die Parteien „ungleich" macht. Allein deshalb, weil Sie nahezu „alles" von Ihrem Klienten wissen, er jedoch nichts bis kaum etwas aus Ihrem Leben weiß. Dies führt dazu, dass der Klient auf Sie projiziert und Sie in seiner Sehnsucht auch möglicherweise idealisiert. Dieser Prozess ist eine normale und verständliche Reaktion. Auch Kinder erleben das mit ihren Eltern so ähnlich. Wenn jedoch ein Mensch einen anderen Menschen idealisiert – dann kann er nicht frei handeln. Er wird diese Person verteidigen und schützen. Auch dann, wenn negative Dinge im Kontakt passieren sollten.

Wenn Sie also die Grenze Ihres Klienten überschreiten und sich bei ihm zwischen den vereinbarten Terminen melden, ist der Klient aufgrund der Übertragung, der Idealisierung und der daraus entstehenden Abhängigkeit nicht in der Lage, einfach „nein" zu sagen. Selbst dann nicht, wenn er möglicherweise irritiert ist oder es gar nicht möchte, dass Sie sich bei ihm melden. Das ist eine „gefährliche Zone" der Grenzüberschreitung, die in der professionellen Beziehung nicht passieren darf.

Wenn jemand zwischen den Sitzungen Kontakt aufnehmen kann und darf, dann ist das der Klient.

Im nächsten Kapitel gehe ich darauf ein, in welchen Situationen es vielleicht wichtig und hilfreich sein kann, dass es Ausnahmeregelungen gibt und wann ein Klient die Möglichkeit und Genehmigung der Kontaktaufnahme zwischen den Therapiesitzungen von Ihnen bekommen darf.

3.4.1 Ausnahmesituationen für eine Kontaktaufnahme zwischen den Sitzungen

Es gibt Situationen in einer Therapie, in denen es wichtig sein kann, dass der Therapeut für den Klienten auch außerhalb der üblichen Therapiesitzungen erreichbar ist.

Es hat mich berührt, von Marsha Linehan, der Begründerin der Dialektisch-Behavioralen-Therapie (DBT) (Kap. 5.5.2.5) zu lesen, dass sie selbst an einer Borderline-Persönlichkeitsstörung leidet. In Ihrer Therapiemethode wird es explizit erwähnt, dass es wichtig sein kann, dass der Klient den Therapeuten auch zwischen den Sitzungen erreichen kann: Wenn der Klient in Not gerät.

Sie sollten also mit Ihrem Klienten besprechen, in welchen Situationen er Sie erreichen kann und auf welche Weise er Kontakt mit Ihnen aufnehmen darf. Diese Vereinbarung ist wichtig, damit der Klient die Erfahrung macht, dass er ernst genommen wird. Es hilft dem Klienten, auch Verantwortung zu übernehmen. Wenn er, anstatt in ein schädliches Muster zu gehen, seinen Therapeuten kontaktiert, übernimmt er aktiv Verantwortung für sich und kann so erreichen, seine Muster zu unterbrechen.

> ✱ **Wichtig**
>
> Was es bedeutet, dass ein Klient in **Not** ist, müssen Sie individuell mit Ihrem Klienten festlegen. Es können Themen sein wie **Selbstverletzung**, **Suchtverhalten**, Suizidgedanken und vieles mehr sein.

Besprechen Sie mit Ihrem Klienten die Bedingungen, unter denen er Sie erreichen kann. Zum Beispiel können Sie vereinbaren, dass er Ihnen eine E-Mail schreiben darf. Sagen Sie bitte dazu, wie Sie damit umgehen werden. Ob Sie diese Nachricht beantworten werden oder nicht. Beides ist möglich. Wenn Sie auf eine E-Mail antworten, sollten Sie klären, ob Sie das dem Klienten als Beratung in Rechnung stellen. Oder ob Sie ihm damit ein Kontaktgeschenk bereiten möchten? Alle diese „Kleinigkeiten" sollten Sie klären.

Es ist auch zu klären, was der Klient tun kann, wenn er aktive Hilfe braucht. Er kann dann zum Beispiel versuchen, Sie telefonisch zu erreichen und einen Termin mit Ihnen vereinbaren. Nehmen wir an, Ihr Klient braucht mitten in der Nacht Hilfe und er wohnt alleine. Auch für solche Situationen sollten Sie einen „Notfallplan" besprechen. Möglichkeiten wären hier zum Beispiel, dass der Klient bestimmte Freunde fragt, ob sie bereit sind, dass er sich auch in der Nacht melden darf. Wenn dies nicht möglich ist, gibt es verschiedene öffentliche Stellen, die einen Telefonkontakt über 24 Stunden anbieten (Kap. 7.4).

Ich kenne auch Kollegen, die eine feste Telefonzeit anbieten, in der sie immer erreichbar sind. Das ist eine sehr gute Möglichkeit. Für neue Klienten, die Kontakt aufnehmen möchten, als auch für bestehende Klienten, wenn sie Rat suchen, ist das ein gutes Angebot.

> ▶ **Fazit**
>
> Befragen Sie Ihre Kollegen, wie sie die Möglichkeit gestalten, dass Klienten zwischen den Sitzungen Kontakt aufnehmen können. Ich bin sicher, es gibt viele kreative Lösungen, die achtsam mit beiden Seiten umgehen!

3.5 Aufbau einer therapeutischen Sitzung

Ich möchte Ihnen Anregungen geben, wie eine Therapiesitzung aufgebaut ist. Machen Sie sich bewusst, dass auch unscheinbare Gegebenheiten viel bewirken – beziehungsweise auf der anderen Seite als therapeutische Intervention genutzt werden können (Kap. 4.4).

3.5.1 Arbeitsbereich: die Sitzgruppe

Der „Arbeitsbereich" einer psychotherapeutischen Sitzung ist meist eine Sitzgruppe (**Abb. 3.1**). Viele Kollegen haben 2 Sitzelemente, Sessel oder Stühle in ihrem Raum stehen. Manche bieten 3 Sitzgelegenheiten an, wenn sie auch Paartherapie anbieten. Wie Sie es auch gestalten möchten in Ihren Räumen, mein Anliegen ist, dass Sie es bewusst tun. Ein Tisch in der Mitte wird häufig als „Störfaktor" beschrieben. In meiner Praxis habe ich mich dennoch entschieden, einen Tisch in die Sitzgruppe zu stellen, weil ich meinen Klienten Wasser zum Trinken anbiete. Wenn die Sitzung beginnt, schiebe ich den Tisch möglichst weit an den Rand, so dass er nicht „zwischen" uns steht.

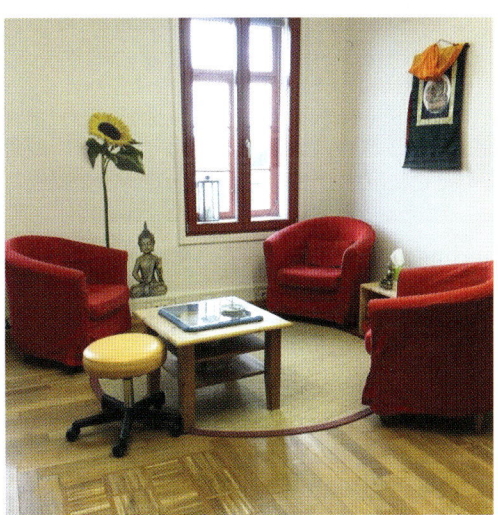

Abb. 3.1 Sitzgruppe für therapeutische Gespräche im Behandlungsraum.

Zusätzlich habe ich in meiner Praxis einen kleinen mobilen Rollhocker. So bin ich flexibel, um Nähe und Distanz in der Arbeitsphase zu gestalten. Wie auch immer Ihre Sitzgruppe angeordnet ist, achten Sie auf eine offene zugewandte Sitzposition. Auch Ihre Körpersprache ist eine Intervention, die auf den Klienten wirkt. Machen Sie sich das bewusst.

Wenn ich auf meinem Rollhocker sitze, weil ich zum Beispiel EMDR durchführen möchte, nutze ich die neu gestaltete Arbeitssituation immer auch für eine therapeutische Intervention zum Thema Nähe und Distanz. Sobald ich näher bei meinem Klienten sitze, fordere ich zum Nachspüren auf, wie sich die veränderte Situation anfühlt. Äußert ein Klient, dass er keinen Unterschied wahrnimmt, gehe ich noch einmal ein Stück zurück und frage erneut nach. Dann rolle ich wieder näher zu ihm hin und frage wieder. Spätestens dann spürt jeder Klient einen Unterschied und kann wahrnehmen und erklären, wie sich Nähe und Distanz für ihn anfühlen. Ich nutze diese Sequenzen gleichzeitig dazu, den Klienten zu ermutigen, dass er „Stopp" sagt, wenn ich ihm „zu nah" komme und ich erkläre die Wichtigkeit, die eigenen Grenzen wahrzunehmen und ernst zu nehmen.

> **✳ Wichtig**
> Nähe und Distanz können spürbar über einfache Übungen während einer Sitzung wahrgenommen werden. Diese helfen, dass der Klient lernt, seine eigenen Grenzen zu erkennen und wichtig zu nehmen.

3.5.2 Gespräch im therapeutischen Prozess

Das therapeutische Gespräch sollte eine Struktur besitzen, die einen roten Faden darstellt (Kap. 3.2). Grob kann man diese Struktur so unterteilen:
- Begrüßung, Beginn
- Nachbesprechung vorheriger Sitzungen, Hausaufgaben
- Darstellung des aktuellen Themas und Arbeit daran durch unterschiedliche Interventionen
- Abschluss

Zu Beginn einer Behandlung steht die Begrüßung des Klienten. Häufig entstehen kurze Gespräche über die Anfahrt, das Wetter oder die Parksituation. Das ist zum „Ankommen" durchaus ein wichtiger Aspekt, denn diese Small-Talk-Situation nimmt dem Klienten eine vielleicht vorhandene Anspannung und Nervosität.

Im Anschluss folgen dann der eigentliche Beginn der Sitzung und die Frage, wer das Gespräch eröffnet. Ich möchte Sie einladen, die Erfahrung zu sammeln, was sich für Sie persönlich gut eignet. Sinnvoll ist eine offene Frage, wie zum Beispiel: „Was bringen Sie heute mit?" oder: „Um was geht es heute?". Aber probieren Sie es ruhig auch aus, wie es ist, wenn der Klient das Gespräch eröffnet. Setzen Sie sich dazu offen und zugewandt hin und nehmen Sie Blickkontakt auf. Warten Sie dann, bis der Patient zu sprechen beginnt. Das mag vielleicht für manche Kollegen „künstlich" erscheinen. Es ist eine Intervention aus der Gesprächspsychotherapie. Aus Erfahrung kann ich sagen, dass viele Therapeuten eher zu viel sprechen und es eine hilfreiche Selbsterfahrungsübung sein kann, sich zurückzuhalten.

Eventuell gehört in den ersten Teil des Gespräches auch etwas, das Sie Ihrem Klienten in der vorherigen Sitzung als Hausaufgabe mitgegeben haben. Dann könnte Ihre erste Frage auch diese sein: „Wie ist es Ihnen mit der Übung von letzter Woche ergangen?" Damit Sie sich auch noch daran erinnern können, ist es sinnvoll, Übungen und Hausaufgaben in der Dokumentation festzuhalten.

In dem Teil der Sitzung, in dem der Klient sein Anliegen formuliert, halten Sie sich eher zurück und der Klient darf frei erzählen. Sie können strukturieren, wenn Sie etwas nicht verstehen oder wenn der Faden verloren geht. Führen Sie dann zurück zum Thema. Generell sollte der Hauptanteil der Gesprächsführung in diesem Teil der Stunde jedoch beim Klienten liegen. Im Anschluss an die Schilderung folgt eine Intervention, die sich nach Ihrem Arbeitsstil und Ihrer Ausbildung unterscheiden kann. Entweder Sie bleiben im Gespräch und leiten nun Prozesse ein oder Sie wählen eine Technik, die Sie dann mit dem Klienten gemeinsam durchführen.

3.5 Aufbau einer therapeutischen Sitzung

Denken Sie daran, den Abschluss der Sitzung am Ende der Stunde rechtzeitig einzuleiten. Zehn Minuten bevor die Sitzung endet, können Sie zum Beispiel sagen: „Unsere Zeit ist in 10 Minuten vorbei. Gibt es noch etwas Wichtiges zu besprechen?" So eine Formulierung hilft dem Klienten, wieder in der Realität anzukommen und das ermöglicht Ihnen einen guten Abschluss Ihrer Therapiestunde. Häufig folgen ganz zum Schluss noch organisatorische Dinge wie Terminvereinbarung oder ähnliches. Planen Sie auch dafür Zeit ein.

3.5.3 Besondere Gesprächssituationen

Ich knüpfe direkt am letzten Punkt des vorherigen Abschnittes an: Das Ende einer Therapiesitzung. Es gibt Situationen, in denen passiert es, dass gerade **kurz vor dem Ende** der Therapiesitzung noch ein Thema aufkommt, das den Klienten emotional sehr bewegt. Manchmal kann dies auch ein „Muster" des Klienten sein, weil er zum Beispiel unbewusst Angst hat, sich auf tiefe Themen einzulassen.

Egal wo der Grund auch liegen mag, Sie müssen in so einer Situation dafür sorgen, dass es gewährleistet wird, dass Ihr Klient die Praxis in einem guten Zustand verlässt. Er kann nicht heftig weinend hinausgehen. In solchen Situationen bietet sich eine kurze Übung an. Sie soll dem Klienten helfen, sich wieder zu stabilisieren, damit er geschützt in die Außenwelt gehen kann.

> **Übung**
> **Anleitung: Containertechnik**
> Der Klient wird gebeten, seine Augen zu schließen. Dann leiten Sie ihn an, sich einen Container vorzustellen. Sie können vereinbaren, dass der Klient ein Zeichen gibt, wenn er ein Bild vor seinem inneren Auge hat. Gehen Sie dann in ein Gespräch mit Ihrem Klienten und fragen Sie ihn: „Was für eine Farbe hat der Container?" „Wie sieht er aus, was für eine Art Container ist es?" Lassen Sie sich den Container beschreiben und leiten Sie an, dass der Klient einen Container vor Augen hat, der geschlossen werden kann.
>
> Fordern Sie ihn dann dazu auf, dass er alle Belastung, Stress, negative Emotionen oder andere vorhandene Gefühle in den Container packt. Lassen Sie ihm Zeit, damit Ihr Klient wirklich alles in den Container hineinpacken kann. Wenn es ihm schwer fällt und er Zweifel hat, ob auch alles hinein passt oder ob alles darin bleiben kann, seien Sie kreativ. In so einer Situation habe ich zum Beispiel das „Zauberventil" erfunden, das in den visualisierten Container eingebaut ist. Dieses Ventil saugt automatisch alle Belastungen und Stressgefühle an. Es ist also ein Ventil, durch das nichts mehr entweichen kann. Es saugt automatisch an und es gibt nichts mehr raus. Dieser Trick hat bei meinem Klienten bisher immer funktioniert.
> Leiten Sie also an, dass alle momentanen Belastungen des Klienten in den Container abgegeben werden. Wenn alles verstaut ist, lassen Sie den Klienten den Container verschließen. Auch hier ist alles erlaubt: Ein Vorhängeschloss oder eine luftdichte Folie, die den kompletten Container umschließt. Am Ende soll der Klient den Container entweder abschließen oder verriegeln, und zu ihm in der Vorstellung sagen „Ich komme wieder zu gegebener Zeit". Es ist noch möglich, den unsichtbaren Schlüssel zum Beispiel in die Hosentasche zu stecken oder dem Therapeuten zu geben.
> Sagen Sie Ihrem Klienten dann, dass er sich nun darauf einstellen soll, in die Realität zurückzukommen. Er soll dafür seine Atmung tiefer werden lassen und in Händen und Füßen Bewegungen zulassen. Schließlich soll er die Augen öffnen.
> Begleiten Sie diese Schritte, indem Sie selbst hörbar tief atmen und bewegen auch Sie Ihre Hände und Füße und strecken Sie sich eventuell, um den Klienten „einzuladen" mitzumachen.

Als Variante kann die Containertechnik auch als eine „Tresor"-Übung durchgeführt werden. Anstelle des Containers wird dann eben ein Tresor visualisiert.

Eine weitere besondere Situation entsteht für Sie, wenn ein Klient **weint**. Was können Sie dann tun? Auch wenn es Sie berührt und Sie ihn gerne trösten möchten, lassen Sie sich und Ihrem Klienten erst einmal Zeit. Ein paar zustimmende Worte wie „Das ist ok, weinen Sie ruhig", erleichtern oft. Jeder Mensch weint anders und jeder Mensch spricht auf eine andere Art von Trost an, den er sich wünscht. Es ist am wichtigsten, dass **Sie da sind** – mit Ihrer ganzen Aufmerksamkeit und Präsenz. Dann reichen oft schon ein paar Worte, die Ihrem Klienten die Scham nehmen. Klienten entschuldigen sich häufig, wenn sie zu weinen beginnen. Signalisieren Sie, dass gerade in der Therapie dafür Raum ist. Eine tröstende Geste kann ein Taschentuch sein, das Sie ihm reichen. Wenn Sie unsicher sind, was jetzt gut und angebracht wäre, können Sie Ihren Klienten auch fragen: „Gibt es etwas, das ich gerade tun kann?"

Eine Berührung, wie zum Beispiel die Hand auf die Schulter legen oder auch eine Umarmung ist dann akzeptabel, wenn Sie mit der Person bereits vertraut sind und wissen, dass Körperkontakt gut integriert werden kann. Aber in jedem Fall ist wichtig, dass Sie zuvor nachfragen, bevor Sie Ihren Klienten berühren!

Mir ist es selbst einmal passiert, dass ich eine Klientin am Arm berührt habe, als sie weinte, und das hat diese Klientin sehr irritiert. Obwohl wir uns schon lange kannten. Sie wollte nicht von mir berührt werden, und ich bin meinem persönlichen Gefühl gefolgt, dass ich sie trösten wollte, ohne ihre Grenze zu registrieren. Das sollte nicht passieren! Diese Situation führte dazu, dass ich mit meiner Klientin danach über das Thema Körperkontakt ins Gespräch kam. Und dieses Gespräch war sehr wertvoll und hilfreich für den weiteren Prozess.

Unpünktlichkeit des Klienten ist ein weiteres Thema, das offene Worte von Ihnen fordert. Natürlich kann es passieren, dass man sich einmal verspätet. Falls Sie aber mehrere Sitzungen hintereinander geplant haben, dann kann ein verspäteter Klient Ihre Organisation für diesen Tag sprengen: Alle Termine verschieben sich nach hinten. Sie müssen also mit solchen Situationen umgehen und mit Ihrem Klienten darüber sprechen. Es könnte zum Beispiel passieren, dass Ihr Klient davon ausgeht, dass die versäumte Zeit automatisch an seine Stunde gehängt wird. Aus diesem Grund habe ich mir angewöhnt, direkt zu Beginn kurz zu sagen, ob gleich im Anschluss der nächste Termin stattfindet. Oder ob ich flexibel bin und 10 Minuten Verlängerung akzeptabel sind.

Kommt ein Klient immer wieder zu spät, ist es durchaus wert, dieses Thema in der Therapie zu betrachten. Möglicherweise steckt ein unbewusster Widerstand dahinter? Der Grund der Verspätungen ist an dieser Stelle erst einmal zweitrangig. Sie müssen sich zuvor überlegen, wie Sie damit umgehen.

> **Fazit**
> Verspätungen und Unpünktlichkeit von Klienten können in mehrfacher Hinsicht ein Problem sein: Ihre Organisation leidet, weil Termine sich verschieben. Der Klient könnte das Problem eines inneren Widerstandes über seine Unpünktlichkeit zeigen. Dieses Verhalten ist immer mit Klienten zu besprechen und Sie brauchen eine klare Haltung zu diesem Thema.

Zum Schluss noch ein Thema, das Sie und Ihren Klienten vom Therapieprozess wegtreiben lassen kann. Stellen Sie sich vor, Ihr Klient **redet wie ein Wasserfall** und kommt vom „Hölzchen aufs Stöckchen", so dass Sie keine Möglichkeit haben, Ihre Interventionen zu platzieren. Wichtig ist in solchen Fällen, dass Sie den Gesprächsverlauf immer wieder strukturieren und zum Ausgangsproblem zurückführen. Es kann in diesem Fall auch sehr hilfreich sein, nach dem jeweiligen Gefühl zu fragen. Ein zu großer Rededrang kann die Funktion haben, Gefühle „wegzureden". Halten Sie dann inne und probieren Sie die folgende Praxisübung mit Ihrem Klienten.

3.6 Honorar

Die Frage nach dem Honorar ist eine spannende Frage, die viele Heilpraktiker für Psychotherapie beschäftigt. Ich kann Ihnen hier keine Empfehlungsrichtwerte in Zahlen nennen. Doch ich möchte Ihnen nahelegen, ein paar Überlegungen anzustellen, bevor Sie Ihr Honorar festlegen. Vergleichen Sie unbedingt die Honorare Ihrer Kollegen in Ihrem Umkreis! Ich würde Ihnen empfehlen, sich an der Preissituation Ihrer Umgebung zu orientieren. Zum Vergleich kann es auch hilfreich sein, sich festgelegte Sätze anzuschauen.

Nach dem Gebührenverzeichnis für Heilpraktiker (GebüH) kann für Psychotherapie bis zu 60 Minuten ein Betrag von 26–46 Euro abgerechnet werden. Ein Psychotherapeut mit Kassensitz bekommt ungefähr 80 Euro von der Krankenkasse für eine Psychotherapiesitzung. Diese Zahlen dienen nur zur Information – ohne Bewertung. Vielleicht helfen Sie Ihnen, einen Mittelweg zu finden, der zu Ihnen passt.

Manche Heilpraktiker für Psychotherapie heben ihre Entlohnung weit von den üblichen Honoraren ab und verlangen deutlich höhere Preise. Bedenken Sie, dass es um Psychotherapie geht. Sie sollten keine Wucherpreise verlangen! Auch bei diesem Thema ist es wichtig, dass Sie sich die Besonderheit der professionellen Beziehung bewusst machen. Klienten, die Sie möglicherweise aus verschiedenen Gründen idealisieren, würden wahrscheinlich auch ein Honorar bezahlen, das sie sich gar nicht leisten können. Allein deshalb, weil sie Sie „beeindrucken" wollen oder aus Abhängigkeitsgründen. Diese Basis kann niemals heilsam sein!

Manche Weiterbildungsanbieter vermitteln ihren Teilnehmern auch, dass man mit „der speziellen Methode unseres Angebotes" deutlich höhere Honorare verlangen kann und soll. Auch hier sollten Sie sich distanzieren und es unbedingt vermeiden, sich diesem Wettbewerb anzuhängen. Diese Haltung ist unseriös und schadet dem Ruf der Heilpraktiker für Psychotherapie. Kein Verfahren ist „besser" als andere und rechtfertigt deshalb Wucherpreise.

> **Übung**
> **Anleitung: Körperwahrnehmung**
> Fordern Sie Ihren Klienten auf, kurz innezuhalten und nachzuspüren, wie sich sein Körper jetzt im Moment anfühlt. Leiten Sie ihn mit einer kleinen Übung langsam durch den Körper, indem Sie die Körperteile von Kopf bis Fuß benennen. Fragen Sie nach den Empfindungen in diesen Körperteilen. Zunächst soll der Klient nur wahrnehmen und noch nichts erzählen. Seine Aufgabe ist es, sich zu sammeln und zu spüren, ob es im Körper eine Stelle gibt, die mehr Aufmerksamkeit braucht als der Rest. Oder ob ein Gefühl wahrnehmbar ist.
> Wenn Sie Ihren Klienten in dieser kurzen Entspannungsübung durch seinen Körper geführt haben, lassen Sie sich Rückmeldung geben, was er bemerkt hat.
> Wenn sich eine körperliche Reaktion gezeigt hat, fragen Sie nach, ob Ihr Klient herausfinden kann, welches Gefühl sich hinter dieser Körpersensation verbirgt. Bleiben Sie für eine Weile ganz im Wahrnehmen und Spüren mit Ihrem Klienten.
> Geben Sie den Gefühlen Raum.

Es gibt sicher noch viele andere Situationen, die eine besondere Reaktion oder Intervention fordern. Verzeihen Sie mir, dass ich hier nicht alle aufzählen kann. Wenn es eine Situation in Ihrer Praxis gibt, mit der Sie nicht umzugehen wissen, kontaktieren Sie Ihren Supervisor! Dort können Sie alle besonderen Situationen besprechen. Klienten sind kreativ. Sie werden im Laufe der Zeit einige Erfahrungen in diesem Bereich sammeln.

> **Wichtig**
> Praxisbeispiele, wie Sie einen Klienten stabilisieren, der in einen traumatischen Prozess gerät und völlig aufgelöst ist, finden Sie im Kap. 7.5.3.

3.7 Möglichkeiten der Kostenerstattung für Patienten

Die Psychotherapie nach dem Heilpraktikergesetz ist keine Leistung der gesetzlichen Krankenkassen. Dies bedeutet, dass ein Heilpraktiker (Psychotherapie) nicht mit einer gesetzlichen Kasse abrechnen kann. Es besteht die Möglichkeit der Kostenübernahme durch private Krankenversicherungen. Allerdings nur dann, wenn der Tarif des Versicherten die Leistungen des Heilpraktikers (Psychotherapie) enthält. Der Klient muss also bei seiner privaten Krankenversicherung nachfragen, ob sie die Kosten für die Behandlung beim Heilpraktiker (Psychotherapie) übernimmt oder zu einem Teil erstattet. Das GebüH dient als Berechnungshilfe zur Rechnungstellung für private Kassen.

3.7.1 Einzelfallentscheidung der Kostenübernahme durch gesetzliche Kassen

Der Bedarf an Psychotherapie ist groß und in den meisten Städten ist für diesen Bedarf das entsprechende Angebot an zugelassenen Psychotherapeuten zu gering. Dies führt dazu, dass es monatelange Wartezeiten gibt. Aber gerade für Menschen in psychischen Krisen ist das nicht zumutbar. Für diese Situationen ist es wichtig zu wissen, dass es Einzelfallentscheidungen gibt: Manchmal übernimmt die gesetzliche Kasse dann auch die Therapiekosten bei einem Heilpraktiker (Psychotherapie, **Abb. 3.2**).

Bedenken Sie, es sind Einzelfallentscheidungen und deshalb darf man sich nicht darauf berufen. Trotzdem möchte ich Ihnen und Ihren Klienten einen kleinen Leitfaden mit an die Hand geben, wie man unter Umständen so eine Einzelfallentscheidung genehmigt bekommt.

Rechtlich betrachtet ist es so, dass die gesetzlichen Krankenkassen grundsätzlich eine flächendeckende, bedarfsgerechte und wohnortnahe Versorgung ihrer Versicherten gewährleisten muss. Und sie müssen rechtzeitig für eine notwendige Behandlung ihrer Versicherten sorgen.

Wenn also ein Klient trotz
- intensiver Suche keinen niedergelassenen Psychotherapeuten finden kann
- oder ihm erst nach einer unzumutbar langen Wartezeit ein Therapieplatz in Aussicht gestellt wird,

dann kann die Krankenkasse ihren gesetzlichen Auftrag nicht erfüllen. In diesem Fall hat der Klient das Recht, sich die notwendige Behandlung selbst zu beschaffen. Dann darf er auch zu einem anderen Therapeuten gehen, der keine Kassenzulassung hat. Die Kosten, die dem Patienten dann entstehen, muss die gesetzliche Krankenkasse erstatten. Dieser Anspruch wird rechtlich im Sozialgesetzbuch SGB V in § 13, Absatz 3, geregelt und gilt allen gesetzlichen Kassen gegenüber. Der Vorgang dieses Verfahrens in Einzelschritten:

Der Klient muss nachweisen, dass er sich intensiv um einen Therapieplatz bei einem zugelassenen Psychotherapeuten bemüht hat. Er muss ebenfalls beweisen, dass keine rechtzeitige Behandlung möglich war und er nachweislich dringend eine Psychotherapie benötigt. Dazu müssen der Krankenkasse folgende Unterlagen eingereicht werden:

- Ein Protokoll der Anrufe bei niedergelassenen Psychotherapeuten mit Name, Datum, Uhrzeit und dem frühestmöglichen Behandlungstermin. Ihr Klient sollte hierfür 3–5 Versuche dokumentieren.
- Eine ärztliche Bescheinigung über die Dringlichkeit einer ambulanten Psychotherapie. Diese kann von einem Hausarzt oder einem Facharzt (Psychiater) ausgestellt werden.
- Eine Bescheinigung von Ihnen, dem Heilpraktiker (Psychotherapie), darüber, dass in Ihrer Praxis ein zeitnaher Behandlungsbeginn möglich ist.
- Eine Aussage über Ihre Qualifikation: Sie sollten in einem der Richtlinienverfahren ausgebildet sein! Dies bedeutet entweder eine Ausbildung vorweisen können, die verhaltenstherapeutisch, tiefenpsychologisch oder analytisch orientiert ist.

Mit diesen Unterlagen muss der Klient in einem entsprechenden Schreiben (**Abb. 3.2**) bei seiner Krankenkasse den Antrag auf Kostenerstattung

3.7 Möglichkeiten der Kostenerstattung für Patienten

>
> Frieda Musterfrau
> Musterstraße 11
> 12345 Musterhofen
>
>
> An
> Krankenkasse xy
> Anschrift
>
> **01234** Musterort
>
>
> **Versichertennummer: 123 456**   Musterhofen, den TT.MM.JJJJ
>
> **Antrag auf Kostenerstattung nach § 13, Absatz 3, SGB V für eine ambulante Psychotherapie**
>
> Sehr geehrte Damen und Herren,
>
> mein Hausarzt (Facharzt) Dr. ..., Anschrift,
> hat mir dringend eine ambulante Psychotherapie empfohlen.
> Trotz intensiver Bemühungen konnte ich keinen Psychotherapeuten mit Kassensitz finden, der mir
> eine zeitnahe Behandlung anbieten konnte.
> Hiermit möchte ich Sie bitten, mir die Kosten bei Therapeut ..., Anschrift ..., zu erstatten.
> Er hat mir eine sofortige Behandlung zugesichert.
> Wie Sie meinem beigelegten Protokoll entnehmen können, habe ich mehrere Psychotherapeuten mit
> Kassenzulassung in Wohnortnähe kontaktiert, um einen Psychotherapieplatz zu bekommen.
> Meine Suche hat ergeben, dass ich ... Monate auf einen ersten Termin warten müsste.
> Wie Sie in der beigefügten Bescheinigung meines Arztes sehen können, wurde mir dringend eine
> ambulante Psychotherapie empfohlen.
> Nun habe ich Herrn/Frau ... gefunden, der/die als Heilpraktiker/in für Psychotherapie in eigener Praxis
> arbeitet und mir eine ambulante Psychotherapie mit sofortigem Beginn zusagen konnte.
> (Bescheinigung liegt bei).
> Mit seiner/ihrer Grundlagenausbildung in ... (VT, tiefenpsychologisch orientiert, analytisch orientiert)
> kann Herr/Frau ... mich mit einem Richtlinienverfahren behandeln.
> Ich möchte daher beantragen, dass Sie die Kosten, die mir bei Herrn/Frau ... entstehen, übernehmen.
>
> Wenn Sie meinem Antrag nicht zustimmen, bitte ich Sie, mir einen zugelassenen Psychotherapeuten
> in Wohnortnähe zu nennen, bei dem ich kurzfristig einen Termin erhalten kann.
>
> Mit freundlichen Grüßen
> Frieda Musterfrau
>
>
> Anlagen:
> Protokoll der Therapeutensuche mit Angabe der jeweiligen Wartezeit
> Bescheinigung von Dr. ... über die Dringlichkeit einer ambulanten Psychotherapie
> Bescheinigung von Heilpraktiker (Psychotherapie) ... über die Zusage eines sofortigen Therapiebeginns einer
> ambulanten Psychotherapie im Richtlinienverfahren ....

Abb. 3.2 Antrag auf Kostenerstattung gesetzliche Krankenkasse.

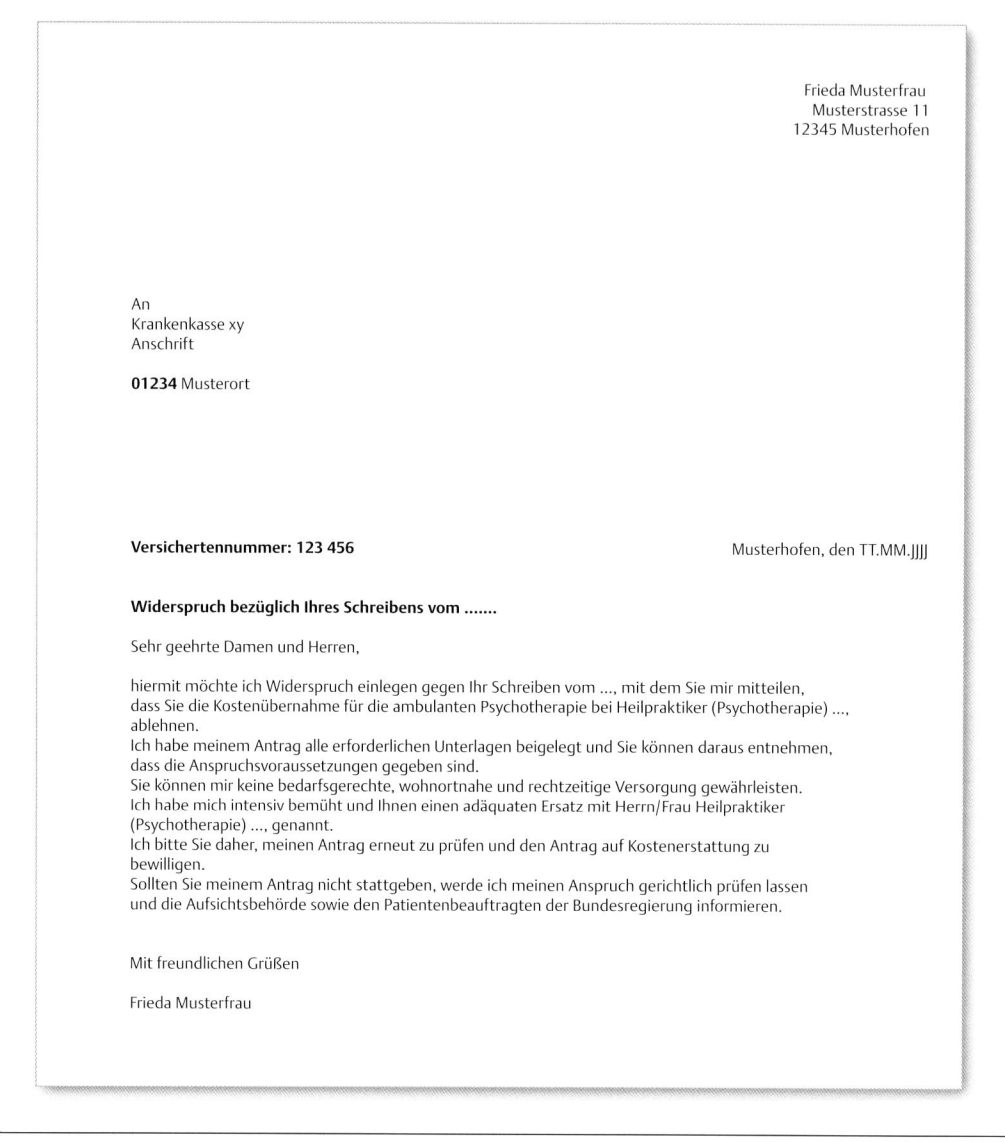

Abb. 3.3 Beispiel für einen Widerspruch gegen Ablehnung der Kostenerstattung.

nach § 13, Absatz 3, SGB V stellen. Wird dieser Antrag abgelehnt, kann der Versicherte Widerspruch einlegen. Auch hierzu ist ein Beispielschreiben unter **Abb. 3.3** zu sehen.

Bei einem Antrag auf Leistungen muss die Krankenkasse spätestens 3 Wochen nach Eingang des Schreibens eine Entscheidung getroffen haben. Wenn eine gutachterliche Stellungnahme erforderlich ist, verlängert sich diese Frist auf 5 Wochen. Verstreichen diese Fristen ohne schriftliche Mitteilung einer Begründung, gilt die Kostenübernahme als genehmigt. Die Krankenkassen sind dann zur Übernahme der Kosten verpflichtet, die für den Versicherungsnehmer selbst entstehen.

✱ Wichtig

- Ihr Klient darf einen Antrag auf Kostenerstattung dann stellen, wenn nachweislich dringend eine Psychotherapie benötigt wird (ärztliche Bescheinigung) und wenn kein Therapieplatz in einer zumutbaren Wartezeit in Wohnortnähe verfügbar ist. Wartezeiten, die mehr als 3 Monate betragen, gelten als unzumutbar.
- Die Kostenerstattung wird nur genehmigt, wenn der Therapeut über Fachkunde in einem von der gesetzlichen Krankenkasse bezahlten Richtlinienverfahren verfügt. Diese Verfahren sind: Analytische Psychotherapie, tiefenpsychologisch fundierte Psychotherapie und Verhaltenstherapie. Dem Klienten darf kein Nachteil entstehen, was die Qualität der Behandlung anbelangt.
- Der Antrag auf Kostenerstattung muss immer vom Klienten selbst gestellt werden und zwar vor Beginn der Behandlung.
- Manchmal kann es vorkommen, dass für probatorische Sitzungen und die eigentliche Therapie 2 gesonderte Anträge gestellt werden müssen. Dann bezahlt die Krankenkasse erst die probatorischen Sitzungen, bevor sie der Therapie zustimmt.

3.7.2 Beispielbericht Kostenerstattungverfahren

Wenn die Krankenkasse die Möglichkeit der Kostenerstattung bei einem nicht kassenzugelassenen Therapeuten prüft, möchte sie einen ausführlichen Bericht, der die Notwendigkeit der Therapie bestätigt.

Manchmal gibt Ihnen die Krankenkasse hierzu einen vorgefertigten Bogen, den Sie ausfüllen müssen. Manchmal wird „nur" ein Bericht gefordert. Damit Sie in diesen Fällen eine Orientierungsgrundlage haben, stelle ich Ihnen einen ausführlichen Befundbericht zur Verfügung (**Abb. 3.4**). Sie müssen ihn dann nur noch anpassen an die Symptomatik und Situation Ihrer Klienten. Ebenso müssen Sie die Unterlagen natürlich an die Systematik des gewählten und für diesen Fall angezeigten Verfahrens anpassen.

Zur Sicherheit sollten Sie bei der Kasse nachfragen, ob eine bestimmte Struktur gewünscht ist, wenn dies nicht der Fall ist, können Sie sich an der Struktur orientieren, die ich im Musterbericht vorgegeben habe:
- Symptomatik
- Aktueller psychischer und psychosozialer Befund
- Lebensgeschichtliche Entwicklung
- Psychodynamik der vorliegenden Erkrankung
- ICD-10 Diagnose(n)
- Begründungen, Art und Dauer, Kosten der Behandlung
- Prognosen

Es geht darum, dem Gutachter der Krankenkasse zu vermitteln, dass dem Versicherten durch die Psychotherapie bei Ihnen kein Nachteil bezüglich der Qualität der Behandlung entsteht.

Schauen Sie auch im Internet auf der Seite www.berichte-schreiben.de

3.7.3 Fortführungsantrag ambulante Psychotherapie

Wenn Sie in einer Einzelfallentscheidung die Kostenerstattung bei der gesetzlichen Krankenkasse bewilligt bekommen haben und Ihr Klient nach den vorgegebenen Therapiestunden eine weitere Behandlung braucht, müssen Sie rechtzeitig einen **Fortführungsantrag** stellen.

Es muss unbedingt deutlich werden in diesem Antrag, dass eine Fortführung der Therapie notwendig ist. Zum Beispiel, um die Behandlungsziele zu vervollständigen und die bisherigen Erfolge zu festigen. Die Psychotherapie hat das Ziel, die Beschwerden des Klienten dauerhaft zu verbessern und dieser Prozess braucht Zeit. Es braucht oft langjährige Unterstützung, um Veränderungen im Leben des Klienten dauerhaft zu verankern.

Wenn also Ihre bisherige Behandlung den geplanten Erfolg noch nicht erreicht hat, ist es zulässig, einen Fortführungsantrag an die Krankenkasse zu stellen. Sie müssen nicht beweisen, dass Sie gut gearbeitet haben und Erfolg hatten. Wichtig ist zu erwähnen, dass der Klient auf Ihre Behand-

Praxis XY
Frieda Musterfrau
Heilpraktikerin für Psychotherapie
Musterstraße 11
12345 Musterhofen

An
Krankenkasse xy
Anschrift

01234 Musterort

Musterhofen, den TT.MM.JJJJ

Psychodiagnostischer Befundbericht Frieda Musterfrau, geb. TT.MM.JJJJ

Betreff: Antrag Kostenübernahme einer ambulanten Psychotherapie (ohne Kassenzulassung)

Symptomatik
Phasenhafte depressive Symptomatik von mittelgradigem Ausmaß, ausgeprägte Schlafstörung mit Albträumen, diffuse Ängste (vor allem in der Nacht) und unspezifische Flashbacks, Grübelneigung mit aggressiven Denkinhalten, verminderter Antrieb in depressiven Phasen, sehr geringes Selbstwertgefühl mit starker Selbstabwertung, Stimmungsschwankungen mit Impulsivität, innere Unruhe und Nervosität.

Aktueller psychischer und psychosozialer Befund
Frau Musterfrau hat eine hohe Therapie- und Veränderungsmotivation.
Sie sucht seit langer Zeit intensiv nach einem Therapieplatz, um ihre Symptomatik zu verbessern.
Vordergründig besteht ein phasenhafter Verlauf einer depressiven Symptomatik mittleren Grades mit starken Stimmungsschwankungen und Symptomen einer Posttraumatischen Belastungsstörung.
Ausgelöst werden diese Tiefphasen häufig durch äußere Stressumstände auf der Arbeit oder im privaten Umfeld. Durch die schweren Traumatisierungen in der Kindheit, die nicht ausreichend aufgearbeitet wurden, besteht immer wieder die Gefahr, dass aktuelle Konflikte mit Grenzverletzungen die alten Traumatisierungen „aktivieren". Frau Musterfrau fühlt sich dann hilf- und hoffnungslos, leidet unter starken Stimmungsschwankungen und großem Antriebsmangel. Sie zieht sich in diesen Tiefphasen von sozialen Kontakten stark zurück.
Außerdem besteht eine sehr starke Selbstabwertung und Grübelneigung mit aggressiven Gedankeninhalten.
Es besteht eine chronische Ein- und Durchschlafstörung mit häufigen Albträumen und Angstzuständen sowie Flashbacks.
Suizidale Gedanken tauchen phasenweise auf, eine akute Suizidalität habe jedoch nie bestanden.

[...]

Die Aufarbeitung der Traumatisierungen ist dringend erforderlich. Da Frau Musterfrau zu dieser Intervention stabil und gefestigt sein muss, sollte der Behandlungsansatz tiefenpsychologisch fundiert sein, um eine gute, vertrauensvolle Behandlungssituation und Beziehung zu ermöglichen. Körpertherapeutische Elemente in Form von achtsamkeitsbasierten Wahrnehmungsübungen sowie Entspannungstechniken halte ich für sinnvoll.
Eine ressourcenorientierte Ausrichtung ist notwendig sowie übende Techniken in Form von Erlernen von Copingstrategien.

Prognosen
Da Frau Musterfrau bereits Vertrauen zu mir gefasst hat, ist das Fortführen der Behandlung bei mir sinnvoll. Einzelne Elemente von EMDR wurden bereits in die Therapie eingebracht und zeigten, dass die Patientin sehr gut darauf ansprach. Durch die hohe Therapiemotivation und Veränderungsmotivation ist ein positiver Therapieverlauf zu erwarten.
Für Rückfragen stehe ich Ihnen jederzeit gerne zur Verfügung.

Mit freundlichen Grüßen

Frieda Musterfrau
Heilpraktikerin (Psychotherapie)

Abb. 3.4 Beispiel für Kostenübernahmeantrag mit Befund.

Tab. 3.2 Fortführungsantrag Beispiel verschiedener Therapieformen (Richtlinienverfahren).

	Verhaltenstherapie	Psychoanalytische Psychotherapie	Tiefenpsychologisch fundierte Psychotherapie
Probatorische Sitzungen	5	8	5
Kurzzeittherapie	25	–	25
Langzeittherapie	45	160	50
1. Verlängerung	+ 15 (bis 60)	+ 80 (bis 240)	+ 30 (bis 80)
2. Verlängerung	+ 20 (bis 80)	+ 60 (bis 300)	+ 20 (bis 100)

lung anspricht und auch schon Fortschritte erreicht wurden, dass er aber noch Zeit braucht. Bei der Stundenanzahl sollten Sie in etwa in der Leistungsgrenze des Richtlinienverfahrens bleiben (**Tab. 3.2**).

Damit es nicht zu einer Therapieunterbrechung kommt, stellen Sie den Antrag bitte frühzeitig. Für den **Fortführungsantrag** selbst beachten Sie bitte folgende Aspekte:
- Ein Fortführungsantrag darf und sollte kürzer als der Erstantrag sein (1–1,5 Seiten).
- Achten Sie auf die Grenzen des Kontingentes des jeweiligen Richtlinienverfahrens. Fordern Sie nicht Therapiestunden weit darüber hinaus!
- Wiederholen Sie nicht die Informationen aus dem Erstantrag, formulieren Sie neue Aspekte.
- Beziehen Sie sich auf jeden Punkt des Erstantrages und evaluieren Sie die derzeitige Situation in der Behandlung.
- Nennen Sie zu jedem Punkt Veränderungen und auch mögliche Verschlechterungen, reflektieren Sie kritisch und genau!
- Benennen Sie, dass der Klient auf Ihre Behandlung positiv anspricht.
- Begründen Sie, warum die Behandlungsziele noch nicht erreicht wurden.
- Erklären Sie, warum es notwendig ist, die Behandlung fortzuführen.
- Erwähnen Sie Fortschritte des Klienten.
- Wenn Sie neue Aspekte aus der Biografie des Klienten erfahren haben, erwähnen Sie diese, wenn relevant.
- Betrachten Sie auch Übertragungsreaktionen des Klienten und gehen Sie auf die therapeutische Beziehung und deren Wichtigkeit ein.
- Benennen Sie Veränderungen im Verhalten des Klienten Ihnen gegenüber (zum Beispiel zuerst kontaktscheu, jetzt vertraut).
- Benennen Sie auch das voraussichtliche Ende der Therapie, soweit es absehbar ist (spätestens im 2. Fortführungsantrag sollten Sie darauf eingehen).
- Stellen Sie eine möglichst positive Prognose mit einem zufriedenstellenden Behandlungserfolg in Aussicht.

3.8 Rechnung nach dem GebüH

Heilpraktiker (Psychotherapie) sind grundsätzlich in der Festsetzung ihres Honorars frei, dies wird im § 611 BGB geregelt. Es gibt keine rechtlich bindende Gebührenordnung. Wenn Sie jedoch für einen privat versicherten Klienten eine Rechnung stellen, muss diese Rechnung nach dem GebüH gestellt werden (**Abb. 3.5**). Diese braucht bestimmte Informationen, damit sie von der Krankenkasse des Patienten anerkannt wird.

Notwendige Voraussetzung ist, dass die Behandlung medizinisch notwendig war. Dies wird durch die Diagnose auf der Rechnung quasi bestätigt. Dabei muss die Diagnose nach der ICD-10 gestellt und verschlüsselt dargestellt werden. Die Informationen zur ICD-10 finden Sie im Internet auf der Seite „Deutsches Institut für Medizinische Dokumentation und Information" (DIMDI). Die psychischen Störungen sind im Kapitel V verzeichnet.

> **Praxis XY**
> Frieda Musterfrau
> Heilpraktikerin für Psychotherapie
> Musterstrasse 11
> 12345 Musterhofen
>
> An
> Frau A. B.
> Musterstraße 55
>
> **01234** Musterstadt
>
> **Rechnung Nr. 016001**   Musterhofen, den TT.MM.JJJJ
>
> Für folgende Leistungen erlaube ich mir, nach dem GebüH zu berechnen:
>
> 19.1 Psychotherapie, 30 Min. =   X,xx €
> 19.2 Psychotherapie, 50 Min. =   X,xx €
> 19.5. Psychologische Exploration mit eingehender Beratung =   X,xx €
> 19.8 Heilhypnose =   X,xx €
>
> Alle Leistungen wurden für Frau A.B., geb. TT.MM.JJJJ, erbracht.
>
> Diagnose V F 51.0
> Beratungstermin / Beratungsgebühr:
> 18.01.16 / (19.1 + 19.5)   X,xx €
> 26.01.16 / (19.2 + 19.8)   X,xx €
> 22.02.16 / (19.2 + 19.8)   X,xx €
>
> **Rechnungssumme:**   **X,xx €**
>
> Bitte überweisen Sie den Rechnungsbetrag unter Angabe der Rechnungsnummer
> innerhalb von 10 Tagen auf das unten genannte Konto.
>
> Mit freundlichen Grüßen
>
> Der Betrag ist umsatzsteuerfrei nach § 4 Nr. 14 UStG.
> Frieda Musterfrau ist Mitglied im Verband XYZ,
> Steuernummer:123456789
> Bankverbindung: IBAN DEXX XXXX XXXX XXXX XXXX

Abb. 3.5 Beispiel einer Rechnung für Psychotherapieleistungen nach dem GebüH.

3.8 Rechnung nach dem GebüH

> ✅ **Wichtig**
> Sie können das Verzeichnis der ICD-10 im Internet einsehen auf der Seite „Deutsches Institut für Medizinische Dokumentation und Information" (DIMDI).

Beziffern Sie die Diagnose möglichst genau. Die alleinige Angabe des Kapitels reicht nicht aus. So wäre zum Beispiel F 60 für spezifische Persönlichkeitsstörungen nicht genau genug. Wenn es sich um eine instabile Persönlichkeitsstörung handelt, muss genau beschrieben werden, um welchen Typus es sich handelt. Beispielsweise F 60.31: Emotional instabile Persönlichkeitsstörung vom Borderline-Typ.

Zusätzlich sollten Sie kennzeichnen, ob die Diagnose gesichert ist oder nicht.
- **G** = gesicherte Diagnose
- **A** = ausgeschlossene Diagnose
- **V** = Verdacht auf
- **Z** = Zustand nach

Diese Angaben sind notwendig, damit eine private Krankenkasse die Leistung bezahlt. Die Versicherungen orientieren sich an dem GebüH und erstatten ihren Versicherten meist nur die Minimalsätze, wenn die Behandlung durch Heilpraktiker (Psychotherapie) durchgeführt wurde. Es ist deshalb auf jeden Fall wichtig, dass sich Ihr Klient **vor** einer Behandlung genau bei seiner privaten Kasse informiert, ob und in welcher Höhe die Leistungen erstattet werden.

Beachten Sie, dass unter manchen Umständen und von manchen Versicherungen die Ziffern 19.1–19.8 GebüH (= Psychotherapie) ausgenommen wurden. Ihr Klient sollte sich also möglichst genau informieren, welche Leistungen erstattet werden und welche nicht. Es gibt im Gebührenverzeichnis für Heilpraktiker auch einige andere Ziffern, die Sie abrechnen können und dürfen, wie zum Beispiel die Ziffer 4 für eine eingehende Beratung. Aber natürlich dürfen Sie keine körperlichen Behandlungen abrechnen als Heilpraktiker (Psychotherapie), das darf nur der medizinische Heilpraktiker.

> ⚠️ **Vorsicht**
> Beachten Sie auf jeden Fall, dass Sie verpflichtet sind, nur das abzurechnen, was Sie auch geleistet haben. Sollten Sie das nicht tun, liegt ein Abrechnungsbetrug vor und kann schwerwiegende Folgen haben!

Ein Auszug aus dem GebüH Ziffer 19 Psychotherapie:
- 19.1 Psychotherapie von halbstündiger Dauer Euro 15,50–26,00
- 19.2 Psychotherapie von 50–90 Minuten Dauer Euro 26,00–46,00
- 19.3 Erstellung eines psychodiagnostischen Befundes Euro 15,50–38,00
- 19.4 Psychotherapeutisches Gutachten (je Seite) Euro 15.50
- 19.5 Psychol. Exploration mit eingehender Beratung Euro 15.50–46,00
- 19.6 Anwendung u. Auswertung von Testverfahren Euro 15,50–38,50
- 19.7 Behandlung von Störungen der Sprechorgane Euro 10.50–31,00
- 19.8 Behandlung einer Einzelperson durch Hypnose Euro 15,50–26,00

> ✅ **Wichtig**
> Damit es nicht zu unangenehmen Überraschungen kommt, besprechen Sie mit Ihrem Klienten die Honorarbedingungen vor einer Behandlung. Nennen Sie Ihr Honorar (wirtschaftliche Aufklärungspflicht). Wenn Sie dies versäumen, ist automatisch das GebüH verpflichtend.
> Weisen Sie Ihren Klienten darauf hin, dass das Honorar in jedem Fall zu zahlen ist, unabhängig von einer möglichen Kostenerstattung.
> Der Klient ist verpflichtet, sich selbst zu erkundigen, ob und welche Leistungen er bezuschusst bekommt. Die Zuschüsse unterscheiden sich je nach Versicherung und gewähltem Tarif!

Für Ihre steuerliche Buchführung müssen Sie die Schweigepflicht beachten! Machen Sie die persönlichen Daten des Klienten unbedingt unkenntlich! Braucht ein Klient keine Rechnung nach dem GebüH, weil er keine private Versicherung oder eine zusätzliche Versicherung hat, können Sie eine Rechnung über Psychotherapie ausstellen. Ihr Klient kann diese dann bei seiner Steuer unter „Sonderausgaben" geltend machen. Auch unter „Außergewöhnliche Belastungen" ist so eine Rechnung oft absetzbar. Ein Steuerberater kann zu diesen Fragen Auskunft geben. Diese Rechnung muss keine Diagnose und keine Auflistung der Behandlungsmaßnahmen nach dem GebüH beinhalten, es muss jedoch die komplette Anschrift von Ihnen und Ihrem Klienten aufgeführt werden. Außerdem müssen die genauen Daten der Behandlungen und als Leistung „Psychotherapie" und die Zeitdauer der Behandlung angegeben werden.

> **Zusatzinformation**
> Achten Sie auch darauf, dass Ihre Rechnungen die betreffenden **Paragraphen** enthalten, nach denen Sie gegebenenfalls von der Umsatzsteuer befreit sind.

3.8.1 Checkliste nach dem GebüH

Das sind die Angaben, die eine Rechnung nach dem GebüH unbedingt enthalten muss:
- Vor- und Zuname des Klienten und vollständige Adresse
- Geburtsdatum des Klienten
- Diagnose nach ICD-10 verschlüsselt und Hinweis auf die Diagnosesicherheit
- Listen Sie jede Sitzung mit Datum, der entsprechenden Ziffer nach dem GebüH und den genauen Kosten für diese Leistungen auf.
- Den § der Umsatzsteuerbefreiung (ausgewiesene Steuer, wenn Sie steuerpflichtig sind)
- Ihre vollständige Adresse, Ihre Steuernummer, Zugehörigkeit zu Berufsverbänden
- Ausstellungsdatum
- fortlaufende Rechnungsnummer

Es gibt mittlerweile auch verschiedene Anbieter von Praxis-Software-Programmen, mit denen man sowohl die Dokumentation als auch die Rechnungsstellung erledigen kann. Wenn Sie sich dafür interessieren, fragen Sie im Kollegenkreis nach Erfahrungswerten. Im Anhang finden Sie ein paar Anregungen zu Programmen. Sie finden auch im Internet verschiedene Anbieter. Üblicherweise kann man eine Demoversion für einen bestimmten Zeitraum testen, bevor man etwas bezahlen muss. Nutzen Sie dieses Angebot unbedingt, damit Sie auch erfahren können, ob die Software auch für die Psychotherapieabrechnung und Dokumentation geeignet ist.

4 Therapeutische Beziehung

„Wenn ich einen grünen Zweig im Herzen trage, wird sich eines Tages ein Singvogel darauf niederlassen."

Chinesisches Sprichwort

4.1 Einleitung

Was heilt eigentlich in der Psychotherapie?

Diese Frage wurde schon mehrfach in verschiedenen Zusammenhängen gestellt und bewegt auch die Forschung immer wieder. Auch ich habe mir diese Fragen im Verlauf meiner therapeutischen Berufslaufbahn mehrfach gestellt. Zahlreiche Berufsjahre und vielfältige Weiterbildungsangebote später denke ich, dass es mehrere Faktoren braucht, um Heilung herbeizuführen. Aber ein wesentlicher Aspekt, der mit größter Sorgfalt gestaltet werden sollte, ist die therapeutische Beziehung.

Wenn ich zurückdenke an meine erste therapeutische Ausbildung (1992), erinnere ich mich sehr lebhaft an meinen Dozenten im Fach Psychologie. Er stellte uns damals die verschiedenen Schulen der Psychotherapie und ihre Methoden vor. Es schien mir so, als habe er an jeder Therapierichtung mehr als reichlich Kritik. Verwirrt durch diese Darstellung fragte ich ihn, was man dem Patienten denn nun empfehlen sollte, wenn keine der Methoden wirklich empfehlenswert sei.

Seine Antwort lautete: „Im Prinzip können Sie all das, was wir besprochen haben, wieder vergessen. Am aller wichtigsten ist die „Chemie" zwischen Therapeut und Patient. Wenn sie stimmt, ist jede Methode zweitrangig".

Ich stimme meinem Dozenten von damals weitestgehend zu. Die therapeutische Beziehung ist die Grundlage, auf der Heilung entstehen kann. Es braucht vor allem Vertrauen, damit ein Mensch sich öffnen kann und damit er in der Folge den Mut entwickeln kann, seine Themen in einer anderen Art und Weise anzugehen, als er es bisher getan hat.

„Jeder Mensch kann alles, aber er muss auch zu allem bereit sein"

Alma Maria Mahler-Werfel

Um Vertrauen herzustellen, brauchen wir Menschen vor allem Gefühle wie angenommen sein, akzeptiert werden, wertgeschätzt und gesehen zu werden. Ganz unabhängig davon, ob wir groß, klein, dick, dünn, hübsch oder hässlich sind und unabhängig davon, welche „verrückten" oder peinlichen „Bewältigungsstrategien" wir entwickelt haben, um mit unseren Problemen zurechtzukommen.

Also ist die Herstellung und Aufrechterhaltung von Rapport, einer vertrauensvollen, empathischen, guten Beziehung von großer Wichtigkeit für die Psychotherapie. Für das positive Gelingen einer Therapie ist die therapeutische Beziehung elementar wichtig, deshalb habe ich ihr auch ein eigenes Kapitel gewidmet!

Bevor ich jedoch auf verschiedene Teilaspekte dieser besonderen Beziehung eingehe, möchte ich noch einmal zu den Fragen zurückkehren: „Was heilt eigentlich in der Psychotherapie"? Zu Beginn habe ich erwähnt, dass es mehrere Faktoren braucht und diese möchte ich gerne noch ergänzen. So sind auch die Erwartungen und die Motivation des Klienten und die Erwartungen und Motivation des Therapeuten von großer Wichtigkeit. Ebenso entscheidend ist die Überzeugung des Behandelnden, dass seine Technik wirkt. Und auch der Patient sollte davon überzeugt sein. Ein weiterer wichtiger Aspekt für das Gelingen einer Behandlung ist die Gesundheit des Klienten. Dies beinhaltet vor allem seine Resilienz, also seine Widerstandsfähigkeit.

Schließlich hat auch noch die jeweils angewandte Methode einen Anteil am Erfolg der Therapie. Doch spricht man ihr tatsächlich einen eher geringen Anteil im Gesamtzusammenhang zu. Es sei denn, die Methode vereint Technik und Rapport und der anwendende Therapeut ist von der Wirksamkeit seiner Methode überzeugt.

Der Klient sollte zu Beginn einer Behandlung die Möglichkeit erhalten, ganz offen über seine Erwartungen und Befürchtungen sprechen zu dürfen. Der Therapeut sollte im Prozess in allererster Linie daran interessiert sein, dass der Klient Lösungen für seine Probleme findet und ein psychisches Wohlbefinden entwickeln kann. Seine Motivation sollte ihm helfen, diese Aspekte zu fokussieren.

> **✳ Wichtig**
> Die Besonderheit einer therapeutischen Beziehung: Sie hat eine gewisse Magie. Es liegt sowohl eine Chance in ihr, als auch eine Gefahr.

4.2 Übertragung und Gegenübertragung

Übertragung und Gegenübertragung spielen in jeder Beziehung eine Rolle. Diese Phänomene sind immer gegeben. Wenn man sich verdeutlicht, wie unser Gehirn „arbeitet", versteht man auch leicht, warum dies so ist. Unser Gehirn sucht bei allen eingehenden Informationen, ob es dazu schon bekannte Faktoren aus früheren Situationen gibt. Blitzschnell wird abgeglichen, ob etwas ähnliches schon einmal da war und ob es vertraute Erinnerungen gibt. Vera F. Birkenbihl (Managementtrainerin, Sachbuchautorin) erklärte in einem Video dazu, dass unser Gehirn immer versucht, Netzwerke aufzubauen: Sobald bekannte Dinge gefunden werden, werden sie mit der aktuellen, neuen Information verknüpft. Wenn dieses Netzwerk stark ausgeprägt ist, hat der Mensch das Gefühl „das kenne ich, das verstehe ich". Gibt es wenig vertraute Anknüpfungspunkte, fühlen wir uns verwirrt und denken, dass wir die Informationen nicht verstehen können.

So stelle ich es mir auch vor, wenn wir Menschen begegnen. Unser Gehirn gleicht sekundenschnell ab, was vertraut erscheint und entscheidet sehr schnell, ob uns jemand sympathisch oder unsympathisch ist. Das hängt mit diesem Netzwerk zusammen. So wird es sehr verständlich, dass Dinge aus der Vergangenheit auf aktuelle Beziehungen übertragen werden. Es ist „als ob ... die Person genau so ist, wie ...": Das nennt man „Übertragung".

In der Therapie kann man dieses Phänomen nutzen, um dem Klienten alte Beziehungsmuster zu verdeutlichen, damit er sie dann bearbeiten kann. Im Folgenden erläutere ich die Begriffe Übertragung und Gegenübertragung näher.

4.2.1 Übertragung

Der Begriff **Übertragung** wurde ursprünglich im Kontext der psychoanalytischen Therapie geprägt. Heute wird er jedoch darüber hinaus in vielen Psychotherapieschulen verwendet. Es handelt sich um einen unbewussten Prozess, bei dem Wünsche, Sehnsüchte oder alte Gefühle aus einer früheren Beziehung auf eine aktuelle Bezugsperson projiziert werden. In der Therapie kann dies zu sehr intensiven Gefühlen gegenüber dem Therapeuten führen. Wenn der Therapeut dies bemerkt und thematisiert, hat der Klient die Möglichkeit, an den Themen und den ursprünglichen Gefühlen aus der früheren Beziehung zu arbeiten. Die Übertragung bietet somit eine wertvolle Chance für die Aufarbeitung. Gleichzeitig kann das Phänomen der Übertragung jedoch auch zu großen Problemen in der therapeutischen Beziehung führen: Wenn der Therapeut die Übertragungsreaktion des Klienten nicht erkennt und diese intensiven Gefühle persönlich auffasst. Hier kann es zu gefährlichen Grenzverletzungen oder zu schwerwiegenden Kränkungen kommen. Diese Verletzungen durch eine professionelle Beziehung sind meist sehr tiefgreifend und verstörend für den Klienten. Achten Sie deshalb genau auf Übertragungsreaktionen und thematisieren Sie sie in Ihren Supervisionssitzungen.

4.2.2 Gegenübertragung

Die **Gegenübertragung** bezeichnet alle Reaktionen und Gefühle des Therapeuten auf die Übertragungsgefühle des Klienten. Diese Reaktionen reichen von Sympathie bis Ablehnung und sollten unbedingt vom Therapeuten kritisch reflektiert werden. Dass eine Gegenübertragung stattfindet, ist menschlich und normal. Wichtig ist der Umgang damit in der professionellen Beziehung. Sobald ein Therapeut Gegenübertragungsreaktionen bei sich bemerkt, sollte er diese in seiner Supervision thematisieren. Unreflektierte Reaktionen des Therapeuten können einen Klienten traumatisieren! Auch der Therapeut kann aus seiner Gegenübertragung lernen. Denn jede Gegenübertragung hat auch mit der persönlichen Geschichte des Therapeuten zu tun. Verschließen Sie sich nicht vor diesen wertvollen Erkenntnissen!

> **Fallbeispiel**
> Vera wächst ohne Vater auf. Einer der älteren Brüder wird von ihr als „Vaterersatz" betrachtet. Dieser Bruder hat, durch eigene Gewalterfahrung durch den Vater und durch Gewalterlebnisse zwischen Mutter und Vater, eine dissoziale Tendenz. Er sexualisiert Beziehungen sehr stark, spricht dabei abwertend über Frauen und über Sexualität und ist selbst der Mutter gegenüber gewalttätig.
> Als Vera im Jugendalter suizidal wird, kommt sie in eine Therapie. Sie verliebt sich in ihren Therapeuten, der sehr viel Ähnlichkeit zum älteren Bruder hat. Der Therapeut erkennt die Übertragungssituation nicht und geht sexuelle Handlungen mit der jugendlichen Klientin ein.

Dieses Fallbeispiel ist weder ungewöhnlich noch selten. Es wird geschätzt, dass ungefähr 10 % der Therapeuten sexuelle Kontakte zu ihren Klienten eingehen. Man sieht daran, wie enorm wichtig eine gute Reflexion des Therapeuten ist!

4.3 Eigenreflexion und Supervision

Sobald Sie in einer Therapiesituation bemerken sollten, dass Sie sich in Ihren Klienten verliebt haben, ist es wichtig, dieses Thema in der Supervision zu bearbeiten. Verheimlichen Sie dieses Thema nicht. Sprechen Sie mit Kollegen und/oder Ihrer fachlichen Beratung darüber. Mit Ihrem Klienten sollten Sie über derartige Gefühle nicht sprechen. Auch wenn die Zuneigung ebenso von Ihrem Klienten ausgeht.

Beachten Sie, dass eine professionelle Beziehung immer in einem „Gefälle" steht. Sie als Therapeut wissen sehr viel über Ihren Klienten, aber Ihr Klient weiß kaum etwas über Sie. Und diese Tatsache führt dazu, dass der Klient sich Dinge ausmalt und auf Sie projiziert. Er hat eine „Wunschvorstellung" von Ihnen in sich, die unter Umständen weit weg ist von der Realität. Aus dieser Situation heraus kann keine (Liebes-)Beziehung funktionieren! Ganz zu schweigen davon, dass es darüber hinaus verboten und strafbar ist, mit Klienten sexuelle Beziehungen einzugehen (§ 174c StGB).

> **! Vorsicht**
> Strafgesetzbuch (StGB) § 174c sexueller Mißbrauch unter Ausnutzung eines Beratungs-, Behandlungs- oder Betreuungsverhältnisses
> (1) Wer sexuelle Handlungen an einer Person, die ihm wegen einer geistigen oder seelischen Krankheit oder Behinderung einschließlich einer Suchtkrankheit oder wegen einer körperlichen Krankheit oder Behinderung zur Beratung, Behandlung oder Betreuung anvertraut ist, unter Mißbrauch des Beratungs-, Behandlungs- oder Betreuungsverhältnisses vornimmt oder an sich von ihr vornehmen läßt, wird mit Freiheitsstrafe von drei Monaten bis zu fünf Jahren bestraft.
> (2) Ebenso wird bestraft, wer sexuelle Handlungen an einer Person, die ihm zur psychotherapeutischen Behandlung anvertraut ist, unter Mißbrauch des Behandlungsverhältnisses vornimmt oder an sich von ihr vornehmen läßt.
> (3) Der Versuch ist strafbar.

Bewahren Sie deshalb in Ihrer Vertrautheit eine sichere Distanz. Halten Sie sich an Vereinbarungen und Termine und überschreiten Sie keine Grenzen. Machen Sie den Klienten nicht zu Ihrem Vertrauten, indem Sie ihm von Ihren persönlichen Themen erzählen. Treffen Sie keine Aussagen, die dem Klienten vermitteln könnten, dass er die Therapie bei Ihnen unbedingt „braucht", um ihn damit an Sie zu binden.

> **✱ Wichtig**
> Sobald Sie bemerken, dass Sie tiefere Gefühle für einen Klienten hegen, sprechen Sie dies in Ihrer Supervision an! Überschreiten Sie keine Grenzen, reflektieren Sie Ihre Emotionen, die Sie für einen Klienten empfinden und suchen Sie sich Hilfe!
> Grenzüberschreitungen in der Therapie sind für Klienten besonders folgenschwer.

4.4 Nähe und Distanz

Wie im vorherigen Kapitel zum Thema Übertragung und Gegenübertragung deutlich geworden ist, bedarf es einer sorgfältigen Reflexion und Achtsamkeit, was die Grenzen zwischen Therapeut und Patient betrifft.

Hier möchte ich auf die Themen Nähe und Distanz im Sinne der guten therapeutischen Intervention in der Therapie eingehen. Ich möchte Ihnen gerne erläutern, dass Nähe und Distanz auch wertvolle „Arbeitsinstrumente" sein können, durch die der Klient viel lernen kann. Erinnern Sie sich noch an das Beispiel aus Kap. 2.3.2.2 (Sitzposition), dass es Klienten gibt, die sich niederlassen und sogleich die Sitzposition verändern, indem sie näher zu Ihnen heranrücken oder weiter weg? Im Zusammenhang mit der Betrachtung von Nähe und Distanz ist es wertvoll, das anzusprechen und den Klienten aufzufordern, nachzuspüren, was ihn dazu veranlasst und welches Gefühl hinter dieser intuitiven Handlung steht.

Lassen Sie ihm Zeit, wirklich in seinen Körper zu fühlen. Vielleicht kann er wahrnehmen, was hinter dieser „kleinen" Handlung steht. Möglicherweise kann er ein Gefühl von Sehnsucht spüren, vielleicht bemerkt er auch einen Wunsch nach Abstand in sich. Diese Empfindungen und Reaktionen können Sie für den therapeutischen Prozess nutzen. Wenn Sie in der Therapie mit Nähe und Distanz arbeiten, dann ist es elementar wichtig, dass Sie jederzeit aufmerksam beobachten und nachfragen, wie es Ihrem Klienten geht.

Wenn ein Mensch zum Beispiel eine traumatische Situation in der Vergangenheit erlebt hat, wurde dadurch seine Fähigkeit zu vertrauen beeinträchtigt oder sogar zerstört. Diese Person kann unter Umständen gar nicht wahrnehmen, wo die eigene Grenze ist. Dann kann es passieren, dass Sie sich Ihrem Klienten nähern und sich vergewissern, ob alles ok ist. Der Patient bejaht Ihnen diese Frage, zeigt aber gleichzeitig eine verkrampft wirkende Körperhaltung. Wenn dies der Fall ist, liegt die Verantwortung, eine gute und angemessene Distanz zu wahren, komplett und alleine bei Ihnen: Sie tragen die Verantwortung für den Prozess.

4.5 Michelangelo-Prinzip

Das Michelangelo-Prinzip habe ich zum ersten Mal in einem Seminar bei Dr. Fred Gallo kennengelernt. Da ich diese Metapher so schön und auch wertvoll finde, möchte ich sie Ihnen hier vorstellen.

Michelangelo (1475–1564) war ein italienischer Maler, Bildhauer, Architekt und Dichter, der für seine wunderschönen Werke noch heute bekannt ist. Er wurde einmal gefragt, wie es ihm gelingen konnte, aus einem Marmorblock so eine wunderschöne Statue herauszuschlagen, worauf er antwortete, dass er die Statue schon im Marmorblock gesehen habe, er habe sie nur befreit.

Wenn Sie als Therapeut mit dieser Einstellung Ihren Klienten betrachten und in ihm einen gesunden, unversehrten Kern sehen, dann geschehen 2 Dinge:
- Der Klient fühlt sich als Mensch wertgeschätzt
- Wenn Sie Ihren Hauptfokus auf die innere Gesundheit des Klienten richten – auf seine Seele und sein Herz –, dann besteht keine Gefahr, dass die negativen Mechanismen, die der Klient mitbringt, auf Sie übergehen.

Den gesunden Kern zu fokussieren, gibt sowohl dem Klienten als auch dem Therapeuten Schutz vor destruktiven Mustern. Das Michelangelo-Prinzip in der Anwendung finden Sie unter Kap. 4.6.2

4.6 Psychohygiene für Therapeuten

Das Michelangelo-Prinzip ist nicht nur für Klienten hilfreich. Auch für den Therapeuten ist es hilfreich, sich mit dem gesunden Kern des Klienten zu verbinden. Denn es verringert die Gefahr, dass Sie sich in den emotionalen Prozess Ihres Klienten „hineinziehen" lassen. Es hilft Ihnen also auch, sich abzugrenzen! Das ist ein sehr wichtiger Faktor, wenn Sie therapeutisch arbeiten. Die Gestaltung der therapeutischen Beziehung ist Teil des Arbeitsprozesses mit Ihrem Klienten. Sie sollten offen, freundlich und zugewandt sein. Ihr Klient sollte Ihnen vertrauen und Sie sollten Ihre eigenen Themen und Emotionen professionell regulieren können. Auch

> **Fallbeispiel**
> Lena ist 13 Jahre alt und kommt zu mir in die Behandlung aufgrund einer Angststörung. Im Laufe der Therapie bemerke ich eines Tages, dass ich bei der Begrüßung das Gefühl habe, dass Lena mich gerne umarmen möchte. Die bisherige Begrüßung und Verabschiedung bestand aus „Hallo Lena" und „Tschüss Lena, bis zum nächsten Mal". Von Anfang an ist Lena an mir vorbei in den Raum gegangen, ohne mir die Hand zu reichen oder eine sonstige Berührung anzustreben. Doch dann veränderte sich etwas und es kam jedes Mal vor, dass Lena einen kurzen Moment recht nah vor mir stehen blieb, bevor sie in den Raum ging. Ich hatte immer wieder das Gefühl, dass sie mich gerne berühren möchte, sich aber nicht traut. Eines Tages thematisierte ich diese Situation dann in der Sitzung. Ich erzählte ihr von meiner Wahrnehmung. Lena antwortete mir, dass ihr seit ein paar Wochen bewusst geworden sei, dass sie mich wirklich nett finden würde, aber sie möchte keine Berührung. Kurze Zeit später kam Lena in den Raum und hielt die Hand hoch zur Begrüßung, damit ich „einschlagen" konnte. Dies ist nun mittlerweile unsere Begrüßung geworden.

Bei Kindern und Jugendlichen bin ich mit Körperkontakt, selbst in der Begrüßung, sehr zurückhaltend und berühre von mir aus gar nicht. Kinder regulieren Nähe und Distanz meist von ganz alleine. Sie brauchen eine Weile und dann kommen sie von sich aus näher. Jugendliche wollen üblicherweise gar keinen Körperkontakt, was zu respektieren ist. Mit erwachsenen Klienten sollten Sie einerseits immer im Gespräch bleiben und andererseits immer in der Beobachtung, ob die Körpersprache und das ausgesprochene Wort übereinstimmend wirken.

> **Wichtig**
> Beim Thema Nähe und Distanz ist es auch immer wieder wichtig, die „Stopp-Regel" (Kap. 2.3.2.1) zu wiederholen. Was sich sehr gut „üben" lässt über das Thema Nähe und Distanz, ist das aufmerksame Spüren und Hineinhören in den eigenen Körper.

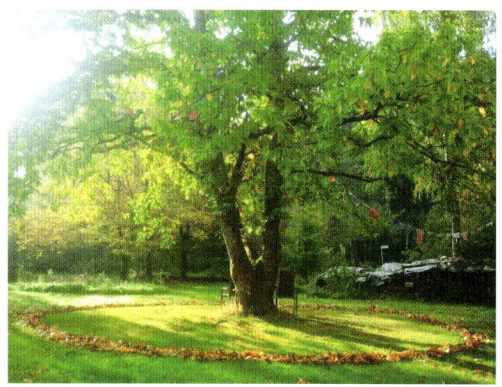

Abb. 4.1 Baum.

wenn Sie in der Psychotherapie manchmal mit schockierenden Schicksalen konfrontiert sind, darf Ihnen das nicht zu nahe gehen, sonst können Sie nicht mehr professionell intervenieren. Ich werde häufig gefragt, wie ich das mache, dass mich dieser Beruf nicht ständig belastet? Das ist eine berechtigte Frage, denn Sie müssen offen genug bleiben, um mitfühlen zu können – aber genügend Abstand wahren, um nicht mitleiden zu müssen. Um das gut balancieren zu können, um konstant in liebevoller Abgrenzung offen und zugewandt bleiben zu können, ist eine gute Psychohygiene sehr wichtig und wertvoll!

Die Psychohygiene sichert Ihre seelische Gesundheit. Sie sollten regelmäßig für genügend Entspannung und Ausgleich zu Ihrem Beruf sorgen. Üben Sie sich in Selbstfürsorge und achten Sie auf sich. Sie können nur gute Arbeit leisten, wenn Sie selbst stabil, gesund und glücklich sind. Ich werde Ihnen ab Kap. 4.6.2 ein paar hilfreiche, kleine Übungen vorstellen, die Sie für Ihre Psychohygiene einsetzen können. Probieren Sie aus, was Ihnen persönlich liegt und etablieren Sie Entspannung als festen Bestandteil in Ihren Alltag. Auch Sport, Musik und andere Hobbies oder Freizeitgestaltungen gehören natürlich zur Psychohygiene (**Abb. 4.1**).

4.6.1 Risiken für Therapeuten

Schauen wir uns zunächst an, was passieren kann, wenn Sie als Therapeut nicht gut genug abgegrenzt sind. Keine Frage, Sie müssen Ihr Herz öffnen und offen lassen in der psychotherapeutischen Arbeit mit Menschen. Ohne diese Zuwendung zu Ihrem Gegenüber können Sie nicht empathisch und mitfühlend sein. Viele Kollegen schildern dann aber Schwierigkeiten, sich abzugrenzen, wenn sie ihr Herz „zu" offen lassen. Es ist enorm wichtig, eine Balance zu finden zwischen einer emotionalen Nähe und einer guten Distanz. Für Ihren Klienten und für Sie!

Risiko Identifikation Wenn Sie sich zu sehr in Ihren Klienten hineinfühlen, kann es passieren, dass Ihre Identifikation mit Ihrem Gegenüber nicht nur partiell ist, sondern einen viel zu großen Teil einnimmt. Dann besteht die Gefahr, dass Sie nicht mitfühlen, sondern mitleiden. Sie können dann den Schmerz des Klienten quasi selbst fühlen.

> **Fallbeispiel**
> Frau R. kam zur Therapie und hatte einen „steifen Hals". Ihre Halswirbelsäule schmerzte sehr stark und sie war in der Bewegung enorm eingeschränkt. Im Verlauf des Gespräches erzählte sie von einer schrecklichen, sehr traumatischen Situation aus ihrer Kindheit. Sie hatte mehrfach miterlebt, wie ihre Mutter vergewaltigt wurde. Ihre Schilderungen waren sehr emotionslos und distanziert und ich, als junge Therapeutin, war schockiert und fassungslos, wie sie diese Geschichte so unbeteiligt erzählen konnte. Ich spürte in mir einen sehr heftigen „Gefühls-Mix" von großer Wut, Verzweiflung, Hilflosigkeit und Angst und Ekel.
> In der damaligen Situation konnte ich diese Gefühle in mir nicht verstehen. Heute weiß ich, dass ich quasi „stellvertretend" für Frau R. diese Emotionen gespürt habe. Ich habe mich kaum bewegt, saß wie steif und erstarrt in meinem Stuhl und äußerte nichts über mein Gefühlschaos im Inneren. Als Frau R. den Raum nach der Therapiesitzung verließ und ich mich wieder bewegte, spürte ich einen reißenden Schmerz in meiner Halswirbelsäule. In der Folge hatte ich über Wochen hinweg mit einem „steifen Hals" zu tun.

Bei diesem Fallbeispiel ging meine Identifikation so weit, dass ich für meine Klientin fühlte, was sie nicht zulassen konnte. In der Supervision konnte ich das reflektieren und bearbeiten. Trotzdem begleiteten mich die Schmerzen in der Halswirbelsäule eine ganze Weile. Diese Situation war ein wirklich lehrreiches Erlebnis für mich!

Problemtrance Kennen Sie Menschen, die so eine niedergeschlagene, dunkle und negative Ausstrahlung haben, dass Sie selbst nach kurzer Zeit auch düstere, negative Gedanken bei sich feststellen? Dieses Phänomen nennt man **Problemtrance**. Man fühlt sich wie in einem Trancezustand, weil man in das Problemfeld seines Gegenübers eingetaucht ist. Es kann auch vorkommen, dass man nach kurzer Zeit der Schilderungen eines sehr depressiven Menschen plötzlich sehr müde wird und das Gefühl hat, dass man kaum in der Lage ist, die Sitzung bis zum Ende zu schaffen. Meist passiert dieses Phänomen bei Klienten, die scheinbar alle Interventionen ablehnen. Alles was man anführt, ist nicht möglich, nicht durchführbar, nicht geeignet, nicht akzeptabel. In diesem Fall kann die Anwendung des Michelangelo-Prinzips (Kap. 4.6.2) Wunder wirken.

Sekundäre Traumatisierung Häufig bekommt man in der Psychotherapie wirklich schreckliche Schicksale von seinen Klienten erzählt. Unterschätzen Sie bitte nicht die Auswirkungen, die es auf Sie als Mensch hat, wenn Sie mit schwerwiegenden Traumata konfrontiert werden. Es kann zu einer sekundären Traumatisierung bei Ihnen selbst führen. Dann erleben Sie die Symptome einer posttraumatischen Belastungsstörung (PTBS), ausgelöst durch die Schilderung von Traumata, die andere Menschen erlebt haben.

> **⚠ Vorsicht**
> Seien Sie achtsam und behutsam mit Ihrem persönlichen Schutz und Ihrer Selbstfürsorge. Praktizieren Sie regelmäßig Dinge, die Ihnen helfen, Ihre seelische Gesundheit zu stabilisieren und nutzen Sie regelmäßig Supervision und Intervision.

4.6.2 Michelangelo-Prinzip in der Anwendung

Wie schon beschrieben, ist die Betrachtung mit dem Michelangelo-Prinzip nicht nur für Klienten wichtig, auch für die Psychohygiene der Therapeuten ist es von Bedeutung. Stellen Sie sich vor, Sie haben einen durch seine Lebensgeschichte sehr depressiv und negativ geprägten Klienten vor sich. Alles, was Sie intervenieren möchten im Prozess, wird abgewertet und abgelehnt. Es scheint auch fast so, als würde dieser Mensch wirklich alles Unglück dieser Welt anziehen und Sie sind mit der Zeit versucht, ihm zu glauben und fühlen sich selbst belastet und negativ, wenn dieser Klient Ihnen gegenüber sitzt. Sie gehen in eine Problemtrance und sind wie gefangen im Problemfeld dieses Klienten. Ich glaube, alle Therapeuten kennen solche Erfahrungen mit Klienten. Versuchen Sie, sich beim nächsten Mal bewusst auf den gesunden Kern dieses Menschen zu fokussieren.

> **📗 Übung**
> Diese Übung ist geeignet, um sie in einer Therapiesitzung anzuwenden, in der Sie mit einem Klienten konfrontiert sind, der eine durchweg negative Perspektive auf das Leben hat. Verändern Sie zunächst Ihre Sitzhaltung. Dieser körperliche Impuls soll dazu dienen, dass Sie auch mental auf eine andere Ebene kommen können.
> - Betrachten Sie Ihren Klienten und lassen Sie Ihre Augen weich werden, entspannen Sie bewusst Ihre Gesichtszüge und betrachten Sie den Menschen, der Ihnen gegenüber sitzt.
> - Stellen Sie sich jetzt die Metapher des Michelangelo-Prinzips vor.
> - Visualisieren Sie den gesunden, wunderschönen und reinen Kern, den die Seele Ihres Gegenübers in sich trägt. Jedes Lebewesen hat diesen reinen Kern. Schauen Sie hin und lassen Sie alle Schichten, die den Menschen geprägt haben und ihn zu dem gemacht haben, was er in dem Moment ist, wie eine Hülle erscheinen.
> - Diese Schichten sind der Teil des Marmorblocks, den Michelangelo entfernt hat, um die Figur im Inneren befreien zu können. Versuchen Sie, diese Figur in Ihrem Klienten zu entdecken.

Sie werden spüren, dass Ihr ganzer Körper weicher wird und sich entspannt. Wenn Sie diesen Blick auf einen Menschen zulassen, wird er es merken und es bedarf keiner bestimmten Intervention. Ihre innere Haltung wird Ihrem Gegenüber vermitteln, dass Sie an seinen inneren reinen, gesunden Kern glauben. Es wird ihm helfen, selbst Abstand von seiner negativen Perspektive zu gewinnen.

4.6.3 Kleine Klopfübung

Die Meridianklopftherapie ist wunderbar als Instrument der Psychohygiene geeignet. Wenn ich Klienten behandle und das Klopfen wähle, klopfe ich grundsätzlich mit. Damit tue ich automatisch auch etwas für mich. Ich unterstütze meinen Klienten und im selben Moment grenze ich mich ab und sorge für mich. Wenn ich an einem Tag viele Klienten habe, mit denen ich so arbeite, bin ich am Abend nicht erschöpft – sondern energiegeladen. So kann es nicht passieren, dass ich mich zu sehr identifiziere. Die Meridianklopftherapie bietet mir den Schutz und die Abgrenzung, die mir helfen, meine seelische Gesundheit zu pflegen.

> **Übung**
> Diese Übung zum Kennenlernen der Mittellinienbehandlung nach Fred Gallo zeige ich vielen Klienten bereits in der ersten Sitzung und gebe sie dann als Hausaufgabe mit.
> Die Übung besteht darin, sich zuerst in einer ruhigen Minute auf das gegenwärtige Empfinden zu konzentrieren. Nachspüren, in sich hineinhören, wie man sich jetzt gerade fühlt. Dann werden die folgenden 6 Behandlungspunkte sanft mit den Fingerspitzen beklopft. Anschließend wird wieder nachgespürt, wie man sich fühlt und ob sich etwas verändert hat. Man kann das Klopfen der Punkte so häufig wiederholen wie man möchte. Sinnvoll ist es, so lange zu klopfen, bis man eine deutliche Erleichterung spürt.

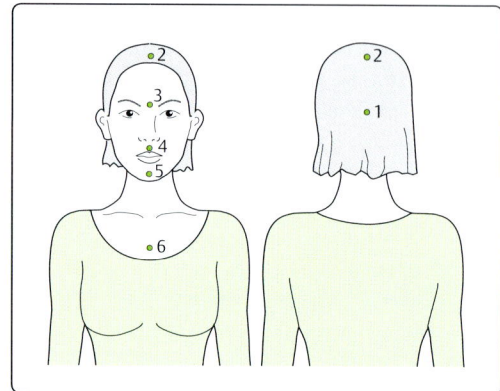

Abb. 4.2 Mittellinienbehandlung nach Gallo: Meridianklopftherapie für Schutz und Abgrenzung.

Die Lage der Punkte (**Abb. 4.2**):
1. **Am Hinterkopf:** Der Punkt befindet sich am Hinterkopf. Er liegt auf dem Gouverneursgefäß (GG) am Übergang der Halsmuskulatur zum knöchernen Schädel auf Atlashöhe.
2. Am höchsten Punkt des Scheitels, **auf dem Kopf:** Dieser Punkt liegt an der höchsten Stelle des Kopfes. Auf einer gedachten Linie von den Ohrspitzen nach oben.
3. **Drittes Auge**: Der Punkt befindet sich zwischen den Augenbrauen. Er liegt auf dem GG zwischen dem 24. und dem 25. Akupunkturpunkt. In der TCM wird er Extrapunkt 1 (Ext. Pt 1) genannt. Er liegt auf dem Bereich der Stirn, der Glabella genannt wird.
4. **Unter der Nase**: Dieser Punkt befindet sich mittig zwischen Nase und Oberlippe.
5. **Unter der Lippe**: Der Punkt befindet sich auf dem Zentralgefäß (ZG), mittig in der Falte oder Vertiefung auf dem Kinn.
6. **Thymuspunkt auf dem Brustbein:** Dieser Punkt liegt ebenfalls auf dem Zentralgefäß, auf der oberen Hälfte des Brustbeins und über der Thymusdrüse, die unter anderem für die Produktion weißer Blutkörperchen und somit auch für die Abwehrkräfte des Körpers zuständig ist.

4.6.4 Meditation

Das Praktizieren von Achtsamkeitstechniken wie Meditation ist für mich persönlich zu einer der wichtigsten Übungen für die Psychohygiene geworden. Es führt Sie immer wieder zurück zu „Ihrer Mitte" und ins Hier und Jetzt. Die Meditation kann Gelassenheit und Geduld schulen und lehren. Sie kann helfen, das anzunehmen, was ist, ohne agieren zu wollen. Diese Erfahrung beinhaltet eine große Portion Ruhe und positive Abgrenzung.

Übung

Anleitung: Meditation
- Stellen Sie sich einen sanft klingenden Wecker oder einen Timer auf 10–15 Minuten ein.
- Setzen oder legen Sie sich bequem hin. Spüren Sie zuerst die Stellen, an denen Ihr Körper Kontakt zu Ihrer Unterlage hat. Nehmen Sie jeden Bereich achtsam wahr und spüren Sie, wie sich Ihr Körper anfühlt.
- Wandern Sie dann mit Ihrem Spürbewusstsein zu Ihrer Atmung und folgen Sie sanft Ihrem Atemrhythmus für einige Zeit. Nehmen Sie wahr, wie sich Ihr Körper mit der Atmung bewegt und wie Ihr Atem sanft Ihre inneren Organe massiert durch diese Bewegung.
- Wenn Ihr Geist aktiv wird und Sie ablenken möchte, kehren Sie immer wieder zu Ihrer Atmung zurück. Sie ist Ihr Anker im Hier und Jetzt dieser Situation.
- Richten Sie dann, wenn es Ihnen angenehm ist, Ihre Aufmerksamkeit auf den Bereich zwischen Ihren Nasenlöchern und spüren Sie die wiederkehrende Kühle, die durch den Fluss des Atems entsteht.
- Lassen Sie sich darauf ein zu spüren, was Sie fühlen. Spüren Sie neugierig und offen in Ihren Körper, gehen Sie auf „Entdeckungsreise", was sich in Ihnen regt und beobachten Sie. Betrachten und untersuchen Sie die Empfindungen, die sich Ihnen zeigen und versuchen Sie nicht, in eine Wertung, Interpretation oder Gedankenschleife einzusteigen. Beobachten Sie nur und nehmen Sie wahr. Begeistern Sie sich selbst für die Phänomene in Ihrem Körper und in Ihrer Seele. Lassen Sie alles so wie es ist, betrachten Sie es nur.
- Wenn Ihr Timer signalisiert, dass die Zeit zu Ende ist, lassen Sie sich noch in Ruhe wieder zurückkommen. Nehmen Sie wieder die Bewegung wahr, die in Ihrem Körper durch die Atmung entsteht. Spüren Sie dann zu den Körperstellen hin, die Kontakt zu Ihrer Unterlage haben. Lauschen Sie anschließend auf die Geräusche in Ihrer Umgebung, bevor Sie kleine Bewegungen in Ihrem Körper zulassen. Bewegen Sie die Hände und die Füße und wenn Sie einen Impuls verspüren, sich zu strecken, geben Sie ihm nach. Lassen Sie Ihre Atmung tiefer werden und öffnen Sie schließlich Ihre Augen wieder.

4.6.5 Körper abklopfen

Mit dieser einfachen Übung spüren Sie Ihren Körper wieder bewusst. Sie regen die Durchblutung an und verstärken so Ihre Körperwahrnehmung. Diese Erfahrung ankert im Hier und Jetzt.

Den Körper abklopfen: Diese sehr einfache Körperübung eignet sich hervorragend, um sich wieder ganz im eigenen Körper zu „verankern". Sie hilft, sich zu spüren und unterstützt damit das Gefühl im Hier und Jetzt.

Übung

Anleitung: Körper abklopfen
Stellen Sie sich hüftbreit hin. Vielleicht möchten Sie noch zusätzlich ein Fenster öffnen, damit frische Luft in den Raum kann.
- Beginnen Sie, mit der rechten Hand den linken Arm von der Hand bis zur Schulter leicht abzuklopfen.
- Wandern Sie über die Schulter nach vorne zu Ihrem Brustbein und wechseln Sie dann die Hände und klopfen Sie mit der linken Hand den rechten Arm hinunter bis zur Hand.
- Nehmen Sie dann beide Hände auf das Brustbein und klopfen Sie von hier aus über Ihre Brust, den Bauch entlang bis zum Unterbauch.
- Wandern Sie dann zu Ihrem Gesäß und soweit es geht an den Rücken.

- Kommen Sie wieder nach vorne und klopfen Sie die Beine entlang nach unten. An der Außenseite nach unten, über die Füße und an der Innenseite wieder nach oben.
- Wandern Sie weiter den Oberkörper nach oben bis zum Brustbein und wechseln Sie dann nach hinten an den Nacken.
- Von hier aus klopfen Sie mit den Fingerspitzen leicht über den Kopf und nach vorne über das Gesicht.
- Streichen Sie dann mit den ganzen Handflächen über Ihr Gesicht und massieren Sie zum Abschluss Ihre Kopfhaut.

4.6.6 Verbindung mit Himmel und Erde

Die Verbindung mit Himmel und Erde ist eine sehr wertvolle Übung im Kontext der Psychohygiene. Diese Übung können Sie auch während einer Sitzung anwenden, wenn Sie in einem Prozess spüren, dass Sie sich schützen müssen. Dadurch sind Sie wieder ganz bei sich und können, mit ein bisschen Übung, in der Folge innerlich in eine „Adler-Perspektive" gehen, um herauszufinden, was genau Sie im Therapieprozess verunsichert hat.

Praxisübung Verbindung mit Himmel und Erde: Diese wertvolle Übung, um sich gut mit Himmel und Erde zu verbinden und um dadurch Stabilität zu erlangen, kommt aus dem Theki, einer Heil- und Bewusstseinsmethode. Sie basiert auf Erkenntnissen der Quantenphysik.

Übung

Anleitung: Verbindung mit Himmel und Erde

Sie können sitzen, liegen oder stehen, wie es sich für Sie am besten anfühlt. Schließen Sie sanft Ihre Augen und lassen Sie sich einen Moment Zeit, um Ihren Atem zu spüren und zur Ruhe zu kommen.
Spüren Sie dann zu Ihrem Herzen und stellen Sie sich vor, dass von hier aus ein Band aus Ihrem Herzen heraus, aus Ihrem Rücken hinaus nach unten fließt und hinter Ihnen in die Erde hineingeht. Dieses Band geht bis ganz tief in die Erde, durch alle Erd- und Gesteinsschichten, immer weiter nach unten bis es schließlich am Erdmittelpunkt ankommt.
Dort verankert sich das Band fest mit dem Mittelpunkt der Erde und dann steigt es wieder nach oben auf, dieses Mal auf der Vorderseite. Auch auf dem Weg nach oben wandert das Band durch alle Erd- und Gesteinsschichten, bis es schließlich aus der Erde austritt und auf der Vorderseite Ihres Körpers von vorne wieder in Ihr Herz geht.
Es geht durch Ihr Herz durch und auf der Rückseite wieder hinaus und fließt dann nach oben in den Himmel. Es geht ganz weit nach oben, durch alle Luft- und Wolkenschichten, bis ganz nach oben zur Quelle. Auch da verankert sich Ihr Band und kommt dann wieder auf der Vorderseite nach unten, durch alle Luft- und Wolkenschichten, bis es wieder bei Ihrem Körper angelangt ist und von vorne in Ihr Herz geht.
Das Band bildet nun eine 8. Ihr Herz ist im Kreuzpunkt in der Mitte, und am Erdmittelpunkt und in der Quelle sind Sie verankert und gehalten.

4.7 Supervision

Im Zusammenhang mit der Psychohygiene ist mehrfach der Begriff Supervision gefallen. Supervision ist hier in diesem Zusammenhang eine Beratung für Sie als Heilpraktiker (Psychotherapie) von einer Fachperson.

Die Themen der Supervision erstrecken sich über Ihr Berufsfeld. Es geht darum, Ihre Gefühle, Gedanken und Handlungen in Ihrer Rolle als Therapeut zu reflektieren.

Wenn Sie ein Klient in irgendeinem Zusammenhang an Ihre Grenze bringt, Sie ärgert oder wenn Sie zu stark mitfühlen (Kap. 4.6.1), dann hat das immer etwas mit Ihnen selbst zu tun. Der Klient bringt eine Saite in Ihnen zum Klingen, die mit Ihren persönlichen Themen verbunden ist. Wenn Sie sich diese Themen in einer Fachberatung ansehen und sie bearbeiten, können Sie sehr viel über sich selbst lernen. Supervision ist also nicht nur Fachberatung, sondern auch persönliche Weiterentwicklung für jeden Therapeuten.

Sie können in die Supervision alle Themen einbringen, die Ihnen in Ihrer Arbeit begegnen. Sie werden am Ende immer bei einem persönlichen Thema „landen".

Supervision ist einzeln oder in einer Gruppe zu buchen. Vielleicht finden Sie ein paar Kollegen, die sich mit Ihnen zusammenschließen wollen. Eine Supervisionsgruppe kann sehr bereichernd sein, da Sie auch von den Themen der anderen Kollegen sehr viel lernen können. Wenn Sie Schwierigkeiten haben, einen Supervisor zu finden, fragen Sie Kollegen nach Empfehlungen und Erfahrungen. Ich habe im Laufe meines Berufsweges immer wieder ehemalige Lehrer und Ausbilder gefragt und habe so ein breites Spektrum an unterschiedlichen Supervisionsstunden erlebt. Manche Berufsverbände bieten auch Supervision an oder vermitteln an Supervisoren.

> **Wichtig**
> Die Supervision ist ein unverzichtbarer Baustein der Psychohygiene.

4.8 Intervision

Unter Intervision versteht man eine kollegiale Beratung. Sie besteht aus „gleichgestellten Kollegen", die sich gegenseitig beraten. Empfehlenswert ist eine feste Gruppe, die sich regelmäßig trifft und berufliche oder berufsbezogene, persönliche Themen untereinander bespricht. Jeder bringt sein Wissen und seine Erfahrung in den Austausch mit ein. Damit die Arbeit effektiv sein kann, ist es sinnvoll, eine feste Struktur vorzugeben, die für alle Beteiligten verbindlich ist. Eine Person sollte die Leitung übernehmen, um Themen zu sammeln und auf die Zeit zu achten.

Auch die Intervision, also der Austausch mit Kollegen über berufsbezogene Themen, kann sehr hilfreich und wertvoll sein. Auch hier helfen Ihnen Ihre Kollegen, die eigenen Themen im Kontakt mit Ihren Klienten zu reflektieren. Zudem erfahren Sie, mit welchen Themen sich Ihre Kollegen beschäftigen. Auch davon können Sie profitieren.

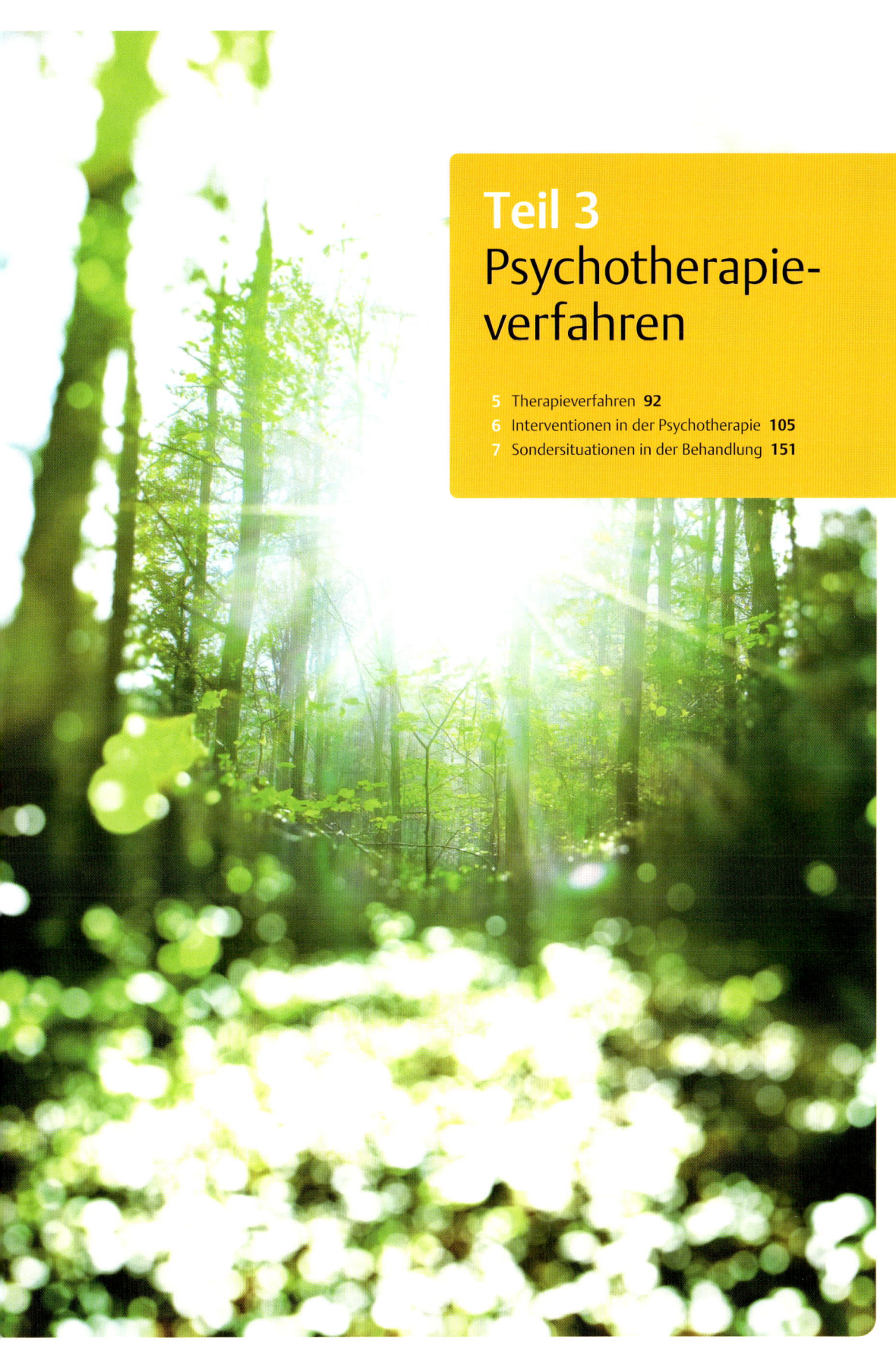

Teil 3
Psychotherapieverfahren

5 Therapieverfahren **92**
6 Interventionen in der Psychotherapie **105**
7 Sondersituationen in der Behandlung **151**

5 Therapieverfahren

„Ich habe nicht versagt. Ich habe nur 1000 Wege gefunden, wie es nicht funktioniert."

Thomas Edison

5.1 Einleitung

Hier möchte ich eine Auswahl an verschiedenen Therapieverfahren vorstellen. Bitte verzeihen Sie mir, wenn ich bei der Vielzahl der heute angebotenen Verfahren das ein oder andere vergessen werde. Diese Liste kann vermutlich niemals vollständig sein, da das Angebot an Verfahren stetig wächst.

Der Heilpraktiker für Psychotherapie genießt Methodenfreiheit. Er darf also alle Verfahren erlernen und ist in der Wahl des Behandlungsverfahrens frei. Sie können in allen hier genannten Therapieverfahren eine Aus- oder Weiterbildungen erwerben.

Beachten Sie bei der Wahl Ihrer Qualifikation jedoch auch den Punkt, dass es bei einer Einzelfallentscheidung wichtig ist, dass der behandelnde Therapeut ein anerkanntes Richtlinienverfahren anbietet (Kap. 3.7.1). In diesem Fall übernehmen manchmal die gesetzlichen Krankenversicherungen die Kosten bei einem Heilpraktiker (Psychotherapie).

5.2 Psychotherapieverfahren

Es gibt viele verschiedene Möglichkeiten, die Psychotherapieverfahren einzuteilen. Die Abgrenzungen sind oft nicht genau vorzunehmen.

Wenn man von der jeweiligen „Schule" ausgeht, stehen die Grundannahmen des Verfahrens im Fokus. Diese grundlegenden Betrachtungsweisen unterscheiden sich zum Teil stark voneinander. Manche Verfahren haben in ihrer Weiterentwicklung Schulen übergreifend andere Grundannahmen integriert und werden heute deshalb anders eingeteilt als ursprünglich vorgenommen.

Aktuelle Lehrbücher kritisieren die Einteilung nach den ursprünglichen „Schulen" und fordern eine Schulen übergreifende, vernetzende Herangehensweise zur Behandlung. Eine weitere Entwicklung ist es, anhand des Störungsbildes eine entsprechende Therapieform zu entwickeln.

Ich möchte versuchen, verschiedene Punkte in meiner Übersicht zu beachten. Für die Praxistätigkeit ist es wichtig zu wissen, welche Verfahren nach der Psychotherapierichtlinie von den gesetzlichen Krankenkassen bezahlt werden. Oder welche Verfahren zwar eine wissenschaftliche Anerkennung erreicht haben, jedoch als nicht erstattungsfähig eingestuft werden.

Ein Grundwissen über die Schulen und die jeweiligen Annahmen halte ich für sehr wertvoll, um manche Klienten umfassender zu verstehen oder gegebenenfalls beraten zu können. Aus ähnlichen Gründen ist auch ein Wissen über die störungsspezifischen Behandlungsformen wichtig. Natürlich gibt es eine stets wachsende Fülle von ergänzenden speziellen Therapieverfahren. Diesen Punkt möchte ich nutzen, um Ihnen wertvolle Psychotherapieverfahren, aber auch spezielle Weiterbildungsverfahren vorzustellen, die Ihre Arbeit sehr bereichernd ausstatten und ergänzen können.

5.3 Kassenzugelassene Therapieverfahren

Die gesetzlichen Krankenkassen bezahlen nur Behandlungen, die in der Psychotherapie-Richtlinie festgelegt sind. Zurzeit umfasst die Richtlinie folgende Behandlungsverfahren:
- Analytische Psychotherapie
- Tiefenpsychologisch fundierte Psychotherapie
- Verhaltenstherapie

Die Behandlungsverfahren müssen von einem psychologischen oder ärztlichen Psychotherapeuten durchgeführt werden. Nur in Einzelfallentscheidungen besteht die Möglichkeit einer Kostenerstattung durch die Krankenkasse bei einem Psychologen oder Heilpraktiker (Psychotherapie). Die anderen wissenschaftlich anerkannten Verfahren sind noch nicht als „erstattungsfähig" eingestuft worden.

5.4 Anerkannte Therapieverfahren

Der Wissenschaftliche Beirat Psychotherapie ist für die Anerkennung von Therapieverfahren zuständig.

Im Moment sind folgende Psychotherapieverfahren wissenschaftlich anerkannt:
- Analytische Psychotherapie
- Tiefenpsychologisch fundierte Psychotherapie
- Verhaltenstherapie
- Hypnotherapie
- EMDR
- Systemische Therapie
- Gesprächspsychotherapie

Weitere Therapieverfahren, die für bestimmte Interventionen wissenschaftliche Anerkennung erhalten haben:
- IPT Interpersonelle Psychotherapie
- Neuropsychologische Therapie

5.5 Psychotherapieschulen und zugeordnete Verfahren

Im Folgenden möchte ich auf die klassischen Schulen eingehen und ihre jeweiligen Grundannahmen kurz beschreiben. Da mein Fokus ein möglichst breiter Überblick über die Therapieverfahren ist, versuche ich in einer kurzen Zusammenfassung die Kerngedanken der Therapieschule oder des Therapieverfahrens zu formulieren. Wenn Sie sich eingehender mit einem Verfahren befassen möchten, beachten Sie die Literaturangaben im Anhang.

5.5.1 Psychoanalytische und psychodynamisch orientierte Therapieverfahren

Die psychoanalytischen Therapieverfahren gehen davon aus, dass psychische Störungen ihre Ursache in frühen gestörten Beziehungen und Bindungen haben und dass beim Klienten unbewältigte Vergangenheits- und Kindheitskonflikte vorliegen. Der Hauptfokus der Therapie liegt zum einen auf der therapeutischen Beziehung, zum anderen darin, die Kindheitskonflikte aufzudecken und sich der entstandenen Muster und Bewältigungsstrategien bewusst zu werden.

Die professionelle Beziehung wird als Möglichkeit betrachtet, die Defizite aus frühen Bindungen zu korrigieren. Die Arbeit mit Übertragung und Gegenübertragung ist ein zentraler Bestandteil der Therapie.

5.5.1.1 Psychoanalyse (Sigmund Freud)
Die Psychoanalyse ist eine psychotherapeutische Behandlungsform, die von Sigmund Freud begründet wurde. Durch Selbstbeobachtung, die Introspektion und durch die Deutung unbewusster

Vorgänge sollen Vergangenheitskonflikte bewältigt werden. Die therapeutische Beziehung mit den Phänomenen der Übertragung und Gegenübertragung spielt eine wichtige Rolle. Die Psychoanalyse dauert oft mehrere Jahre mit zahlreichen Therapiesitzungen. Aus der Psychoanalyse haben sich die verschiedenen tiefenpsychologisch orientierten Verfahren entwickelt. Viele ehemalige Schüler von Freud haben sich in späteren Jahren von ihm distanziert und eigene Therapieformen entwickelt. Die Annahme, dass aktuelle Konflikte auf frühe Bindungs- und Beziehungsstörungen zurückzuführen sind, wird weitgehend geteilt.

5.5.1.2 Analytische Psychotherapie (Carl Gustav Jung)

Die analytische Psychologie von C.G. Jung gehört zu den klassischen Schulen der Tiefenpsychologie. Sie ist also ein tiefenpsychologisch fundiertes Verfahren. C.G. Jung grenzte sich in mehreren Bereichen deutlich von Sigmund Freud ab, so betrachtete er zum Beispiel die Libido als eine allgemeine psychische Energie. Sexuelle Anteile spielten laut Jung lediglich eine untergeordnete Rolle. Sein Konzept des Unbewussten unterschied sich ebenfalls stark von Freuds Annahmen. Jung ging von einem persönlichen Unbewussten aus und von einem kollektiven Unbewussten, dessen Inhalte Archetypen sind. Das kollektive Unbewusste erfasst allgemein menschliche Inhalte unabhängig von der Lebensgeschichte. Die Analyse nach C.G. Jung arbeitete vor allem mit Traumarbeit, da sich im Traum Konflikte in symbolischer Form zeigen. Das Ziel der Psychotherapie nach Jung ist nicht eine Heilung der Symptome, sondern das Wachstum und die Selbstverwirklichung. Damit zeigte er auch eine deutliche Nähe zur humanistischen Psychologie.

5.5.1.3 Individualpsychologie (Alfred Adler)

Der Begriff Individualpsychologie wurde von Alfred Adler geprägt. Er wollte sich damit ganz bewusst von Freuds Betrachtungsweise abgrenzen, dass die Persönlichkeit in verschiedene Elemente zerlegt wird: Instanzen und Triebe. Adler betonte im Gegensatz dazu die unteilbare Einheit der Person. Ebenso war es ihm wichtig, die Einmaligkeit jedes einzelnen Menschen hervorzuheben. Er war auch überzeugt, dass der Organismus die Fähigkeit zu Wachstum und Entfaltung hat und dass daraus erlebte Mangelzustände überwunden werden können. Insofern kann er auch als Vorläufer der humanistischen Psychologie bezeichnet werden.

5.5.1.4 Transaktionsanalyse (Eric Berne)

In den 1940er und 1950er Jahren hat Eric Berne die Grundzüge der Transaktionsanalyse (TA) entwickelt. Sie sind stark an den psychoanalytischen Konzepten von Freud und an den individualpsychologischen Konzepten von Adler orientiert. In seinen späteren Weiterentwicklungen integrierte Berne aber ebenso lerntheoretische, als auch sozialpsychologische und vor allem humanistische Konzepte. Deshalb wird die Transaktionsanalyse heute eher zu den humanistischen Methoden gezählt.

In der Transaktionsanalyse werden kommunikative Muster zweier Parteien analysiert. Auch die unbewussten Botschaften, die dadurch weitergegeben werden, werden betrachtet. Wiederkehrende Muster gelten als Ausdruck eines bestimmten Lebensskriptes. Das Ziel der Transaktionsanalyse ist die Befreiung von diesem Lebensskript. Da Bernes Ansatz sehr praxisorientiert ist, wird die TA häufig von anderen Therapieformen herangezogen. Das betrifft vor allem die Paar- und Gruppentherapie. Die Konzepte der Transaktionsanalyse eignen sich ebenfalls, um zwischenmenschliches Handeln zu verstehen, was ihre Beliebtheit in Coaching Kontexten erklärt.

5.5.1.5 Katathym imaginative Psychotherapie (Hanscarl Leuner)

Das Katathyme Bilderleben wurde von Hanscarl Leuner entwickelt. Es ist ein tiefenpsychologisch fundiertes Verfahren, das teilweise auch in die Gruppe der ergänzenden Verfahren einsortiert wird.

Es wird mit Tagträumen gearbeitet: Im Setting wird der Klient in einen Trancezustand geführt und bekommt dann ein ausgewähltes Bildmotiv vom Therapeuten vorgegeben. Diese vorgegebenen Bilder können sein: Wiese, Haus, Fluss, Berg und viele andere. Mit geschlossenen Augen soll der Klient Vorstellungen und Bilder entstehen lassen, worüber er dann mit dem Therapeuten ins Gespräch kommt. In dieser imaginativ-symbolischen Auseinandersetzung können neue Erlebens- und Verhaltensweisen erlebt werden und Lösungen für schwierige Situationen erfahren werden. Der Klient erlebt die Heilkraft innerer Bilder durch die assoziativen Erfahrungen in der Deutung.

5.5.1.6 Kognitiv-Analytische Therapie

Die Kognitiv-Analytische Therapie (KAT) bildet eine Schnittstelle zwischen psychodynamischen und den verhaltenstherapeutischen Therapieansätzen. Sie wurde in den 1970er Jahren in englischen Kliniken entwickelt und ist eine recht unbekannte Psychotherapieform. Sie arbeitet Schulen übergreifend. Es werden Elemente aus der Psychoanalyse und aus der Verhaltenstherapie aufeinander bezogen. Die 3 zentralen Ansätze aus der Psychoanalyse sind: Die Bedeutung der Erfahrungen aus der Kindheit für die Entwicklung der Persönlichkeit. Der zweite Ansatz betrifft die Annahme, dass unsere Beziehungen zu anderen Menschen von den frühkindlichen sozialen Erfahrungen geprägt werden. Der dritte Ansatz berücksichtigt, dass diese gelernten Muster in der Beziehung zum Therapeuten wiederholt und somit bearbeitet werden können.

Die KAT ist eine Kurzzeittherapie. Die gewonnenen Erkenntnisse aus den frühkindlichen Erfahrungen werden dann mit verhaltenstherapeutischen und kognitiven Techniken bearbeitet. Auch Ressourcen- und lösungsorientierte Sichtweisen finden Anwendung.

5.5.2 Kognitiv-Verhaltenstherapeutische Ansätze

Der Begriff Verhaltenstherapie (VT) wurde in den 1950er Jahren geprägt. Er ist nicht die Bezeichnung für einen einzelnen psychotherapeutischen Ansatz, sondern kennzeichnet eine sehr große, heterogene Gruppe von symptom- und problemorientierter Behandlungsmethoden und Techniken. Das lerntheoretische Verständnis, das alle Konzepte teilen, lehrt, dass psychische Störungen durch anhaltende, ungünstige Bedingungen, Lernprozesse und durch kognitive Verzerrungen entstehen und aufrechterhalten werden. Das Ziel der Therapie ist es, dies durch Umstrukturierung und Umlernen wieder zu verändern.

Die Entwicklung der Verhaltenstherapie wird in „Wellen" beschrieben. Die Ursprünge gehen auf experimentelle Untersuchungen von Lernprozessen zurück. Dies bezeichnet die „erste Welle", in der die Beobachtung und Veränderung von Verhalten im Vordergrund standen. Beispiele für die Lerntheorien der ersten Welle sind die klassische Konditionierung (Stichwort: „Pawlowscher Hund") und das operante Konditionieren (Stichwort: „Lernen am Erfolg" B. F. Skinner).

Die „zweite Welle" bilden die kognitiven Ansätze und die sozialpsychologischen Erweiterungen, wie zum Beispiel die Eltern-Kind-Therapie oder das Elterntraining. Für die Entwicklung der Kognitiven Verhaltenstherapie waren vor allem Aaron Beck mit seinem Ansatz der Kognitiven Therapie und Albert Ellis mit der Rational-Emotiven Therapie wegweisend.

Die „dritte Welle" beinhaltet unter anderem die störungsorientierten Psychotherapien. Es wurden vielfältige Techniken aus anderen therapeutischen Schulen integriert, so zum Beispiel auch achtsamkeitsbasierte Techniken aus Buddhistischen Lehren. Die Grenzen zwischen den einzelnen Wellen sind fließend und es gibt vielfältige Überschneidungen.

Ich werde Ihnen eine kleine Auswahl verhaltenstherapeutischer Methoden vorstellen. Wenn Sie sich tiefer und intensiver mit der Verhaltenstherapie beschäftigen möchten, schauen Sie im Anhang bei den Literaturempfehlungen nach, in welchen Büchern Sie dazu mehr Informationen finden.

5.5.2.1 Kognitive Verhaltenstherapie (KVT)

Die Kognitive Verhaltenstherapie oder auch Kognitiv-Behaviorale Therapie genannt, bündelt viele verschiedene psychotherapeutische Behandlungstechniken und Modelle. Man geht davon aus, dass ein pathologisches Verhalten den gleichen Regeln unterliegt wie ein gesundes Verhalten. Somit kann es gelernt und wieder verlernt werden. Die Verhaltenstherapie ist problemorientiert, handlungsorientiert und zielorientiert und soll für den Klienten als Hilfe zur Selbsthilfe zugänglich gemacht werden.

Je nach Störungsbild werden in der Behandlung Kognitive Therapie und Verhaltenstherapie kombiniert.

5.5.2.2 Kognitive Therapie (KT) nach Beck

Die Kognitive Therapie wurde von Aaron Beck, ursprünglich für die Behandlung von depressiven Störungen, entwickelt. Anfangs war das Konzept noch getrennt von den verhaltenstherapeutischen Interventionen, im Laufe der Zeit wurden die Ansätze jedoch integriert. Die kognitive Umstrukturierung wurde auch für die Behandlung von Essstörungen, Angststörungen und Persönlichkeitsstörungen erweitert. Beck geht von sogenannten depressionstypischen Kognitionen aus, die die Störung erhalten. Sie führen auch zu pathologischen Verhaltensweisen. Ziel der Therapie ist es, negative Gedanken zu identifizieren und diese umzustrukturieren.

5.5.2.3 Rational-Emotive Therapie (RET) Ellis

Dieser Ansatz wurde von Albert Ellis 1955 entwickelt. Er ging davon aus, dass emotionale Probleme und Verhaltensstörungen nicht durch äußere Faktoren ausgelöst werden, sondern dass sie ein Ergebnis einer subjektiv verzerrten Wahrnehmung sind. Diese Wahrnehmung wird vom Patienten dann interpretiert. In der Therapie geht es darum, diese Wahrnehmungen zu identifizieren und zu verändern, sodass es zu einer Verminderung von pathologischen Verhaltensweisen kommt. Es werden sowohl kognitive Strategien als auch verhaltensorientierte Interventionstechniken eingesetzt. Die RET nach Ellis und die Kognitive Therapie nach Beck haben entscheidend zur Entwicklung der Kognitiven Therapie beigetragen.

5.5.2.4 Schematherapie (Young)

Die Schematherapie wurde von Jeffrey Young entwickelt und trug zuerst den Namen Schema-fokussierte-Therapie. Sie vereint viele verschiedene Ansätze und wird als starke Schulen übergreifende Therapie bezeichnet. Es werden zum Beispiel die Lehre der Abwehrmechanismen, die kognitive Verhaltenstherapie, die Bindungstheorie nach Bowlby, die Individualpsychologie, die klientenzentrierte Psychotherapie und die Transaktionsanalyse integriert. Ebenso werden Stressverarbeitung, Achtsamkeit und Akzeptanz gegenüber den eigenen Gedanken und Gefühlen gelehrt.

Nach Jeffrey Young entstehen die problematischen Schemata durch Mangelerleben in der frühen Kindheit und werden als Bewältigungsmechanismus verstanden. Ziel der Therapie ist die Veränderung und die Integration hinderlicher Schemata und den daraus entstehenden Verhaltensmodi. Eine wichtige Intervention ist das Prinzip der Nachbeelterung, bei der der Klient nachträglich elterliche Zuwendung im therapeutischen Prozess erhält. Die Grenzen der professionellen Beziehung werden selbstverständlich eingehalten und geachtet.

5.5.2.5 Dialektisch-Behaviorale Therapie (DBT)

Marsha Linehan entwickelt die Dialektisch-Behaviorale Therapie im Jahr 1993. Sie zählt zu der sogenannten „dritten Welle" der Verhaltenstherapie. Diese stellt wohl die erste Therapieform der Verhaltenstherapie dar, die die therapeutische Beziehung ausdrücklich ins Zentrum stellt. Ursprünglich wurde die DBT speziell für die Behandlung von Borderline-Persönlichkeitsstörungen und den Umgang mit Traumatisierungen entwickelt. Sie wurde dann aber auch für die Behandlung von Essstörungen eingesetzt. Die DBT verbindet die klientenzentrierte Empathie mit verhaltensorientierter Problemlösung und dem Training sozialer Kompetenzen. Die wesentliche Grundlage der Therapie ist eine tragfähige, verlässliche, empathische, therapeutische Beziehung. Der Klient soll erfahren, dass er auf die Sicherheit und die Verlässlichkeit dieser Beziehung vertrauen kann. Der Therapeut gibt zum Beispiel die Möglichkeit der Kontaktaufnahme in Notsituationen und er kündigt Terminausfälle durch Urlaub oder ähnliches sehr frühzeitig an. Der Schwerpunkt der Vorgehensweise ist das Üben von Fertigkeiten, sogenannten Skills. Darüber hinaus werden typische verhaltenstherapeutische Techniken eingesetzt. Laut Literatur war Marsha Linehan selbst betroffen von einer Borderline-Persönlichkeitsstörung.

5.5 Psychotherapieschulen und zugeordnete Verfahren

5.5.2.6 Akzeptanz und Commitmenttherapie (ACT)

Die Akzeptanz und Commitmenttherapie wurde von Steven C. Hayes und Kollegen entwickelt und ist eine achtsamkeitsinformierte Kombinationstherapie. Dies bedeutet, dass die Achtsamkeit als therapeutische Intervention neben anderen Techniken genutzt wird. Ein wichtiger Punkt bei ACT ist die praxisorientierte Umsetzung der Techniken im Alltag. Steven C. Hayes sieht sich selbst in der Tradition B.F. Skinners, im Sinne einer verhaltensanalytischen Erklärung des menschlichen Verhaltens. Die Weiterentwicklung in ACT legt den Fokus auf sprachlich gedankliche Prozesse.

Die Grundhaltung ist, die eigenen Gedanken zu akzeptieren und neutral zu betrachten. Hierzu werden Techniken erlernt. Das Wort „Commitment" steht dafür eine Entscheidung zu fällen und sich für etwas mit Engagement einzusetzen. Die dabei auftretenden Gefühle sollen erlebt und betrachtet werden, ohne davor wegzulaufen.

5.5.2.7 Mindfulness-Based Stress Reduction (MBSR) Jon Kabat-Zin

MBSR wurde von Jon Kabat-Zinn entwickelt und gehört zu den achtsamkeitsbasierten Techniken, bei denen ein intensives Achtsamkeitstraining im Zentrum der Therapie steht. Zunächst wurde MBSR als achtwöchiges Gruppenprogramm zur Stressbewältigung entwickelt. Es wurde die Meditationspraxis erlernt, körperorientierte (Yoga) Übungen sowie psychoedukativer Elemente zum Thema Stress eingesetzt und gelehrt. Das Ziel der Therapie ist eine Erhöhung der Achtsamkeit im Alltag. MBSR zählt zu den am besten untersuchten achtsamkeitsbasierten Interventionsprogrammen.

5.5.3 Humanistische Ansätze

Die Hauptformen der humanistischen Therapien haben sich, ähnlich wie in der Entwicklung der Verhaltenstherapie, nebeneinander entwickelt, mit einem Blick auf gemeinsame Grundannahmen.

Die humanistische Psychologie vertritt ein bestimmtes Menschenbild. Sie geht von einer ganzheitlichen Sicht des Menschen aus, der in seinem Leben nach Selbstverwirklichung (Selbstaktualisierung), Sinn und nach persönlichem Wachstum strebt. Eine humanistische Grundannahme ist, dass jeder Mensch die Fähigkeit zur Heilung bereits in sich selbst trägt. Der Therapeut unterstützt den Klienten darin, diese Fähigkeit wieder zu leben. Wahrnehmung und Erleben sollen im „Hier und Jetzt" aktiviert werden und das Wachstum der Persönlichkeit soll gefördert werden. Dabei wird die Bedeutung der zwischenmenschlichen Beziehung in der Therapie betont.

5.5.3.1 Gesprächspsychotherapie nach Carl Rogers

Die Gesprächspsychotherapie (auch Klientenzentrierte Therapie, Personenzentrierte Therapie u. a.) wurde von Carl R. Rogers entwickelt. Das Gespräch steht bei dieser Therapieform ganz im Mittelpunkt der Therapie. Der Begriff der Klientenzentriertheit wird sehr ernst genommen. Die therapeutische Beziehung hat auch in diesem Verfahren eine wichtige Bedeutung. Therapeut und Patient stehen in einem psychologischen Kontakt. Es wird davon ausgegangen, dass sich der Klient dabei in einem Zustand von Inkongruenz, Ängstlichkeit und Verletzbarkeit befindet. Der Therapeut ist kongruent in der Beziehung. Er zeigt bedingungslose, positive Zuwendung für den Klienten und begegnet ihm mit Empathie.

Das Ziel der Gesprächstherapie ist eine positive Veränderung des Selbstkonzeptes im Sinne von mehr Selbstbestimmung und Selbstverwirklichung sowie mehr Selbstvertrauen und Kreativität. Dies geschieht durch Förderung der Selbstexploration des Klienten.

5.5.3.2 Gestalttherapie

Die Gestalttherapie wurde von Fritz und Lore Perls entwickelt. Sie basiert auf einem ganzheitlichen Weltbild, in dem der Mensch als Einheit von Körper, Geist und Seele betrachtet wird. Er ist in ein soziales und ökologisches Umfeld eingebunden.

Man geht von einem andauernden, lebenslangen Wachstumsprozess aus. Auch davon, dass ein Bestreben nach geistig-seelischer Gesundheit mit kreativen Lösungen besteht. Die Bedeutung und der Umgang mit der Vergangenheit kann nur beeinflusst werden, indem es dem Klienten im „Hier und Jetzt" zugänglich gemacht wird.

Der Therapeut begegnet dem Klienten als persönlich erkennbarer, verständnisvoller Mensch, der mit Interesse und Engagement den Prozess begleitet. Es wird weniger über Themen geredet, interpretiert oder analysiert. Durch die Betonung des Erlebens im „Hier und Jetzt" wird die Wahrnehmung vom Klienten sensibilisiert. Die Bewusstwerdung von Empfindungen, Gefühlen, Bedürfnissen und Phantasien wird gefördert. Körperliches Nachspüren unterstützt einen Veränderungsprozess. Auch ein aus der Situation heraus entwickeltes Experimentieren mit neuen Verhaltensweisen unterstützt Veränderung.

5.5.3.3 Psychodrama nach Jakob L. Moreno

Beim Psychodrama handelt es sich um eine gruppenpsychotherapeutische Methode, bei der es um die szenische Darstellung konfliktbeladener Situationen geht. Der Begründer dieses Verfahrens ist Jakob L. Moreno. Neben der Dynamik der Gruppe bearbeitet es vor allem die Situation eines einzelnen Teilnehmers. Das Psychodrama ist ein lebendiges Lernen. Es fördert kommunikative und soziale Kompetenzen sowie Teamfähigkeit und das Gemeinschaftsgefühl in der Gruppe.

Moreno geht davon aus, dass jeder Mensch ein kreatives Potenzial hat und dass es wichtig ist, in verschiedenen Rollen Probleme aktiv und handelnd zu bewältigen. Das Psychodrama nimmt eine integrative Stellung ein. Es gibt Berührungen mit tiefenpsychologischen Aspekten, mit Anteilen aus der systemischen Therapie, mit Gestalttherapie-Elementen, körpertherapeutischen Aspekten und auch mit verhaltenstherapeutischen Interventionen.

5.5.3.4 Logotherapie und Existenzanalyse (Viktor Frankl)

Die Logotherapie nach Viktor E. Frankl kann als sinnzentrierte Psychotherapie bezeichnet werden. Die Frage nach dem Sinn steht im Mittelpunkt der Therapie. Frankl stellt die Erkenntnis ins Zentrum seines Denkens: Der Mensch ist wert- und sinnorientiert. So geht Frankl davon aus, dass der Mensch in ein Unwohlsein gerät, wenn der Wille zum Sinn nachhaltig frustriert wird. Die Folge davon sind neurotische Störungen sowie Fehlverhalten.

Zentrales Thema bei Frankl ist, dass immer mehr Menschen in existenzielle Frustration geraten und damit unfähig werden, einen Sinn in ihrem Leben zu erkennen. Deshalb ist durch die Therapie eine Sinnentdeckungshilfe zu leisten. Ziel ist, dass der Mensch seine ureigenen Sinnmöglichkeiten entdecken und verwirklichen kann. Die Logotherapie steht den humanistischen Ansätzen sehr nahe, verwendet als Interventionstechniken jedoch zum Beispiel Paradoxe Intervention und Dereflexion, somit werden verhaltenstherapeutische und systemische Aspekte integriert.

5.5.4 Systemische Ansätze

In den systemischen Ansätzen geht man davon aus, dass die psychische Störung kein individuelles Problem ist, sondern ein „Defekt" in dem System darstellt, in dem sie entstanden ist. So ist der Kerngedanke die Annahme, dass der Schlüssel zur Veränderung von Problemen nicht nur im Klient alleine liegt, sondern im (familiären) Zusammenhang zu finden ist. Die Systemische Therapie ist also ein psychotherapeutisches Verfahren, dessen Fokus auf dem sozialen Kontext um die psychische Störung liegt.

Die Therapie hat somit das Ziel, das System zu verändern, zum Beispiel durch Korrektur der Beziehungs- und Interaktionsmuster in der Familie, der Gruppe, der Partnerschaft und so weiter. Entwickelt hat sich die Systemische Therapie in den 1950er Jahren, aus der Arbeit mit Familien, in denen ein Familienmitglied schizophren war.

Beziehungsprozesse stehen im Mittelpunkt. Dazu können auch Personen, Gruppen oder Institutionen gehören, die außerhalb der Familie sind. Die beteiligten Personen müssen nicht unbedingt anwesend sein, sie können durch verschiedene Techniken auch stellvertretend zum Prozess hinzugezogen werden (**Abb. 5.1**).

Das mittlerweile recht verbreitete „Familienstellen" wird in unterschiedlicher Tradition durchgeführt (Hellinger oder Satir zum Beispiel).

5.5 Psychotherapieschulen und zugeordnete Verfahren

5.5.5 Ergänzende spezielle Therapieverfahren

In dieser Kategorie möchte ich eine weitere Reihe von Therapieverfahren aufzählen und kurz beschreiben, die bisher nicht genannt wurden, welche sich aber unter Heilpraktikern (Psychotherapie) oft einer großen Beliebtheit erfreuen. Ich werde keine Gruppen einteilen, sondern die Verfahren nacheinander auflisten und eine mögliche Gruppenzuteilung lediglich erwähnen.

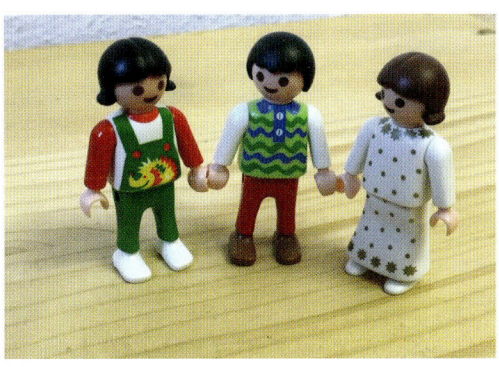

Abb. 5.1 Familiensystem stellen.

Familienaufstellungen sind eine Interventionstechnik, die einen kleinen Teil der systemischen Therapie ausmacht. In Fachkreisen erlebt die Aufstellung nach Bert Hellinger zum Teil starke Kritik, hauptsächlich durch seine initiierte Intervention der Vergebung. Auch überzogene Interpretationen sind ein häufiger Kritikpunkt. Virginia Satir wird als Mutter der Familientherapie bezeichnet. Sie war eine wichtige Pionierin der Familientherapie. In der Gesprächsführung werden verschiedene Frage- und Interventionstechniken verwendet, die helfen sollen, eine veränderte Perspektive einzunehmen. Das Setting kann mit Einzelpersonen, mit Paaren, mit Familien und mit Organisationen durchgeführt werden.

Die Systemische Therapie entstand in verschiedenen Instituten, zum Beispiel in USA und Europa (Mailänder Gruppe) und hat daher auch mehrere Gründerpersönlichkeiten. Es wurden verschiedene Richtungen entwickelt, die hier nicht im Detail vorgestellt werden.

Typische Interventionstechniken in der systemischen Therapie sind unter anderem:
- Familienskulpturen/Familienaufstellungen
- Genogrammarbeit
- Systemische Fragetechniken
- Lösungs- und Ressourcenorientierung
- Arbeit mit Metaphern

5.5.5.1 Autogenes Training

Das Autogene Training wurde 1932 von Johannes Heinrich Schultz entwickelt. Es handelt sich um ein Entspannungsverfahren, das auf Autosuggestion basiert. Schultz hat sich lange Zeit mit Hypnose beschäftigt und sein Ziel war, dass der Klient sich mithilfe des Autogenen Trainings durch Selbstbeeinflussung in Entspannung versetzen kann.

In einer entspannten Körperhaltung im Liegen oder Sitzen, spricht sich der Anwender formelhafte Sätze mehrmals im Geiste vor. In der einfachen Form der Anwendung besteht das Autogene Training aus 7 Übungen, die nacheinander durchgeführt werden. Das Autogene Training gilt als anerkanntes Psychotherapieverfahren. Es wird unterschiedlich eingeteilt. Manchmal ist es bei den Körperpsychotherapien zu finden, manchmal werden die Entspannungsverfahren separat aufgelistet. Teilweise ist es unter den ergänzenden Therapieverfahren zu finden.

5.5.5.2 Progressive Muskelentspannung (PME, PMR) nach Jacobson

Die Progressive Muskelentspannung oder Progressive Muskelrelaxation wurde von Edward Jacobson entwickelt. Durch die bewusste An- und Entspannung bestimmter Muskelgruppen wird ein Zustand tiefer Entspannung des ganzen Körpers erreicht. Einzelne Muskeln werden in einer bestimmten Reihenfolge zuerst angespannt, in Anspannung gehalten und dann wieder entspannt. Der Klient hat die Aufgabe, sich auf diese Übungen zu konzentrieren und seinem Empfinden nachzuspüren. Dadurch wird auch die Körperwahrnehmung verbessert. Ziel ist die Herab-

5 – Therapieverfahren

setzung der Muskelspannung und dadurch Entspannung. Auch die PME gilt als anerkanntes Verfahren und wird entweder zu den Entspannungsverfahren, den Körper-Psychotherapie-Verfahren oder zu den ergänzenden Verfahren gezählt.

5.5.5.3 Interpersonelle Psychotherapie (IPT)

Die Interpersonelle Psychotherapie wurde Ende der 1960er Jahre von Gerald Klermann, seiner Frau Myrna Weissmann und ihren Kollegen Bruce Rounsaville und Eve Chevron entwickelt. Es handelt sich um eine sehr strukturierte Kurzzeittherapie, die ursprünglich für die Akutbehandlung der Depression entwickelt wurde. Mittlerweile wird sie auch bei anderen Störungen, zum Beispiel Essstörungen, eingesetzt. Die IPT wird keinem anderen Psychotherapie-Verfahren zugeordnet. Es werden spezifische interpersonelle Techniken eingesetzt. Diese sind zum Beispiel Rollenspiele, Kommunikationsanalyse, Gefühlsaktualisierung in Interaktionen und anderes. Der theoretische Hintergrund bezieht sich auf die interpersonelle Schule Sullivans und die Bindungstheorie John Bowlbys. Die IPT wird auch in den stationären Behandlungen eingesetzt.

5.5.5.4 Bioenergetische Analyse (A. Lowen)

Alexander Lowen entwickelte 1947 die Bioenergetische Analyse (auch Bioenergetik). Es handelt sich um ein körperpsychotherapeutisches Verfahren, bei dem durch bestimmte Übungen die Körperenergie wieder frei fließen soll. Ziel ist eine Einheit zwischen Körperhaltung, Bewegung, Atmung, Gefühlen und verbalen Äußerungen herzustellen. Lowen war Patient und Schüler von Wilhelm Reich, auf dessen Arbeit die Entwicklung der bioenergetischen Analyse zurückgeht. Wichtige Ziele sind eine Erhöhung des Selbstbewusstseins und ein besserer Selbstausdruck sowie die Einheit von Körper, Geist und Seele.

5.5.5.5 Integrale Leibarbeit (ILA, Jutta Marie Becker)

Integrale Leibarbeit (ILA) steht für eine prozessorientierte Synthese aus Atemarbeit, Körperarbeit und psychologischer Beratung, die von Jutta Marie Becker und Thea Altherr aus der gemeinsamen Arbeit entwickelt wurde. „Leib" stammt von dem mittelhochdeutschen Wort „Lip" ab und bedeutet „Leben". Es steht für die untrennbare Einheit von Körper, Geist und Seele. ILA bietet verschiedene Techniken an, die die Wahrnehmung von Körper, Geist und Seele bewusster machen; denn erst, wenn wir genau wahrnehmen was ist, können wir auch entscheiden, ob wir etwas daran verändern wollen oder nicht. Integrale Leibarbeit ist eine körperorientierte Arbeit an seelischen Prozessen. Körperarbeit umfasst zum Beispiel Entspannungsübungen, sanfte Spürübungen, Körperübungen, die Halt vermitteln, Massage, Atemübungen und vieles mehr.

Atem- und Körperarbeit, Entspannung sowie das Gespräch bilden das Grundgerüst der Vorgehensweise. Wichtig ist es, dem seelischen Prozess zu folgen, ihn zu unterstützen und zu begleiten. Die ILA hat ihre Wurzeln bei Wilhelm Reich und dem Jungschen Verständnis der Psyche.

Weitere Verfahren aus dem Feld der Körperpsychotherapien sind unter anderem
- Biodynamische Psychologie von Gerda Boyesen,
- Integrative Körperpsychotherapie von Jack Lee Rosenberg,
- Hakomi von Ron Kurtz

und viele weitere Methoden.

Es handelt sich um eine sehr heterogene Gruppe, die als „tiefenpsychologisch verwurzelte Verfahren" bezeichnet werden. Wilhelm Reich, der als Begründer der Körper-Psychotherapie-Verfahren gilt, gehörte lange zur Wiener Psychoanalytischen Gesellschaft und hatte Kontakt mit Sigmund Freud. In den Weiterentwicklungen durch verschiedene Therapeuten wurden auch humanistische Aspekte, systemische Ansätze, achtsamkeitsbasierte Techniken und andere Sichtweisen integriert.

Gemeinsam ist allen Verfahren die Ansicht, dass Körper, Geist und Seele eine untrennbare Einheit bilden und dass eine erfolgreiche Therapie alle Aspekte mit einbeziehen sollte.

5.5.5.6 Hypnotherapie

Hypnotherapie ist ein ressourcen- und lösungsorientiertes psychotherapeutisches Verfahren. Ein veränderter Bewusstseinszustand, die sogenannte hypnotische Trance, wird dazu genutzt, um tiefgreifende psychische und physiologische Veränderungen herbeizuführen. So können zum Beispiel ein problematisches Verhalten, problematische Gedankenabläufe und bestimmte Muster verändert werden.

Das Menschenbild der Hypnotherapie orientiert sich an der humanistischen Sichtweise, dass jeder Mensch die Ressourcen zur Veränderung seiner Probleme bereits in sich trägt. Der Klient kann auch die Selbsthypnose erlernen. Als Begründer der modernen Hypnotherapie gilt Milton Erickson. Die Hypnotherapie hat sich in der Behandlung zahlreicher Störungsbilder bewährt, was durch wissenschaftliche Untersuchungen bestätigt wird. In Deutschland ist die Hypnotherapie seit dem Jahr 2006 als eine wissenschaftlich fundierte Psychotherapiemethode anerkannt.

5.5.5.7 Neurolinguistisches Programmieren (NLP)

Das Neurolinguistische Programmieren (NLP) wurde Anfang der 1970er Jahre von Richard Bandler und John Grinder entwickelt und war als Verfahren der Kurzzeittherapie konzipiert. Es handelt sich um eine Sammlung von verschiedenen Methoden und Techniken. Das Ziel ist, subjektive Erfahrungen zu erkennen und zu erleben und eine Veränderung psychischer Abläufe herbeizuführen. Es werden vielfältige Verfahren integriert: Elemente aus der Gestalttherapie, der klientenzentrierten Therapie, der Hypnotherapie, der systemischen Therapie, Kommunikationstechniken und Kognitionswissenschaften.

Der Begriff „Neuro-Linguistisches-Programmieren" soll deutlich machen, dass bestimmte Abläufe im Gehirn (Neuro) mit Hilfe der Sprache (linguistisch) auf der Grundlage von systematischen Handlungsanweisungen veränderbar sind (Programmieren).

5.5.5.8 EMDR

EMDR bedeutet Eye Movement Desensitization and Reprocessing und wurde von Dr. Francine Shapiro entwickelt. Es handelt sich um eine Psychotherapiemethode, die ihren Ursprung in der Psychotraumatologie hat, aber auch zur Behandlung anderer Störungsbilder eingesetzt werden kann. In der Therapie wird durch bilaterale Stimulation die Verarbeitung belastender Emotionen ermöglicht. Dies geschieht vorwiegend durch geleitete Augenbewegungen. Diese Augenbewegungen sind mit den Augenbewegungen der REM Schlafphase vergleichbar, in der unser Organismus die Erlebnisse des Tages verarbeitet. Die bilaterale Stimulation kann auch durch Töne (auditiv) oder durch Berührung (kinästhetisch) erfolgen.

5.5.5.9 Somatic Experiencing (SE)

Somatic Experiencing wurde in den 1970er Jahren von Peter Levine entwickelt. Es handelt sich um eine körperorientierte, ressourcenorientierte Form der Traumatherapie. Levine betrachtet die Traumafolgestörung als unvollständig durchlaufener Prozess einer Überlebensstrategie. In dieser werden Energien gebunden, die einen vollständigen Abbau des traumatischen Erlebens verhindern. Durch Körperwahrnehmungsübungen in der Behandlung können diese Energien wieder befreit werden. Die Belastung des Patienten wird genau dosiert, so dass es nicht zu einer Retraumatisierung kommen kann. Ziel der Therapie ist die Auflösung der Traumasymptome: Reaktionen auf Trigger, vegetative Überreaktionen und kognitive Interpretationen. Selbstheilungsprozesse des Körpers sollen in Gang gesetzt werden.

5.5.5.10 Psychodynamisch Imaginative Trauma Therapie (PITT) Reddemann

Die Psychodynamisch Imaginative Traumatherapie wurde von Luise Reddemann entwickelt und ist eine tiefenpsychologisch psychodynamische Kurzzeittherapie. Die Ressourcen des Klienten werden gestärkt. Eine „innere Bühne" wird als imaginärer Raum für hilfreiche Bilder genutzt. Das verletzte innere Kind wird an einen sicheren Ort gebracht und von idealen Eltern und hilfreichen Wesen in der Imagination versorgt und getröstet. Um sich vor Gefühlsüberflutungen zu schützen, wird der Klient in der Selbstregulation geschult und die Dissoziation wird als therapeutische Intervention eingesetzt.

5.5.5.11 Ego-State-Therapie

Die Ego-State-Therapie wurde von John und Helen Watkins entwickelt. Sie zählt zu den Psychotraumatherapien. Die Annahme ist, dass ein traumatisierter Mensch zum Schutz seine Persönlichkeit unbewusst in verschiedene Ich (Ego)-Zustände (state) aufteilt. Diese Ich-Zustände sind Abwehrmechanismen gegen starke Schmerz- und Angstzustände.

Die Ego-State-Therapie verwendet psychoanalytische Theorien, hypnoanalytische Techniken und Erkenntnisse aus der Behandlung von dissoziativen Störungen. Ziel der Therapie ist, die Ich-Anteile wieder miteinander zu verbinden und in die Persönlichkeit zu integrieren.

5.5.5.12 Brainlog

Brainlog wurde im Jahr 2008 von Ulrike und Andreas Zimmermann entwickelt. Es basiert auf der Wirkungsweise der bilateralen Stimulation, ähnlich wie EMDR. Brainlog basiert auf den Grundsätzen der humanistischen Psychologie und beinhaltet unterschiedliche methodische Ansätze aus der positiven Psychologie, dem NLP, der Ressourcenarbeit und vor allem aus dem Brainspotting. Es ist ein körperorientierter, neurobiologischer Ansatz, der die Quelle des Schmerzes findet und verarbeitet.

Auf die bilaterale Augenbewegung wird zugunsten der Fokussierung des sogenannten Resonanzpunktes verzichtet, während eine auditive bilaterale Stimulation erfolgt. Brainlog ist für die Bearbeitung von Traumatisierungen eine sehr effektive Methode, eignet sich darüber hinaus aber auch für viele andere Störungsbilder und ebenfalls zur Ressourcenaktivierung.

5.5.5.13 EDxTM (Dr. Fred Gallo)

Energy Diagnostic and Treatment Methods wurde von Dr. Fred Gallo entwickelt. Es handelt sich um ein Verfahren, das aus dem Feld der energetischen Psychologie stammt. Den theoretischen Hintergrund bilden die Traditionelle Chinesische Medizin (TCM) und ihre Annahme über das Meridiansystem. Elemente aus der Kinesiologie, wie der kinesiologische Muskeltest, werden mit der Klopfakupressur nach Dr. Roger Callahan (TFT) und den EFT kombiniert. Die Meridianklopftherapie wird mit der Kinesiologie verbunden, so dass eine individuelle Diagnostik möglich ist.

Zusätzlich werden Elemente aus verschiedenen Psychotherapieverfahren, wie zum Beispiel der Hypnotherapie, der Gesprächspsychotherapie, dem NLP und aus achtsamkeitsbasierten Techniken integriert. Dr. Gallo legt einen besonderen Schwerpunkt auf die Wichtigkeit der therapeutischen Beziehung und deren positive Wirkung. EDxTM ist eine umfangreiche Methodensammlung und Kombination aus dem Feld der energetischen Psychologie und aus anderen psychotherapeutischen Interventionen.

5.5.5.14 EFT (Gary Craig)

Die Emotional Freedom Techniques (EFT) wurden von Gary Craig entwickelt und stammen aus dem Bereich der energetischen Psychologie. Gary Craig hat die Meridianklopftherapie von Roger Callahan (TFT) stark vereinfacht. In der Behandlung wird eine Reihe von Akupunkturpunkten mit den Fingerspitzen sanft beklopft, was zu einer Entlastung des Organismus und dadurch zu einer Linderung von Stresssymptomen führt. Es fließen Elemente aus dem NLP und der Kinesiologie ein. Der theoretische Hintergrund von EFT geht auf die Annahmen der Traditionellen Chinesischen Medizin (TCM) zurück.

5.5.5.15 Matrix Reimprinting (Karl Dawson)

Matrix Reimprinting gehört auch zu der Gruppe der „Klopftherapien" und kommt aus der energetischen Psychologie. Es wurde von Karl Dawson entwickelt und basiert auf der Anwendung von EFT. Zusätzlich fließen Aspekte aus dem NLP aus der Traumatherapie und der Quanten- und Metamedizin mit ein. Dawson geht davon aus, dass vergangene Erfahrungen als sogenannte „Echos" im Energiefeld festgehalten werden. Die Arbeit gleicht der Arbeit mit dem inneren Kind. Das „Echo", der vergangene Anteil, das innere Kind, wird in der Imagination aufgesucht und vom aktuellen „Ich" aus dem „Hier und Jetzt" im Sinne der EFT-Anwendung beklopft. Dadurch wird die negative Emotion in der vergangenen Situation selbst bearbeitet. Die Annahme ist, dass durch diese Bearbeitung die Erinnerung „positiv überschrieben" werden kann.

5.5.5.16 Kinesiologie

Die Kinesiologie ist ein Therapieverfahren der alternativen Medizin, das als Diagnose und Behandlungsverfahren Elemente aus der Traditionellen

Chinesischen Medizin sowie der energetischen Psychologie und anderen Methoden wie dem NLP vereint. Das Ziel ist, den Energiefluss in den Meridianen wieder auszugleichen. Man geht davon aus, dass sich körperliche und seelische Störungen und Irritationen in einem Nachlassen der Muskelkraft zeigen. Mit dem sogenannten kinesiologischen Muskeltest werden unter anderem Therapieerfolge, Funktionsstörungen oder auch Allergien getestet und untersucht. Kinesiologen gehen davon aus, dass unser Organismus am besten selbst weiß, was ihn schwächt. Zum Ausgleich und Abbau von Blockaden gibt es vielfältige Übungen und Anwendungen, die sich auch nach der Ausbildung des Anwenders unterscheiden. Es gibt heute verschiedene Varianten der Kinesiologie. Als Beispiele werden hier genannt:

- Applied Kinesiology (Angewandte Kinesiologie) nach Dr. George Goodheart
- Behavioral Kinesiology (Verhaltens-Kinesiologie) nach Dr. John Diamond, Touch for Health von Dr. John Thie
- Edu-Kinestetik nach Paul Dennison
- Three in one Concepts von Gordon Stokes, Daniel Whiteside und Candace Callaway
- Psycho-Kinesiologie nach Dr. Dietrich Klinghardt
- und weitere Verfahren

5.6 Aus- und Weiterbildungsmaßnahmen

Der Heilpraktiker für Psychotherapie genießt den Vorteil der Methodenfreiheit. Dies bedeutet, dass wir alle psychotherapeutischen Therapieverfahren in der Praxis anwenden dürfen. Durch die Sorgfaltspflicht wird festgelegt, dass der Heilpraktiker für Psychotherapie jedoch nur Methoden anbietet, die er auch fundiert beherrscht.

Um die Seriosität Ihrer Arbeit zu sichern und um eine kompetente Behandlung für Ihre Klienten zu gewährleisten, empfehle ich Ihnen dringend eine fundierte Grundlagenausbildung zu absolvieren. Ich erlebe es immer wieder, dass Schüler es scheuen, Zeit und Geld in qualitativ hochwertige Ausbildungen zu investieren. Bedenken Sie jedoch, dass es sich bei der Psychotherapie um eine tiefgehende Arbeit mit Menschen handelt und dass es für uns alle wichtig ist, an einem seriösen Ansehen zu arbeiten. Der Bedarf an Psychotherapie nimmt stetig zu. Wenn die Heilpraktiker für Psychotherapie im Versorgungssystem dieser Klienten ernst genommen werden möchten, müssen wir alle dazu beitragen!

5.6.1 Kriterien seriöser Aus- und Weiterbildungsmaßnahmen

Um seriöse und fundierte Aus- und Weiterbildungen zu finden, bedarf es der Prüfung und Recherche. Leider ist der Markt dieser Angebote unüberschaubar groß geworden. Ich möchte Ihnen ein paar Ideen mitgeben, die helfen können, gute qualitative Aus- und Weiterbildungen zu erkennen. Als Erstes würde ich Ihnen empfehlen den Lehrer, beziehungsweise Ausbilder, dem sie sich anvertrauen möchten zu „prüfen". Die Lehrer-Schüler-Beziehung ist ähnlich wichtig wie die Therapeuten-Klienten-Beziehung. Wir lernen dann nachhaltig, wenn die „Chemie stimmt".

Ich habe einmal ein Kurzseminar bei einem tibetischen Mönch besucht. Er verwendete sehr viel Zeit damit uns zu erklären, wie wichtig die Lehrer-Schüler-Beziehung ist. Er forderte die Teilnehmer mehrfach auf ihn zu „prüfen", ob er auch der richtige Lehrer für jeden Einzelnen sei.

Mit dem Internet hat man heute vielfältige Möglichkeiten der Recherche. Es ist gut zu nutzen, muss aber auch kritisch betrachtet werden. Wenn Sie Hinweise im Internet finden auf „Ungereimtheiten", suchen sie Personen auf, die Erfahrungen gesammelt haben mit dem Lehrer und sprechen sie mit ihnen. Ehemalige Teilnehmer sind eine wichtige Informationsquelle. Prüfen Sie ebenfalls die Kompetenz des Anbieters. Welche Vorbildung und welchen Berufsweg hat der Ausbilder? Wenn Sie die Möglichkeit haben, fragen Sie auch, ob der Lehrer selbst Supervision in Anspruch nimmt. Kein Therapeut sollte sich selbst für so kompetent halten, dass er keine Supervision mehr benötigt.

Achten Sie auf die Art und Weise des Marketings, das der Anbieter betreibt. Seine Werbung sollte authentisch und seriös sein. Seien Sie vorsichtig bei reißerischen Slogans oder Versprechungen, dass Sie mit dieser Methode das „große Geld" verdienen können. Illusorische Hoffnungen über die Leichtigkeit des Geldverdienens haben in einer seriösen Psychotherapie Ausbildung nichts verloren.

Vergleichen Sie den Preis der Aus- oder Weiterbildung mit ähnlichen Angeboten aus diesem Bereich. Achten Sie darauf, ob es versteckte Zusatzkosten gibt. Manche Institute wollen Ihre Teilnehmer zum Beispiel binden, indem Sie sie zu weiteren kostenpflichtigen Seminaren verpflichten wollen. Oder Sie müssen für den erfolgreichen Abschluss zusätzliche Leistungen buchen. Ein gutes Institut bietet Ihnen zum Beispiel eine Wiederholung oder Nachschulung zu einem reduzierten Preis an.

Es kann auch hilfreich sein sich anzusehen, wie viele Ausbildungen von diesem Institut bisher vorgenommen wurden und ob zu den ehemaligen Studenten noch Verbindungen bestehen. Viele Anbieter bieten einen Eintrag auf der Homepage des Institutes an. Hier können Sie zum Beispiel sehen, wie viele ehemalige Teilnehmer dieses Angebot tatsächlich nutzen. Achten Sie auf Vernetzungen mit anderen und ähnlichen Anbietern. Besteht eine Konkurrenzangst oder wird Zusammenarbeit als Bereicherung aufgefasst?

Auch die Zugangsvoraussetzungen zu einem Seminar können ein wichtiger Hinweis auf eine verantwortungsbewusste Ausbildung sein. Erkundigen Sie sich, ob jeder mitmachen darf und das Seminar auch für Laien zugänglich ist. Wenn dies der Fall sein sollte, erfragen Sie, wie fachfremde Personen über den Zweck der Ausbildung informiert werden. Es sollte keinem Laien eine therapeutische Arbeitsmöglichkeit in Aussicht gestellt werden, ohne ihn über die rechtliche Lage in Deutschland aufzuklären. Schließlich sollten Sie bei einer Ausbildung darauf achten, dass sowohl Selbsterfahrung als auch Training und Supervision enthalten sind. Begleitende Einzel- oder Lehrtherapie und die Arbeit in Peergroups ist ebenfalls sehr sinnvoll. Auch ein Netzwerk mit ehemaligen Schülern zur Intervision ist eine tolle Sache!

> **Wichtig**
>
> **Kriterien seriöser Aus- und Weiterbildungen**
> - Prüfen Sie, ob der Lehrer „richtig" für Sie ist.
> - Kompetenz des Anbieters, Qualifikation und Berufsweg
> - Nimmt der Anbieter selbst Supervision in Anspruch?
> - Marketing seriös und authentisch?
> - keine Heilversprechen und reißerische Slogans
> - Preis liegt im Durchschnitt ähnlicher Seminare
> - keine versteckten Kosten
> - keine Bindung an das Institut, die mit Kosten verbunden ist
> - Nachschulungen und Wiederholungen sind zu einem günstigeren Preis möglich.
> - Sind ehemalige Studenten noch im Netzwerk aktiv?
> - Ist der Anbieter vernetzt mit Kollegen? Gibt es Kooperationen, Zusammenarbeit mit ähnlichen Instituten?
> - Wie sind die Zugangsvoraussetzungen für die Ausbildung?
> - Korrekte rechtliche Informationen über die Ausübung der Methode?
> - Ausbildungsinhalt: Selbsterfahrung, Training, Supervision
> - Kosten für begleitende Lehr- oder Einzeltherapie sind überschaubar
> - Peergroups, Netzwerk und Intervision sind möglich

6 Interventionen in der Psychotherapie

„Die Hummel hat ein Gewicht von 1,2 Gramm bei einer Flügelfläche von 0,7 cm². Nach den Gesetzen der Aerodynamik ist es unmöglich, bei diesen Verhältnissen zu fliegen. Die Hummel weiß das aber nicht und fliegt trotzdem."

Hummel-Paradoxon, unbekannter Verfasser

6.1 Einleitung

In diesem Kapitel möchte ich Ihnen ein paar Anregungen über mögliche Interventionen bei verschiedenen Krankheitsbildern aufzeigen. Die Liste der Krankheitsbilder orientiert sich dabei am Kapitel 5 der ICD-10. Das ist die Abkürzung für die „International Statistical Classification of Diseases" (ICD). Ich nehme mir die Freiheit, vorwiegend die Krankheitsbilder aufzulisten, die auch in der Psychotherapiepraxis vorkommen, beziehungsweise relevant sind für den Heilpraktiker (Psychotherapie).

Die genannten psychotherapeutischen Interventionen orientieren sich zum einen an den aktuellen wissenschaftlichen Empfehlungen, zum anderen an meinen persönlichen Erfahrungen. Man könnte problemlos ein ganzes Buch nur zu diesem Thema füllen. Bitte verstehen Sie meine genannten Interventionen als Anregung und Orientierungshilfe. Natürlich gibt es noch eine Vielzahl anderer Interventionen, die möglich sind.

Zu den meisten Krankheitsbildern nenne ich Ihnen die Behandlungsziele. Mit dieser Grundlage können Sie natürlich auch Ihre gelernten Verfahren einsetzen, um diese Behandlungsziele zu erreichen! Also fassen Sie meine Hinweise bitte als Hilfestellung auf, die als Basis dienen kann. Ihre persönlichen Fähigkeiten dürfen Sie gerne dazu nehmen, um Ihren Klienten effektiv helfen zu können. Sie werden bemerken, dass die Verhaltenstherapie außergewöhnlich oft als „Verfahren der Wahl" genannt wird. Dies liegt auch daran, dass es über verhaltenstherapeutische Interventionen die meisten wissenschaftlich anerkannten Studien gibt. Sie ist natürlich auch eine effektive Behandlungsmethode, aber sicher nicht das einzige Verfahren, das jedem Klienten und „überall" hilft.

6.2 Basisinterventionen und -informationen für alle Störungsbilder

Lassen Sie mich damit beginnen, einige Basisinformationen zum Thema psychotherapeutische Intervention zusammenzufassen. Gewisse Themen und Überlegungen sind für alle Störungsbilder gleichermaßen relevant und können auch als Struktur einer Behandlung verstanden und verwendet werden. Sie werden hier in der folgenden Tabelle dargestellt (**Tab. 6.1**).

Tab. 6.1 Basisinterventionen und -informationen.

Basisintervention	Hinweise
Das Gespräch	Als Grundlage der Arbeit sollte das Gespräch immer wertschätzend, offen, freundlich und vertrauensbildend sein (Kap. 2.3.1).
Therapeutische Beziehung	Die professionelle Beziehung ist für alle Störungsbilder ein wesentlicher Faktor für das Gelingen der Therapie. „Die Chemie muss stimmen" für das Gelingen der Behandlung.
Psychoedukation	Die Aufklärung über das Krankheitsbild, typische Symptome und Muster sowie über Verlaufsformen, Schweregrade und möglichen Behandlungsverfahren erfüllt mehrere wichtige Faktoren. Es entlastet den Klienten zu erfahren, dass seine Symptome typisch sind und von vielen Patienten geteilt werden. Durch Aufklärung kann der Klient Beeinträchtigungen verstehen und akzeptieren lernen. Die Psychoedukation soll auch den selbstverantwortlichen Umgang mit der Krankheit fördern. Wenn der Klient all diese Faktoren seiner Erkrankung kennt, kann er auch besser Rückfälle vermeiden!
Behandlungsziel(e)	Vereinbaren und überprüfen Sie mit Ihrem Klienten immer wieder die Behandlungsziele.
Weitere Behandlungen, Untersuchungen	Im ersten Teil einer Therapie, in der Phase der Befunderhebung, ist zu klären, ob weitere Behandlungen zur Unterstützung notwendig sind. Dies können medikamentöse Behandlungen sein oder Klinikaufenthalte, Zusatztherapien und anderes.
Abbau von selbstschädigendem Verhalten	Wenn der Klient sich selbst schadet, durch Selbstverletzung, Suchtverhalten oder suizidales Verhalten, haben diese Symptome Priorität in der Behandlung. Gegebenenfalls muss ein Arzt oder eine sonstige Fachperson hinzugezogen werden.
Hintergrund des Symptomverhaltens	Hier geht es um die Frage, warum die Symptome im Leben des Klienten aufgetaucht sind. Was sind die Hintergründe, Ursachen und auslösenden Faktoren? Woher kommt die Störung?
Symptomreduktion	Es kommen verschiedene Techniken und Interventionen in Frage, je nach Ausbildung und Fähigkeit des Therapeuten.
Alternativmöglichkeiten und Stabilisierung des Therapieerfolges	Wenn ein Symptom wegfällt, braucht es meist eine gesunde Alternative. Wichtig ist es, die Faktoren zu identifizieren, die einen Rückfall auslösen und Strategien zu erarbeiten, mit denen der Klient sich selbst helfen kann.

6.3 Welche Behandlung bei welchem Krankheitsbild

> **Wichtig**
> Ist der Patient suizidal, hat eine Krisenintervention zur Vermeidung eines Suizides absolute Priorität!

6.3 Welche Behandlung bei welchem Krankheitsbild

Das Patientenrechtegesetz gibt vor, dass Ihre Behandlung nach den aktuellen fachlichen Standards zu erfolgen hat (Kap. 1.2.6), es sei denn, es ist etwas anderes vereinbart.

Damit Sie einschätzen können, was zu den aktuellen fachlichen Standards gehört, möchte ich Ihnen hier eine Übersicht darüber geben.

Zusätzlich werde ich ergänzende Verfahren aus meiner persönlichen Erfahrung hinzufügen. Ich werde versuchen, Ihnen die wichtigsten Behandlungsziele zu nennen. Danach richtet sich dann die Behandlungsform. Wenn es hierzu wissenschaftliche Empfehlungen gibt, werde ich darauf hinweisen. Natürlich besteht die Möglichkeit, die Behandlungsziele auch mit anderen Verfahren zu erreichen. Hier werde ich auf die Verfahren hinweisen, welche mir bekannt sind. Darüber hinaus gibt es sicher noch mehrere Behandlungsmöglichkeiten. Behalten Sie jedoch die Behandlungsziele im Blick!

6.3.1 Interventionen ICD-10, Kapitel F 0

Das Kapitel F0 trägt die Überschrift „Organische einschließlich symptomatischer psychischer Störungen". Dies bedeutet, wir haben es hier mit hirnorganischen Störungen zu tun, die in der Praxis des Heilpraktikers (Psychotherapie) kaum vorkommen. Der Behandlungsfokus bei diesen Störungsbildern liegt eher auf der organischen Ursache. Ich werde hier keine einzelnen Krankheitsbilder aufzählen, sondern beziehe mich auf die hirnorganischen Krankheiten allgemein.

6.3.1.1 Hirnorganische Störungen

Die erste notwendige Intervention ist eine ausführliche Diagnostik (**Tab. 6.2**). Erst wenn diese durchgeführt wurde, kann ein mehrdimensional orientierter Behandlungsplan erstellt werden. Ob eine medikamentöse Behandlung sinnvoll oder notwendig ist, muss von dem entsprechenden Arzt je nach Krankheitsbild und Krankheitsstadium entschieden werden.

Die Behandlung hirnorganischer Störungen ist symptomabhängig und abhängig vom Schweregrad der jeweiligen Störung. Deshalb muss die Therapie individualisiert durchgeführt werden. Es bedarf meist einer pharmakologischen Behandlung und einer psychosozialen Intervention für Betroffene und Angehörige (**Tab. 6.3**).

Behandlungsziele
- Stabilisierung der Hirnleistungsdefizite
- Verbesserung der Alltagskompetenz
- Verminderung von Verhaltensauffälligkeiten

Tab. 6.2 Notwendige Maßnahmen bei hirnorganischen Störungen.

Maßnahmen	nähere Informationen
ausführliche Diagnostik	<ul><li>allgemeinmedizinische Untersuchung inklusive Labordiagnostik</li><li>neurologische Untersuchung</li><li>apparatemedizinische Untersuchung</li><li>psychiatrische Untersuchung</li><li>Erhebung eines psychischen Befundes</li><li>Durchführung standardisierter Tests</li></ul>
eventuell medikamentöse Behandlung	• je nach Störungsbild unterschiedlich

6 – Interventionen in der Psychotherapie

Tab. 6.3 Behandlungsziele bei hirnorganischen Störungen.

Behandlungsziele	Unterziele
Stabilisierung der Hirnleistungsdefizite	• kognitives Training, Gesprächskreise und Diskussionsrunden, kombinierte Übungen von kognitiven und körperlichen Aktivitäten, anknüpfen an Langzeiterinnerungen (ressourcenorientiert)
Verbesserung der Alltagskompetenz	• Psychoedukation, Haushaltstätigkeiten wie Kochen und Backen, Handarbeitstätigkeiten, Training der Aktivitäten des täglichen Lebens, Hilfsmittelversorgung bei Bedarf • rechtliche, gesundheitliche und finanzielle Dinge regeln
Verminderung von Verhaltensauffälligkeiten	• Abbau von Erwartungsdruck, Motivation, Umgang mit Ängsten und Aggressionen, Stärkung des Selbstwertgefühls, Symptomminderung

Behandlungsformen
Mögliche **Behandlungsformen**, um die Behandlungsziele zu erreichen:
- Kognitiv-aktivierende Verfahren (Gedächtnistraining)
- Psychoedukation
- Supportive Psychotherapie
- Verhaltenstherapie
- Neuropsychologische Therapie
- Musiktherapie
- Angehörigen-Entlastung
- Ergotherapie
- Physiotherapie

Diese Therapieformen werden empfohlen in „Therapie psychischer Erkrankungen" State of Art 2015 und in „Psychische Erkrankungen" Klinik und Therapie, M. Berger. Die durchgeführten Studien sind allerdings wenig aussagekräftig. Es besteht dringender Forschungsbedarf hinsichtlich nichtmedikamentöser Behandlungsformen der hirnorganischen Störungen.

Zusätzliche Hinweise und unterstützende Behandlungsmöglichkeiten
Klienten mit hirnorganischen Störungen werden eher selten in der Praxis eines Heilpraktikers (Psychotherapie) vorkommen. Dennoch möchte ich einige Überlegungen anstellen, wie ein Gesamtbehandlungskonzept aussehen könnte. Es kann durchaus vorkommen, dass Sie mit Angehörigen von hirnorganisch erkrankten Menschen in Kontakt kommen. Für diesen Fall ist ein Wissen über die Behandlungsmöglichkeiten bei hirnorganischen Störungen sehr sinnvoll.

Patienten, denen eine Krankheit aus diesem Bereich diagnostiziert wird, erleben häufig einen Schock durch die Diagnosestellung. Die Psychoedukation ist auch deshalb sehr wertvoll. Auch der Kontakt zu Selbsthilfeorganisationen kann sehr unterstützend sein, sowohl für Betroffene als auch für Angehörige. Betroffene Menschen mit hirnorganischen Störungen sollten motiviert werden, ihre Symptome aktiv zu verbessern. Hier können begleitende Behandlungsmethoden wie Ergotherapie, Tanztherapie, Bewegungstherapie oder Musiktherapie sehr hilfreich sein. Eine kombinierte Aktivierung von körperlicher und kognitiver Aktivität erweist sich bisher am effektivsten.

Ressourcen sollten angesprochen und gestärkt werden. Aromatherapie, Massagen und basale Stimulation können ebenfalls eine sehr entlastende und hilfreiche Unterstützung darstellen. Erwartungsdruck, Krankheitsängste und Verunsicherungen sollten abgebaut werden. Je nach Erkrankungsbild und Phase müssen Angehörige geschult und entlastet werden.

Bei Schlafstörungen ist ein stabiler Tagesrhythmus sehr wichtig. Auch die Lichttherapie kann hier unterstützend helfen. Die neuropsychologische Therapie ist als wissenschaftlich anerkanntes Verfahren bei hirnorganischen Störungen anzusehen. Sinnvoll ist ein multimodales Gesamtbehandlungskonzept, das an der Art der Störung und der Schwere der Symptomatik orientiert ist.

Zum Thema Demenz gebe ich Ihnen einige Links mit hilfreichen Informationen (Kap. 11).

6.3.2 Interventionen ICD-10, Kapitel F 1

In diesem Kapitel geht es um: „Psychische- und Verhaltensstörungen durch psychotrope Substanzen", die Abhängigkeitserkrankungen.

Menschen mit Suchterkrankungen brauchen eine Behandlung, die an die Art des Suchtmittels angepasst ist, an das Stadium der Störung und an die Schwere der Sucht. Die absolute Enthaltsamkeit ist für viele Betroffene das erklärte Ziel, das sehr schwer zu erreichen ist.

6.3.2.1 Alkoholabhängigkeit

Die Behandlung muss entsprechend dem Erkrankungsstadium individuell geplant werden.

Das wichtigste Kriterium für eine erfolgreiche Behandlung ist die Motivation des Klienten. Eine „zufriedene Abstinenz" ist das übergeordnete Therapieziel. Manchmal ist dieses Ziel erst durch einen monate- oder jahrelangen Prozess erreichbar, der intensiv therapeutisch unterstützt werden muss. Mit einem kontrollierten Konsum kommen nur sehr wenig Patienten zurecht. Diese Möglichkeit wird jedoch zunehmend diskutiert und wäre für Patienten, die eine völlige Abstinenz (noch) ablehnen, eine sinnvolle Alternative.

Wenn ein Patient mit einer schweren Alkoholabhängigkeit in Ihre Praxis kommt, hat die Behandlung der Sucht Vorrang. Dazu müssen Sie den Klienten an einen Arzt verweisen, der weitere Maßnahmen einleiten muss (**Tab. 6.4**).

Für die Behandlung ist es die entscheidende Voraussetzung, dass der Klient in seinem eigenen Interesse motiviert ist, sein Abhängigkeitsproblem anzugehen und zu bewältigen. Es gilt, die Persönlichkeit des Klienten zu stabilisieren, seine Änderungsbereitschaft zu festigen und das Selbstbewusstsein zu stärken, dass eine erfolgreiche Behandlung möglich ist (**Tab. 6.5**).

Behandlungsziele und Behandlungsphasen
Sie unterteilen sich folgend:
- Motivation und (zur) Änderungsbereitschaft
- Entzug/Entgiftung
- Entwöhnung
- Nachbetreuung

Der Klient muss umfassend über seine Störung aufgeklärt werden, damit er eine Krankheitseinsicht erreichen kann. Ist die Arbeitsfähigkeit beeinträchtigt, wird der Wiedereinstieg in den Beruf und die Bewältigung des alltäglichen Lebens angestrebt. Die Hintergründe, warum es zum Suchtverhalten kam, müssen aufgedeckt werden. Es sollten Strategien entwickelt werden, mit den jeweiligen Stressfaktoren anders umzugehen. Zusätzlich muss der Klient andere Handlungsmöglichkeiten und Verhaltensweisen erlernen, die nicht selbstschädigend sind. Das Suchtverlangen soll langfristig reduziert werden. Die Ziele in der Abhängigkeitsbehandlung sollten überschaubar und konkret sein. Zu hohe Ansprüche und Druck sind kontraproduktiv. Wenn möglich, sollten Angehörige mit in die Behandlung integriert werden. Das hat sich als besonders effektiv erwiesen. Auch der Besuch von Selbsthilfeorganisationen ist langfristig wichtig zur Rückfallprävention.

Tab. 6.4 Notwendige Maßnahmen bei Alkoholabhängigkeit.

Maßnahmen	Nähere Informationen
körperliche Untersuchung, um die bereits eingetretenen Schäden zu bestimmen	• allgemeinmedizinische Untersuchung inklusive Labordiagnostik • psychiatrische Untersuchung • Erhebung eines psychopathologischen Befundes • Durchführung standardisierter Tests • Abklärung komorbider Erkrankungen (Depression, Angsterkrankungen)
ärztliche Einschätzung der Schwere der Abhängigkeit	Bei einer schweren Abhängigkeitserkrankung hat die Behandlung der Sucht Vorrang vor allen anderen Störungen.
Entzug	erfolgt in der Regel stationär

Tab. 6.5 Behandlungsziele und Phasen bei Alkoholabhängigkeit.

Behandlungsziele und Phasen	Unterziele
Motivation und Änderungsbereitschaft	- möglichst frühe Intervention - Psychoedukation, Krankheitseinsicht - Gründe für den Konsum herausfinden (Entspannung, Konfliktvermeidung) - Kontakt zu ambulanten Einrichtungen (Beratungsstellen) - Motivation zum Trinken abbauen – Motivation zur Abstinenz aufbauen
Entzug/Entgiftung	- erfolgt in der Regel stationär, um körperliche Entzugssymptome zu überwachen - Psychoedukation - motivierende Gesprächsführung - Motivation zur Änderungsbereitschaft stärken
Entwöhnungsbehandlung	- erfolgt ambulant, teilstationär oder stationär - ohne weiterführende Entwöhnungsbehandlung liegt die Rückfallquote bei über 90 % - Ressourcenaktivierung, aktive Hilfe zur Problembewältigung - Umgang mit Craving, Vermittlung von Kontrolltechniken, Modifizieren von irrationalen Gedankengängen, Verlangen reduzieren, Selbstsicherheit, Entspannung, Umgang mit Stress - Festigung der Abstinenz
Nachbetreuung	- Rückfallverhütung, Einbeziehen von Partner und Bezugspersonen, Selbsthilfegruppen, ambulante Psychotherapie - Festigung aller erreichten Ziele und Strategien

Empfohlene Behandlungsformen bei Abhängigkeitserkrankungen

- Verhaltenstherapie und Kognitive Verhaltenstherapie: (Psychoedukation, Verstärkung des Alternativverhaltens, Ablehnungstraining, Reduktion von selbstzerstörerischem Verhalten, Vermittlung von Kontrolltechniken, Selbstkontrolltechniken (zum Beispiel Gedankenstopp). Selbstsicherheitstraining, Problemlösetraining, Stress- und Angstmanagement, Soziales Kompetenztraining, Verfahren zur Löschung und Dekonditionierung, kognitive Bewältigungsstrategien
- Prinzip der motivierenden Gesprächsführung nach Miller und Rollnick
- Entspannungsverfahren
- Selbsthilfegruppen
- Systemische Therapie
- Psychodynamische Psychotherapie
- Setting: Paar- und Familientherapie

Zusätzliche Hinweise und unterstützende Behandlungsmöglichkeiten

In der Behandlung von Alkoholabhängigkeit wird der motivierenden Gesprächsführung eine sehr wichtige Bedeutung zugesprochen. Der Therapeut sollte über Empathie verfügen und dem Klienten Akzeptanz entgegenbringen. Am sinnvollsten ist ein „Behandlungspaket" von einem multiprofessionellen Team. So sollte der Betroffene von Ihnen über mögliche alternative Angebote und Therapiemöglichkeiten informiert werden.

Was zusätzlich berücksichtigt werden sollte, sind komorbid auftretende Störungen. Alkoholmissbrauch kann zu depressiven Symptomen führen und auch Angststörungen können ausgelöst werden. Umgekehrt kann es auch sein, dass ein Klient mit einer dieser Störungen in der Folge erst Alkoholabhängig wurde. Teilweise treten auch Persönlichkeitsstörungen komorbid auf.

Das Setting der Paarbehandlung und das Einbeziehen der Familie in die Behandlung werden im verhaltenstherapeutischen Kontext als sehr effektiv beschrieben. So können auch Ansätze aus der wissenschaftlich anerkannten systemischen Therapie für die Behandlung von Suchtstörungen sinnvoll eingesetzt werden. In den aktuellen Studien wird sie bedauerlicherweise bisher nicht berücksichtigt. Gleiches gilt für die psychodynamische Psychotherapie.

Zunehmend finden auch alternative Techniken wie Akupunktur und verwandte Techniken Akzeptanz in der Suchtbehandlung. Sie werden als unterstützend eingestuft. Die medizinischen Heilpraktiker unter den Lesern können vielleicht Akupunkturnadeln setzen, wenn sie dies gelernt haben. Die psychotherapeutischen Heilpraktiker dürfen dies jedoch nicht. Möglich ist es dem psychotherapeutischen Heilpraktiker, alternativ mit Magnetkügelchen oder der Klopftherapie zu arbeiten, falls er entsprechend ausgebildet ist.

Ich selbst habe in meiner Praxis sehr gute Erfahrungen gemacht mit dem zusätzlichen Einsatz der Meridianklopftherapie bei Suchtstörungen (**Abb. 4.2**). Der Vorteil ist, dass der Klient damit eine Selbsthilfetechnik an die Hand bekommt, mit der er jederzeit suchtartiges Verlangen selbst bearbeiten kann. Dies stärkt in enormem Maße die Kontrollfähigkeit und seine Selbstsicherheit.

> **Übung**
>
> **Behandlung von suchtartigem Verlangen mit der Klopftherapie**
> Diese Übung eignet sich, um suchtartiges Verlangen zu reduzieren:
> 1. Verlangen wird bemerkt
> 2. Intensität der Belastung einschätzen (0 = kein Verlangen, 10 = unerträgliches Verlangen/Gier Beispiel: Zahl 9)
> 3. Spüren Sie in Ihren Körper, nehmen Sie das Verlangen wahr.
> 4. Stellen Sie sich die Frage: „Welche Emotion/ Situation von heute hatte ebenfalls die Belastung 9?"
> 5. Warten Sie auf die intuitive Antwort Ihres Organismus.
> 6. Wenn keine Antwort kommt, wird auf das Verlangen direkt fokussiert.
> 7. Schließen Sie Ihre Augen und denken Sie an die Emotion/Situation, die auch die Belastung 9 hat. Fühlen Sie sich in diese Situation hinein und nehmen Sie wahr, wie sich Ihr Körper fühlt.
> 8. Klopfen Sie sanft und langsam die angegebenen 6 Punkte (**Abb. 4.2**), so lange, bis Sie eine deutliche Erleichterung spüren und das suchtartige Verlangen nachlässt.

Anmerkung zur Praxisübung Das Ziel dieser kleinen Klopfübung ist es, den emotionalen Hintergrund des suchtmäßigen Verlangens zu identifizieren. Außerdem soll das Verlangen und die emotionale Belastung im Hintergrund minimiert werden.

Erfahrungsgemäß weiß Ihr Unterbewusstsein sofort, um welche emotionale Situation es sich handelt. Es kann jedoch vorkommen, dass keine Antwort auftauchen möchte. Dann fokussieren Sie einfach das Verlangen und fühlen sich in dieses Gefühl hinein und klopfen Sie die Punkte. Klopfen Sie so lange es Ihnen gut tut. Es gibt keine Vorgabe, folgen Sie Ihrer Intuition. Bei Bedarf kann die Übung beliebig oft wiederholt werden. Die angegebenen Akupunkturpunkte stammen aus der Mittellinienbehandlung nach Fred Gallo (MET).

6.3.2.2 Drogenabhängigkeit

Auch bei der Drogenabhängigkeit muss die Behandlung individuell geplant werden, je nach Suchtmittel und je nach Erkrankungsstadium. Im Prinzip sind die Behandlungsschwerpunkte und Inhalte sehr ähnlich wie bei der Alkoholabhängigkeit. Bedauerlich ist es, dass es bei einer Drogenabhängigkeit meist hinzukommt, dass der Klient keine Therapiemotivation aufbringen kann. Die Angebote zur Behandlung müssen hier sehr niederschwellig gestellt werden, da sonst das Klientel nicht zu erreichen ist.

In Ihrer Praxis werden Sie mit Drogenabhängigkeit kaum konfrontiert werden, weshalb ich diesen Bereich auch nicht näher ausführen werde. Sollte es vorkommen, dass ein Klient mit einem schwerwiegenden Drogenproblem zu Ihnen kommt, müssen Sie ihn an einen Arzt, an eine Beratungsstelle oder ähnliches weiterverweisen. Die akute Sucht hat Vorrang in der Behandlung und diese muss unter ärztlicher Aufsicht durchgeführt werden. In der Alltagssprache wird häufig zwischen „harten" und „weichen" Drogen unterschieden, in den Klassifikationssystemen ICD-10 und DSM-V wird dieser Unterschied nicht erwähnt.

> **✱ Wichtig**
> Die Behandlung einer Drogenabhängigkeit muss unter ärztlicher Aufsicht und von Facheinrichtungen durchgeführt werden.
> In der Behandlungshierarchie hat die Suchtbehandlung immer Vorrang.

Wenn ein Klient zu Ihnen kommt, der eine Drogenentzugsbehandlung erfolgreich durchgeführt hat, können Sie mit ihm an der Erhaltung dieses Zustandes arbeiten. Die jeweiligen Interventionen orientieren sich an der individuellen Situation und Symptomatik des Klienten.

6.3.2.3 Nikotinabhängigkeit

Die Behandlung der Nikotinabhängigkeit fällt wieder eher in den Bereich des Heilpraktikers (Psychotherapie). Wie bei allen Suchtstörungen ist auch hier die Voraussetzung, dass der Klient die notwendige Motivation mitbringt, um seine Sucht erfolgreich überwinden zu können. Die Prinzipien der Abhängigkeitsbehandlung sind bei allen Suchtstoffen ähnlich, dennoch gibt es zum Thema Nikotinabhängigkeit einige wertvolle Ergänzungen.

Behandlungsziele und -phasen
Die **Behandlungsziele** oder **Behandlungsphasen** unterteilen sich wie bei anderen Suchtstörungen in:
- Motivation und (zur) Änderungsbereitschaft
- Entzug/Entgiftung
- Entwöhnung
- Nachbetreuung

Für die **Behandlung** wird eine Kombination aus verhaltenstherapeutischen Techniken und medikamentöser Behandlung als Standard betrachtet. Die Inhalte der Verhaltenstherapie sind: soziale Unterstützung, Problemlösetraining, kognitive Vorbereitung auf die Abstinenz sowie Bewältigungsstrategien.

Die Behandlung erfolgt in Gruppen- oder Einzelsitzungen. Empfohlen werden 6–10 Sitzungen. Für die medikamentöse Behandlung sind verschiedene Nikotinersatzpräparate in Deutschland zugelassen. Zusätzlich sind 2 Medikamente der Gruppe Antidepressiva zugelassen. Die Nikotinersatztherapie sollte ausschleichend über mehrere Wochen erfolgen.

Behandlungsformen
- Verhaltenstherapie
- Medikamentöse Unterstützung durch Nikotinersatzpräparate
- Motivierende Gesprächsführung nach Miller und Rollnick
- Hypnotherapie

Zusätzliche Hinweise und unterstützende Behandlungsmöglichkeiten
Da das abhängige Rauchen sowohl durch biologische als auch durch psychische Faktoren erklärt wird, sollte die Behandlung dementsprechend auch beide Aspekte enthalten.

Eine weitere Möglichkeit zur Raucherentwöhnung sind Selbsthilfemanuale. Sie werden nicht so effektiv eingeschätzt wie eine direkte Behandlung, können aber trotzdem wertvolle Unterstützung leisten. Das bekannteste Behandlungsmanual ist: „Tabakentwöhnung" Ein Leitfaden für Therapeuten von Anil Batra und Gerhard Buchkremer. Bei der Bundeszentrale für gesundheitliche Aufklärung www.bzga.de finden Sie ebenfalls vielerlei Hinweise zur Raucherentwöhnung.

Die Hypnotherapie wird im Kollegenkreis häufig als effektive Behandlungsmethode zur Raucherentwöhnung benannt. Der Wissenschaftliche Beirat Psychotherapie hat sie auch für die Behandlung von Raucherentwöhnung anerkannt. Weitere Studien stehen noch aus und werden gefordert.

Für die Akupunktur gilt ähnliches wie beim Thema Alkoholismus. Sie kann unterstützend sehr hilfreich sein. Auch hier kann die oben aufgeführte Klopfübung (Kap. 6.3.2) sinnvoll eingesetzt werden. Zu beachten sind bei der Behandlung auch die Begleitängste der Klienten. Am weitesten verbreitet ist sicher die Angst vor der Gewichtszunahme. Hier können ebenfalls Hypnotherapie und Akupunktur/Meridianklopftherapie hilfreich sein zusammen mit Sportempfehlungen beziehungsweise Motivation zur Bewegung. Zunehmend an Bedeutung gewinnen auch internetbasierte Raucherberatungs- und Entwöhnungsprogramme und sogenannte „Rauchertelefone". Informieren Sie sich zum Beispiel beim Deutschen Krebsforschungszentrum. Der Vorteil besteht in der leichten Erreichbarkeit und der Anonymität.

6.3.3 Interventionen ICD-10, Kapitel F 2

Im Kapitel F 2 sind die Schizophrenie, die schizotypen und die wahnhaften Störungen zu finden. In den jeweiligen akuten Krankheitsstadien haben Sie in der Praxis wenig Berührung mit diesen Krankheitsbildern. Die Behandlung in der akuten Situation muss durch einen Arzt oder in einem stationären Rahmen erfolgen. **Erste Intervention ist hier die Psychopharmakotherapie.**

6.3.3.1 Schizophrenien

Die Behandlung (**Tab. 6.6**, **Tab. 6.7**) der Störungen aus dem schizophrenen Formenkreis muss individuell geplant werden. Sie hängt vom Erkran-

Tab. 6.6 Maßnahmen bei Schizophrenien.

Notwendige Maßnahmen	Nähere Informationen
ausführliche Diagnostik	• allgemeinmedizinische Untersuchung inklusive Labordiagnostik • apparatemedizinische Untersuchung • psychiatrische Diagnostik • Psychoedukation
medikamentöse Behandlung	• je nach Störungsbild und Schweregrad Verordnung von Antipsychotika (Neuroleptika), Antidepressiva, Tranquilizer und anderen
eventuell Klinikeinweisung (notfalls auch gegen den Willen des Patienten)	• bei akuter Suizidalität, bei Eigen- oder Fremdgefährdung, bei fehlender Krankheitseinsicht und Behandlungsbedarf • zur medikamentösen Einstellung ist eine stationäre Behandlung notwendig

Tab. 6.7 Behandlungsziele bei Schizophrenie.

Erkrankungsphase	Behandlungsziele	Unterziele
Prodromalphase	Verhinderung des Ausbruchs einer Psychose	• Reduktion der Symptome • Psychoedukation • Stressreduktion • soziale Integration
Akutphase	Symptombewältigung	• medikamentöse Verordnung • Compliance des Patienten • Einbeziehung des familiären Umfeldes • keine aufdeckende Psychotherapie! Stabilisierende Techniken
Stabilisierungsphase/ stabile Phase	Förderung der Stabilität	• Psychoedukation • Früherkennungszeichen wahrnehmen und verantwortungsvoll darauf reagieren • Förderung der Behandlungskooperation • Stressmanagement • Krisenbewältigung • soziales Kompetenztraining • Alltagsstruktur • Unterstützung der Angehörigen

kungsbild und vom Schweregrad ab. Es ist eher unwahrscheinlich, aber sollte ein akut psychotischer Patient in Ihre Praxis kommen, müssen Sie ihn in jedem Fall an einen Arzt oder eine Fachabteilung verweisen.

Die wichtigsten Behandlungsgrundsätze
- Psychotherapie ist ein wichtiger Bestandteil einer zeitgemäßen und leitliniengerechten Psychosebehandlung.
- Die Behandlungsziele richten sich nach der Erkrankungsphase.
- Abhängig vom Erkrankungsstadium sollte die Psychotherapie individuell geplant werden.
- Zur Symptombehandlung und zur Rückfallverhütung wird die kognitive Verhaltenstherapie empfohlen.
- Die Familie des Betroffenen ist in der Behandlung mit zu berücksichtigen. Die Systemische Therapie hat die wissenschaftliche Anerkennung für die Behandlung von psychotischen Störungen.

Zu den Behandlungsgrundsätzen kommen notwendige Interventionen hinzu
- medikamentöse Versorgung
- Psychoedukation
- Kognitive Verhaltenstherapie
- Training sozialer Kompetenzen
- Familienunterstützung und -intervention
- kognitive Rehabilitation (um die kognitive Leistungsfähigkeit zu steigern)
- Handlungskonzept für die Krisenintervention
- Rückfallprävention

All diese Aspekte sollten in einem multimodalen Behandlungsplan enthalten sein.

Erster Handlungsschritt ist immer die medikamentöse Versorgung. Psychotherapeutische und soziotherapeutische Aspekte können erst integriert werden, wenn der Klient stabil genug und zu einer Mitarbeit fähig ist. In der akuten Phase einer Psychose ist das nicht möglich. Dieser Patient braucht Hilfe, um mit den Symptomen, die seine Erkrankung zeigen, umgehen zu können. Dies kann meist nur unter stationärer Aufsicht erfolgen. Für Sie als Heilpraktiker (Psychotherapie) gilt also, dass akut psychotische Patienten zu einem Arzt verwiesen werden müssen. Ist ein Patient in einer andauernden psychiatrischen Versorgung, können Sie durchaus die Behandlung begleitend mitgestalten. Wichtig ist hier die Kooperation mit den anderen Behandlern und Institutionen.

Klienten, die eine Psychose durchlebt haben, bleiben in einem beeinträchtigten Zustand. Zum einen können starke kognitive Probleme wie Konzentrations- und Auffassungsstörungen auftreten, zum anderen besteht häufig Angst, dass die Erkrankung wieder kommen könnte. Das Erleben einer Psychose muss nach dem Abklingen der akuten Phase erst einmal verarbeitet werden. Das Einbeziehen der Familie und die Aufklärung des Umfeldes über die Erkrankung stellen auch einen sehr wesentlichen Faktor in einer guten Bewältigung dar. Wenn das Umfeld entsprechend informiert ist, kann es auch unterstützend fungieren, wenn sich Rückfälle ankündigen sollten.

> **Fallbeispiel**
>
> Frau G. kam in meine Praxis aufgrund eines zu geringen Selbstwertgefühles und multiplen Unsicherheiten im Alltag und am Arbeitsplatz. Im Anamnesegespräch erwähnte sie, dass es einige Jahre zuvor einmal die Diagnose Schizophrenie gab. Dies sei jedoch überstanden. Eine medikamentöse Versorgung führte sie aber weiterhin durch. Zusätzlich erfolgten regelmäßige Konsultationen bei ihrem behandelnden Psychiater.
>
> In der Zukunft plante Frau G. eine betreute Umschulungsmaßnahme und für diese Zeit wünschte sie sich meine Unterstützung. Bevor die Maßnahme startete, konnten wir effektiv an einer Verbesserung des Selbstwertgefühls arbeiten. Parallel erfragte ich immer wieder den Bezug zur Diagnose Schizophrenie ab und wir arbeiteten ebenso an einer weiterführenden Stabilisierung durch Stressreduktion. Anzeichen von Überlastung fingen wir mit frühzeitigen Interventionen ab. Frau G. sprach sehr gut auf die Behandlung an und unsere professionelle Beziehung war positiv und stabil.

6.3 Welche Behandlung bei welchem Krankheitsbild

> Nachdem die Berufsmaßnahme startete, musste Frau G. in ein Praktikum. Sie hatte Respekt vor dieser Herausforderung. Am zweiten Praktikumstag klingelte mein Telefon und Frau G. war am Apparat. Sie wirkte aufgelöst und nervös und klagte über sehr starke innere Unruhe und Angstgefühle. Sie fühlte sich überfordert und von allen beobachtet und sie hatte Angst, ihre Berufsmaßnahme ganz abbrechen zu müssen. Ich musste sie zuerst einmal beruhigen, bevor ich überhaupt mit ihr sprechen konnte. Ich fragte sie, wie schlimm sie ihre momentane Belastung einschätzen würde und sie sagte ohne zu zögern „10 von 10". Also wusste ich, dass dringender Handlungsbedarf bestand. Ich besprach mit ihr die einzelnen Schritte: Ein Gespräch mit der Praktikumsleitung, den Anruf bei ihrem Psychiater und bei ihrem Mann. Ich bat sie, mich am Abend desselben Tages erneut zu informieren, wie es ihr geht.
>
> Als sie mich abends anrief, war sie schon wesentlich ruhiger und gelassener. Sie hatte meine Anweisungen befolgt und war noch am selben Nachmittag zu ihrem Psychiater gefahren, der nach Untersuchung und Gespräch zunächst eine Erhöhung der Medikation anordnete unter weiterer Beobachtung. Frau G. überstand diese Krise sehr gut, ohne dass sie in eine Klinik musste oder dass akute psychotische Symptome auftraten. Sie war wenige Wochen krankgeschrieben, dann konnte sie zurück in ihre Maßnahme und nach einer Weile konnte auch das Medikament wieder reduziert werden. Mittlerweile hat Frau G. ein weiteres Praktikum durchlaufen, was ihr sehr viel Spaß machte und das sie sehr erfolgreich absolvierte.
>
> Meine Begleitung wird andauern und ich bin sehr zuversichtlich, dass Frau G. bald ihren Abschluss erfolgreich ablegen wird!

Auch wenn ein Patient ganz stabil aus einer schizophrenen Erkrankung „herausgegangen" ist, sollte das Thema Psychose und der Umgang mit auslösenden Faktoren kontinuierlich begleitend bearbeitet werden. Hier spielt die fortwährende Psychoedukation eine große Rolle. Sie beinhaltet nicht nur das Wissen um die Krankheit, sondern auch die Schulung des Klienten im Umgang mit schwierigen, eventuell auslösenden Faktoren.

Zusätzliche Hinweise und unterstützende Behandlungsmöglichkeiten

Zusätzlich zur medikamentösen und psychotherapeutischen Versorgung sind Angebote von angrenzenden Heilbehandlungen sehr wirkungsvoll und sinnvoll. Ergotherapie, Kunsttherapie, Bewegungstherapie, Musiktherapie und vieles mehr eignen sich sehr gut zur ergänzenden Unterstützung. Außerdem bieten ambulante psychiatrische Einrichtungen auch Angebote zur Freizeitgestaltung oder zur Tagesstrukturierung an. Eine Berufseingliederung und Arbeitsrehabilitation kann auch ein angestrebtes Ziel sein.

Ein weiterer wichtiger Punkt in der Unterstützung ist der Abbau von Scham und Selbstabwertung aufgrund der Erkrankung. Versuchen Sie Ihrem Klienten klar zu machen, dass eine Psychose eine Strategie des Unterbewusstseins ist, um sich zu schützen. Hier kann auch begleitende Literatur von Thomas Bock sehr hilfreich sein. Was ich auch häufig und gerne empfehle, ist das Buch von Arnhild Lauveng „Morgen bin ich ein Löwe", eine wahre Geschichte, die Mut macht.

Kennen Sie das Therapiekonzept „Soteria"? Es handelt sich um eine alternative stationäre Behandlungsform von psychotischen Krisen mit einem sehr zurückhaltenden Umgang mit neuroleptischer Medikation, weniger Zwangsmaßnahmen und wohnlicher, familiärer Atmosphäre auf der Station. In Deutschland gibt es wenige Kliniken, die eine Station nach diesem Prinzip eingerichtet haben. Man findet sie zum Beispiel in der Münsterklinik in Zwiefalten, im Klinikum München-Ost, im Zentrum für Psychiatrie der Reichenau, im psychiatrischen Krankenhaus Maria Hilf in Gangelt und in der psychiatrischen Universitätsklinik der Charite im St-Hedwig Krankenhaus Berlin. Weitere Informationen finden Sie auf der Internetseite des Soteria Netzwerkes: www.soteria-netzwerk.de

Tab. 6.8 Maßnahmen bei Manie.

Notwendige Maßnahmen	Nähere Informationen
ausführliche Diagnostik	• allgemeinmedizinische Untersuchung inklusive Labordiagnostik • apparatemedizinische Untersuchung • psychiatrische Diagnostik • Psychoedukation
medikamentöse Behandlung	• Stimmungsstabilisatoren, eventuell Neuroleptika
eventuell Klinikeinweisung, eventuell gegen den Willen des Patienten	• Manische Patienten fühlen sich in der akuten Phase so „gut und gesund" wie noch nie und haben deshalb keinerlei Krankheitseinsicht. Dies kann zu Gefährdungen und großen Problemen führen!

> **Wichtig**
>
> Es ist sehr wertvoll, wenn Sie sich mit den Psychopharmaka auskennen! Sie können Ihren Klienten verstehen, wenn er über Nebenwirkungen klagt und diese Belastung eventuell mit ihm verringern. Außerdem können Sie Ihre Patienten informieren über die verschiedenen Medikamente. Häufig besteht hier eine sehr große Unsicherheit und die wenigsten Patienten trauen sich, den Arzt gezielt über die Medikation auszufragen.

6.3.3.2 Andere psychotische Störungen

Unter diese Kategorie fallen alle anderen Störungsbilder des Kapitels F 2, also die schizotype Störung, die anhaltende wahnhafte Störung, akute vorübergehende psychotische Störung, die induzierte wahnhafte Störung, die schizoaffektive Störung und sonstige. Bei allen Krankheitsbildern, die mit psychotischen Symptomen einhergehen, gelten dieselben Grundsätze wie bei den Schizophrenien, die ich in Kap. 6.3.3.1 ausgeführt habe.

Wichtige Informationen zu den affektiven Aspekten bei der schizoaffektiven Störung finden Sie im folgenden Kap. 6.3.4 „Affektive Störungen".

6.3.4 Interventionen ICD-10, Kapitel F 3

Das Kapitel F 3 beschäftigt sich mit den „affektiven Störungen", zu denen die Manie, die bipolare Störung und die depressive Episode gehören. Auf die anderen affektiven Störungen gehe ich nicht ein, da die Behandlungsgrundsätze gleich bleiben.

6.3.4.1 Manische Episode

Es kommt selten vor, dass ein Patient ausschließlich manische Phasen hat. Die Ausprägung dieser Erkrankungsform ist häufig schwer und ähnelt in der Behandlung den Prinzipien der Schizophrenie-Therapie. Sehr häufig gehen Manien mit psychotischen Symptomen einher. Das schwerwiegendste Problem bei der Manie ist, dass der Patient sich in der akuten Phase so vital und gesund wie nie zuvor erlebt. Meist besteht keinerlei Krankheitseinsicht. Es kann zu schwerwiegenden Selbst- und Fremdgefährdungen kommen, die dann zum Schutz des Erkrankten zu einer Zwangseinweisung führen. Aus eigener Reflexion kommt ein manischer Patient so gut wie nie in eine psychotherapeutische Behandlung (**Tab. 6.8**).

Für die **Behandlungsgrundsätze** beachten Sie die Ausführungen bei den Schizophrenien bezüglich der psychotischen Beteiligung und die Ausführungen bei der depressiven Episode bezüglich der Behandlungsphasen und entsprechenden Maßnahmen.

6.3.4.2 Bipolare Affektive Störung

Grundbaustein der Behandlung bipolarer Patienten stellt die langfristige, möglichst ununterbrochene Einnahme eines Stimmungsstabilisators dar, sowohl während der akuten Phase, als auch in symptomfreien Intervallen.

Der erste und wichtigste Punkt einer bipolaren Störung ist die ausführliche Diagnose und eine ärztliche Einschätzung. Es sollte ein mehrdimensionaler Behandlungsplan erstellt werden, in dem die aktuelle Symptomatik (mit oder ohne psycho-

Tab. 6.9 Maßnahmen bei Bipolarer Affektiver Störung.

Notwendige Maßnahmen	Nähere Informationen
ärztliche Diagnostik	• allgemeinmedizinische Untersuchung inklusive Labordiagnostik • eventuell apparatemedizinische Untersuchung • psychiatrische Untersuchung
medikamentöse Verordnung	• Kombination von Antidepressiva und Stimmungsstabilisator
eventuell Klinikeinweisung	• bei akuter Suizidalität, bei psychotischen Symptomen • Ein Arzt sollte beurteilen, ob eine ambulante Behandlung ausreicht oder ob eine stationäre Behandlung notwendig ist.

tische Anteile), der Schweregrad der Erkrankung und die Suizidalität berücksichtigt werden. Bei Eigen- oder Fremdgefährdung, oder akut psychotischen Erlebnisweisen gilt auch hier, dass eine Klinikeinweisung notwendig ist. Je nach Erkrankungsphase kann der Patient wenig bis gar keine Krankheitseinsicht haben.

Die Behandlung zielt vordergründig auf das vollständige Abklingen der affektiven Symptomatik ab. In der Erhaltungs- und Rezidivphase geht es um die Verhinderung von erneuten Akutphasen und um die Verhinderung einer Chronifizierung. Die Behandlung sollte, entsprechend der multifaktoriellen Genese, mehrdimensional ausgerichtet sein (**Tab. 6.9**).

Behandlungsformen
Die **Behandlung** basiert im Wesentlichen auf 4 Säulen:
- medikamentöse Versorgung und andere biologische Therapien
- Psychotherapie und Psychoedukation
- Soziotherapie (Ergotherapie, Arbeitstherapie ...)
- Möglichkeiten der Selbsthilfe

Grundsätzlich ist bei Patienten mit bipolaren Störungen eine Langzeittherapie indiziert.

6.3.4.3 Depressive Episode

Die depressive Episode unterteilt sich in leichte, mittlere oder schwere Ausprägung. Zusätzlich können somatische Begleiterscheinungen oder psychotische Symptome auftreten.

Wenn ein Klient mit einer depressiven Symptomatik in Ihre Praxis kommt, sollten Sie ihn immer zu einem Arzt zur Abklärung schicken, ob eine ambulante Behandlung alleine ausreicht oder ob eine Klinikeinweisung notwendig ist. Es muss zusätzlich die Frage geklärt werden, ob eine Psychopharmakotherapie sinnvoll und notwendig ist.

Ich erlebe es häufig, dass eine große Unsicherheit oder Angst vor der Einnahme eines Medikaments gegen Depression bestehen. Hier ist es unbedingt notwendig, dass Sie Ihre Patienten umfassend aufklären können! Häufig verweise ich meine Klienten auch zu einem Endokrinologen, der mit einem besonders ausführlichen Blutbild auch mehrere Hinweise auf eine Depression belegen kann. Oft hilft den Klienten diese konkrete Untersuchung, um eine Entscheidung bezüglich einer Medikation treffen zu können.

Die **Behandlung** der depressiven Störung ist, je nach Krankheitsphase, unterschiedlichen **Zielen** unterworfen (**Tab. 6.10**, **Tab. 6.11**).

Die **Akuttherapie** sollte beginnen, sobald eine akute Phase auftaucht und so lange anhalten, bis die Symptome sich deutlich gebessert haben. Die Psychoedukation mit der Aufklärung über die Erkrankung, das Therapiekonzept, sowie die mögliche Einnahme von Medikamenten steht im Mittelpunkt. Der Patient muss wissen, dass Antidepressiva erst nach einiger Zeit wirken. Zu Beginn der Behandlung können unangenehme Nebenwirkungen auftreten, die bei einem positiven Wirkungseintritt meist wieder vergehen (Kap. 7.3.1.3). Der Aufbau einer guten, professionellen Beziehung ist wichtig.

In der Phase der Erhaltungstherapie erlernt der Patient, seine spezifischen Frühwarnsymptome zu erkennen und er erlernt Strategien, um einen Rückfall zu verhindern. Das Einbeziehen der Familie ist wertvoll, weil auch das soziale Umfeld

Tab. 6.10 Maßnahmen bei Depression.

Notwendige Maßnahmen	Nähere Informationen
ärztliche Diagnostik	• allgemeinmedizinische Untersuchung inklusive Labordiagnostik • eventuell apparatemedizinische Untersuchung • psychiatrische Untersuchung
medikamentöse Verordnung	• Ob eine medikamentöse Behandlung notwendig ist, muss ein Arzt entscheiden. • bei mittleren und schweren Depressionen ist eine Medikation empfohlen bis notwendig.
eventuell Klinikeinweisung	• bei akuter Suizidalität, bei psychotischen Symptomen • Ein Arzt sollte beurteilen, ob eine ambulante Behandlung ausreicht oder ob eine stationäre Behandlung notwendig ist.

Tab. 6.11 Behandlungsziele depressive Störung.

Erkrankungsphase	Behandlungsziele	Unterziele
Akuttherapie	• Arzt konsultieren	• Entscheidung über mögliche Medikation • Entscheidung über ambulante oder stationäre Behandlung • Psychoedukation
Erhaltungstherapie	• Stabilität	• Verhinderung von erneuten Akutphasen • frühzeitiges Erkennen von Warnzeichen • Mechanismen zur Abwendung eines Rückfalls erlernen • Selbstvertrauen, Selbstsicherheit stärken
Rezidivprophylaxe	• Vorsorge gegen eine Wiedererkrankung	• langfristige Verhinderung von Akutphasen • Selbstfürsorge • regelmäßige Stressprophylaxe

unterstützend dazu beitragen kann, dass Rückfälle verhindert werden. In der Rezidivprophylaxe geht es um die langfristige Verhinderung von akuten Krankheitsphasen. Der Klient sollte genügend Selbstfürsorge aufbringen können, um selbstverantwortlich für eine regelmäßige Stressprophylaxe zu sorgen.

Depressive Störungen sind heutzutage sehr gut zu behandeln. Bei leichten Depressionen reicht meist eine alleinige psychotherapeutische Versorgung. Mittlere und schwere Depressionen brauchen in der Regel eine Kombinationsbehandlung mit Medikamenten und Psychotherapie. Die Verhaltenstherapie gilt auch in der Depressionsbehandlung als sehr effektive Behandlungsform. Zusätzlich wurden Psychotherapien speziell für die Behandlung der Depression entwickelt. Dazu gehört die Interpersonelle Psychotherapie (IPT) und die Kognitive Therapie nach Beck (Kap. 5).

Behandlungsformen
- Verhaltenstherapie bei Depression (Verhaltensanalyse, um die Verhaltensmuster deutlich zu machen, Aktivitätsaufbau, gezielter Einsatz positiver Verstärkung)
- IPT
- Kognitive Therapie nach Beck (Definition der Schlüsselprobleme, kognitive Umstrukturierung, Selbstkontrolle, Abbau von belastenden, negativen Aktivitäten, Aufbau von angenehmen Aktivitäten, Durchsetzen in Konfliktsituationen, Wahrnehmung von Interessen, Umgang mit Rückschlägen sowie vorbeugende Interventionen zur Prävention)
- Hypnotherapie
- Systemische Therapie
- Entspannungsverfahren (Autogenes Training oder Progressive Muskelentspannung)
- tiefenpsychologisch orientierte Psychotherapie

- Gesprächspsychotherapie
- Cognitive Behavioral Analysis System for Psychotherapy (CBASP) (wurde speziell für die Behandlung chronischer Depressionen entwickelt. Sie vereint IPT und Kognitive Therapie und psychodynamische Strategien)

Zusätzliche Hinweise und unterstützende Behandlungsmöglichkeiten

Klienten mit einer depressiven Episode erleben ihre Erkrankung häufig schuldhaft und schambesetzt. Um einen guten Zugang zum Patienten zu bekommen, sind eine empathische Kontaktaufnahme und die Bildung einer vertrauensvollen Beziehung besonders wichtig. Verwenden Sie ausreichend Zeit darauf, das Krankheitsbild zu erklären. Dies sollte auch immer wieder Gegenstand der Behandlung sein. Der Klient sollte seine Störung verstehen und realisieren, dass er in einem Zustand ist, in dem er Hilfe benötigt. Dieses Verständnis ist die Grundlage für eine spätere verantwortungsbewusste Selbsthilfe in kritischen Situationen. Auch die psychosomatischen Zusammenhänge, die im Rahmen einer depressiven Störung auftreten können, sollten Sie Ihrem Patienten erklären.

Erfragen Sie die Suizidalität bei einem depressiven Klienten bitte immer aktiv! Warten Sie nicht darauf, dass der Patient von sich aus darüber spricht. Fragen Sie nach. Eine wichtige Grundhaltung, die Sie vermitteln sollten, ist die Hoffnung. Versuchen Sie, auf die gesunden Anteile in Ihrem Gegenüber zu fokussieren (Michelangelo-Prinzip Kap. 4.5). Das spürt Ihr Patient und es hilft, ihm Hoffnung zu fassen. Die Ziele in der Therapie sollten erreichbar, realistisch und so gestaltet sein, dass der Betroffene auch Erfolgserlebnisse erreichen kann.

Da sich Menschen mit depressiver Symptomatik häufig schwer damit tun, Entscheidungen zu treffen, sollten Sie auch diesen Aspekt in Ihre Behandlung einbauen. Erstellen Sie zum Beispiel gemeinsam mit dem Klienten eine Liste mit Ideen, wie er Entscheidungen treffen kann. Er könnte zum Beispiel würfeln oder eine Münze werfen. Zusätzlich zu der medikamentösen Behandlung und zu der psychotherapeutischen Versorgung gibt es für die Depression noch spezielle Verfahren, die teilweise sehr effektiv sein können: Die Schlafentzugstherapie, die Elektrokrampftherapie und die Lichttherapie.

Ich habe in meiner Praxis eine Lichttherapie-Brille, die zusätzlich zu einem blauen Licht verschiedene Modi hat, in denen eine bilaterale Stimulation erfolgt. Diese Brille leihe ich manchen Klienten aus. Sie können damit die Erfahrung machen, ob eine Lichttherapie eine sinnvolle Unterstützung für sie sein kann. Im Anhang finden Sie den Link, wo ich diese Brille bezogen habe. Es gibt auf dem Markt noch viele weitere Lichttherapiegeräte, die sich der Klient für zu Hause besorgen kann. Der Einsatz von Lichttherapie kann eine sinnvolle Ergänzung sein. Schon die Anschaffung eines Lichtweckers empfinden viele Klienten als eine große Bereicherung.

Die Elektrokrampftherapie hat oft einen schlechten Ruf, weil viele noch die alten Bilder der unschönen Anwendung im Kopf haben. Kennen Sie den Psychiatrie-Klassiker *Einer flog übers Kuckucksnest* mit Jack Nicholson? In diesem Film werden die Patienten der Anstalt mit Elektroschocks bestraft. Zu früheren Zeiten war die Durchführung der Elektrokrampftherapie grob und unreflektiert und häufig kamen Patienten zu Schaden. Dabei ist ihre Wirksamkeit sehr gut, wenn sie adäquat eingesetzt wird. Es gibt wenige Kliniken, die sie durchführen. Die Patienten, meist Menschen mit schweren Depressionen, berichten Positives über diese Behandlungsform, die heute sehr sanft und kontrolliert durchgeführt wird. Auch die Schlafentzugstherapie wird nicht allzu häufig in Kliniken angeboten. Vermutlich weil es einen hohen personellen Aufwand fordert, sie durchzuführen. Außerdem brauchen Klienten eine große Disziplin, damit sie auch erfolgreich ist.

Eine gute Informations- und Unterstützungshilfe bietet die Deutsche Depressionshilfe:
www.deutsche-depressionshilfe.de

6.3.5 Interventionen ICD-10, Kapitel F 4

Das Kapitel F 4 beschäftigt sich mit den „Neurotischen, Belastungs- und Somatoformen Störungen". Diese Störungsbilder sind vermutlich die häufigsten in Ihrer Praxis.

6.3.5.1 Phobische Störung

Patienten mit Angststörungen kommen oft erst nach jahrelanger Erkrankung in eine psychotherapeutische Behandlung.

Notwendige Maßnahmen

Eine Basisintervention bei allen Angststörungen sind psychoedukative Maßnahmen mit Informationen über die Symptome, die Erkrankung, die Ursachen und die Behandlung der Störung. Bei der Phobie zeigt der Klient eine objekt- oder situationsbezogene Angst, die ihm meist unangenehm beziehungsweise peinlich ist. Er weiß, dass diese Angst „eigentlich" unbegründet ist. Hier ist es wichtig, dem Patienten zu erklären, dass Angst sich häufig „unsinnige" Themen sucht und oft nicht logisch nachvollziehbar ist. Der Klient sollte durch Ihre Erklärungen das Gefühl bekommen, dass er mit seiner Symptomatik akzeptiert wird. Denn in der Folge ist es wichtig, dass er selbst seine Störung annimmt und akzeptiert, bevor er etwas daran verändern kann.

Für die Abklärung, ob eine begleitende medikamentöse Behandlung notwendig ist, sollte der Klient einen Arzt konsultieren.

Das wichtigste **Behandlungsziel** ist, dass der Klient lernt, die angstauslösende Situation nicht mehr zu vermeiden (**Tab. 6.12**).

Behandlungsformen

Die Psychotherapie des Patienten orientiert sich an der Entwicklungsstufe der Erkrankung. Die Kognitive Verhaltenstherapie gilt als Standardtherapieverfahren. Weitere Verfahren:
- Konfrontationsbehandlung mit Reizüberflutung
- systematische Desensibilisierung
- Entspannungsverfahren
- Gesprächspsychotherapie
- Psychodynamische Psychotherapie

Zusätzliche Hinweise und unterstützende Behandlungsmöglichkeiten

Bei Phobien habe ich in meiner Praxis sehr gute Erfolge mit der Meridianklopftherapie erzielt. Das Vorgehen ist mit einer verhaltenstherapeutischen Konfrontation vergleichbar. Zusätzlich klopft der Klient Akupunkturpunkte, was zu einer schnelleren Erleichterung und Entlastung führt.

Die genaue Beschreibung der Übung: Die Klopfpunkte, die Sie verwenden können, entnehmen Sie der Praxisübung (Kap. 4.6.3), die 6 Punkte der Mittellinienbehandlung nach Gallo.

> **Übung**
>
> Für die Durchführung wird eine annähernde Konfrontation, wie in der systematischen Desensibilisierung schrittweise durchgeführt. Bei jeder Konfrontation hat der Klient die Aufgabe, die Akupunkturpunkte während der Konfrontation so lange zu klopfen, bis die emotionale Belastung abnimmt und schließlich ganz verschwindet. Dann folgt die nächste, etwas furchterregendere Konfrontation und der Klient klopft wieder, bis er ruhig ist.

Es wird im Prinzip eine systematische Desensibilisierung unter Anwendung der Meridianklopftherapie durchgeführt. Der vorteilhafte Aspekt, der durch die Stimulation des Meridiansystems entsteht, ist das schnelle Vergehen der akuten Belastung. Oft tritt trotz erneuter Konfrontation durch eine ähnliche Belastung zu einem späteren Zeitpunkt die Angstreaktion nicht mehr auf. Das

Tab. 6.12 Behandlungsziele bei Phobien.

Behandlungsziele	Unterziele
- angstauslösende(s) Situation/Objekt soll nicht mehr vermieden werden	- Motivationsförderung, Ermutigung, Konfrontation
- Beschwerden als Ausdruck von Angst verstehen lernen	- Psychoedukation, Akzeptanz, Selbstannahme, Steigerung des Selbstwertgefühls, Annahme der Störung
- Handlungsfähig werden	- Selbstverantwortung übernehmen, Stressmanagement, Konfliktbewältigung, Entspannungsverfahren

sind meine positiven Erfahrungen mit dieser Übung. Ihr Klient kann diese Übung immer wieder wiederholen, wenn er in Angstsituationen kommt. So hat er die Möglichkeit, sich selbst zu helfen.

> **✳ Wichtig**
>
> Es kann vorkommen, dass diese Anwendung nicht erfolgreich wirkt. Im Sinne der Theorie der energetischen Psychologie liegt dann eine psychische Umkehr vor oder es bedarf einer individuellen Diagnostik der zu klopfenden Akupunkturpunkte. Diese spezifische Anwendung und Therapie muss dann von einem Therapeuten mit entsprechender Qualifikation in einem energetischen Verfahren durchgeführt werden.

6.3.5.2 Andere Angststörungen/Panikstörung

Die therapeutische Beziehung ist bei den Angststörungen besonders wichtig. Der Patient muss sich angenommen und akzeptiert fühlen. Die professionelle Beziehung sollte vertrauensvoll und stabil sein. Besonders bei der Panikstörung ist auch die Psychoedukation ein sehr wichtiger therapeutischer Aspekt. Der Klient sollte verstehen, dass die Panikattacken für den Körper und die Funktion der Organe ungefährlich sind, obwohl er sie mit größter Angst erlebt. Diese Aufklärung ist ein wesentlicher Punkt in der erfolgreichen Behandlung. Bei Panikattacken taucht sehr oft eine verstärkte Selbstbeobachtung auf, sowie eine Angst vor der erwarteten Angst.

Notwendige Maßnahmen

Zur Abklärung, ob eine medikamentöse Behandlung notwendig ist, muss der Patient einen Arzt konsultieren. Manchmal bekommen Klienten mit Panikstörungen als Bedarfsmedikament einen Tranquilizer. Dieser wirkt sehr schnell gegen die Angst, hat aber die gefährliche Nebenwirkung, dass er zu einer körperlichen Abhängigkeit führen kann. Hier ist es enorm wichtig, die Betroffenen über die Nebenwirkungen aufzuklären. Häufig höre ich von Menschen mit Panikstörungen, dass schon das Wissen, dass man für den Notfall ein Medikament zur Verfügung hat, eine Panikattacke verhindert (**Tab. 6.13**).

Behandlungsformen

- Verhaltenstherapie gilt als das Verfahren der Wahl (kognitive Orientierung)
- Entspannungsverfahren
- Gesprächspsychotherapie
- Psychodynamische Psychotherapie

Zusätzliche Hinweise und unterstützende Behandlungsmöglichkeiten

Der Klient soll lernen, mit Alltagsstress umzugehen und für kritische Situationen Bewältigungsstrategien zur Verfügung zu haben. Ein gutes Stressmanagement ist hierfür sehr wichtig. Das Selbstvertrauen des Patienten soll aufgebaut werden, so dass er zur Selbstfürsorge fähig wird und (wieder) Selbstverantwortung übernehmen kann.

Alles, was Sie zusätzlich in Ihrem „Wissensköfferchen" haben, was diese Ziele unterstützen kann, ist hilfreich für Ihren Klienten!

Tab. 6.13 Behandlungsziele Panikstörungen.

Behandlungsziele	Unterziele
• verstärkte, ängstliche Selbstbeobachtung verhindern	• Selbstbeobachtung, Beobachtung automatischer Gedanken, Zusammenhang zwischen eigenen Gedanken (Erwartungen, „Horrorphantasien") und folgenden vegetativen Reaktionen verstehen, Gedankenstopp und Kognitionen verändern
• Fehlinterpretation vegetativer Funktionen verändern	• Wahrnehmen lernen, statt interpretieren • kognitives Reframing durch genaue Beschreibung der vegetativen Reaktionen
• Vermeidungsverhalten durchbrechen	• Vermeidungsstrategien reduzieren

In den letzten Jahren wurden viele Behandlungsformen in die Verhaltenstherapie integriert, die Aspekte der östlichen Meditationslehre und der Achtsamkeitsschulung enthalten. Ich persönlich freue mich über diese Entwicklung sehr! Menschen mit Angststörungen können sehr gut von der Achtsamkeitspraxis profitieren. Sie unterstützt darin, anzunehmen was ist. So können die Klienten in einen „Beobachtungsstatus" wechseln, um ihre Gefühle „von außen" zu betrachten. Diese Haltung hilft oft, dass der Klient sich im Loslassen üben kann. Das ist eine notwendige Voraussetzung, um eine Angststörung zu überwinden.

6.3.5.3 Andere Angststörungen/Generalisierte Angststörung

Eine generalisierte Angststörung ist vor allem durch das Leitsymptom der übertriebenen Sorge gekennzeichnet. So sorgen sich die Klienten mit dieser Störung generell über „alles". Diese ausgeprägte Angst, die sich in allen Lebensbereichen zeigt, führt zu einem starken Vermeidungsverhalten und zu einem Ablenkungs- und Unterdrückungsverhalten. Häufig wird im Laufe der Zeit die ganze Familie so eingebunden, dass alle nur noch Rücksicht nehmen auf die ängstliche Person und das Alltagsleben sich nach dem Vermeidungsverhalten des Betroffenen ausrichtet.

Behandlungsformen
Für die Vorgehensweise in der Therapie gelten folgende mögliche Ansatzpunkte:
- Psychoedukation
- Entspannungstraining zur Reduktion der vegetativen Erregbarkeit
- Aufmerksamkeitsfokus von potenziell bedrohlichen Reizen abwenden
- Änderung der kognitiven Verzerrungen
- Abbau des Vermeidungs- und Rücksichtsverhaltens
- Aufbau und Stärkung von Problemlösestrategien
- Stärkung des Selbstvertrauens und der Selbstfürsorge
- Erwerb von Verhaltensfertigkeiten für problematische Situationen
- Stressmanagement
- Etablierung von Entspannung im Alltag
- Ressourcenstärkung

Zusätzliche Hinweise und unterstützende Behandlungsmöglichkeiten
Menschen mit generalisierten Angststörungen leiden häufig an einer dauerhaften Angst, die sich durch alle Bereiche des Lebens zieht. Dieser Zustand führt im Organismus zu einer anhaltenden Stressreaktion. Dementsprechend ist es wichtig, diesen Klienten Entspannung und Gelassenheit zu vermitteln. Dies kann durch autogenes Training oder progressive Muskelrelaxation umgesetzt werden. Auch Meditation, Achtsamkeitsschulung oder körperliche Entspannungstechniken können sehr hilfreich sein. Ihr Klient sollte ein Verfahren zur Entspannung finden, das er dauerhaft in seinen Alltag integrieren kann.

Weitere Hinweise entnehmen Sie den Beschreibungen der Phobie und Panikstörung.

6.3.5.4 Zwangsstörungen

Zwangsstörungen können unter Umständen sehr hartnäckig sein und zu vielfältigen Folgeproblemen führen. Bis vor einigen Jahren galten Zwangsstörungen noch als unheilbar. Diese Meinung wurde mittlerweile zum Glück revidiert. Doch es kann schon vorkommen, dass eine Zwangsstörung therapeutisch schwer zugänglich ist.

Notwendige Maßnahmen
Der Klient sollte von einem Arzt untersucht werden, damit die Frage nach einer möglichen Zusatzmedikation mit Antidepressiva geklärt werden kann. Auch die Notwendigkeit einer stationären Behandlung muss vor Therapiebeginn abgeklärt werden.

Es wurde nachgewiesen, dass bei Zwangsstörungen eine Neurotransmitterstörung vorliegt. In diesen Fällen ist der Einsatz von Medikamenten möglicherweise sinnvoll oder notwendig. Auch wenn gleichzeitig komorbid eine depressive Symptomatik besteht.

> ✱ **Wichtig**
> Eine möglichst **frühzeitige Behandlung** ist notwendig, um Folgestörungen zu minimieren. Die Zwangsstörung „verschwindet" nicht von alleine. Sie hat viel eher die Tendenz, sich auf mehrere Bereiche auszuweiten, wenn sie unbehandelt bleibt!

Behandlungsziele

- Abbau von Ängsten
- Abbau von Vermeidungsverhalten
- Abbau von Zwangshandlungen (Die Symptome verschwinden nicht bei allen Klienten vollständig. Manchmal muss der Betroffene lernen, mit einem Teil seiner Symptomatik zu leben.)

Vorgehen in der Praxis:

- Beziehungsaufbau, Vertrauensebene bilden: Zwangspatienten schämen sich oft sehr.
- Motivation zur Genesung erarbeiten: Die Hartnäckigkeit der Störung zeigt sich in vielerlei Widerständen.
- Verhaltensanalyse, in welcher Situation, beziehungsweise durch welche Umstände wurde das Zwangsverhalten erlernt? Beobachten der Symptomatik (Tagebuch). Welche Funktion erfüllt die Symptomatik und was steckt dahinter?
- Ziele erarbeiten
- Ausführliche Psychoedukation: Erfassen der Symptomatik, Verstehen der Hintergründe und zwangsauslösende Situationen erkennen.
- Hilfestellungen, um den Therapieerfolg aufrecht zu erhalten: Achtsamkeitsbasierte Techniken, Selbsthilfegruppen, Selbstfürsorge und anderes.

Behandlungsformen

Sie vermuten es sicher schon: Auch für die Zwangsstörungen ist die Verhaltenstherapie das Verfahren der Wahl. Sie wird mit Techniken der Reizkonfrontation, auch Exposition genannt, durchgeführt.

- Verhaltenstherapie
- Konfrontationsbehandlung mit Reizüberflutung, Reaktionsmanagement
- systematische Desensibilisierung

Für die Behandlung soll sich der Klient schrittweise den zwangsauslösenden Reizen aussetzen, ohne sie jedoch durchzuführen. Er soll lernen mit den aufkommenden Gefühlen umzugehen (Auch hier könnte man ein Verfahren wie das Meridianklopfen (oder ähnliches) sehr gut einsetzen.).

Zusätzliche Hinweise und unterstützende Behandlungsmöglichkeiten

Das Prinzip der systematischen Desensibilisierung ist die Grundannahme, dass Angst und Entspannung nicht gleichzeitig vorhanden sein können. Der Patient lernt ein Entspannungsverfahren, wie die progressive Muskelentspannung und wendet es an, während er schrittweise mit der angstauslösenden Situation konfrontiert wird. Hinter den Zwangshandlungen steht oft Angst! Wenn der Klient dazu aufgefordert wird, seine Zwangshandlungen zu unterlassen, empfindet er Angst. Zwangs- und Angststörungen sind also sehr eng miteinander verwoben. Bevor die Konfrontation mit der angstauslösenden Situation in der Realität erfolgt, wird sie in der Vorstellung durchlaufen.

Da ich in EMDR ausgebildet bin, modifiziere ich zum Beispiel die Behandlung wie im anschließenden Fallbeispiel.

> **Fallbeispiel**
>
> Anna, 13 Jahre, leidet unter einer kombinierten Zwangs- und Angststörung, die zu massivem Vermeidungsverhalten führt. Eine große Beeinträchtigung der Familie ist es, dass Anna immer hören muss, was die Mutter sagt. Sie weicht der Mutter folglich nicht von der Seite und fragt oft mehrfach nach, wie der genaue Wortlaut dessen war, was die Mutter gesagt hat. In diesen Situationen zeigt sie nervöse Erregung und Angst.
> In der Therapie habe ich mit Anna eine Liste der Situationen erstellt, die sie als „ganz schlimm" empfindet: zum Beispiel, wenn die Mutter alleine in Urlaub fahren würde. Und Situationen, die weniger Angst auslösend wären: Dass die Mutter am Morgen alleine mit dem Hund Gassi geht. Für die Behandlung nehmen wir uns Schritt für Schritt jede einzelne Situation in der Vorstellung vor. Anna bekommt die Aufgabe, sich im Geiste der jeweiligen Situation zu stellen. Wenn ich spüren und sehen kann, dass sie emotional ganz in der Belastungssituation angekommen ist, beginne ich mit der bilateralen Stimulation. Wir modifizieren die Behandlung so, dass Anna gut mitgehen kann und stets stabil bleibt. Es geht in sehr kleinen Schritten voran, aber immerhin kann die Mutter mittlerweile tatsächlich mit dem Hund alleine Gassi gehen.

Ich beschreibe Ihnen dieses Fallbeispiel deshalb, um zu verdeutlichen, dass Sie auch mit Ihren eigenen Methoden kreativ arbeiten können. Auch so können Sie die Behandlungsziele erreichen. Ich finde es wichtig, sich mit der allgemeinen Empfehlung nach den Leitlinien zu befassen. Aber eine Modifikation ist durchaus in Ordnung. Wenn Sie immer darauf achten, dass Sie Ihre Klienten nicht überfordern und sich innerhalb der Behandlungsgrundlagen bewegen, dürfen Sie erfindungsreich sein.

> **✱ Wichtig**
>
> **Praxisbeispiel „OCD"**
> Im Englischen heißt die Zwangsstörung „OCD" (obsessive-compulsive disorder). Ich besuchte vor einiger Zeit ein englisches Seminar. Der Seminarleiter erzählte von einer Übung, mit der ein Klient sich von seiner Störung distanzieren kann. Dabei spielte das Michelangelo-Prinzip (Kap. 4.5) eine Rolle. Jedes Mal, wenn die Zwangsstörung den Klienten zu beherrschen drohte, sollte er zu sich sagen: „It's not me, it's OCD".
> Auf diese Art kann der Patient lernen, dass er und sein innerer Kern in Ordnung und gesund sind. Die Störung ist „etwas", was er erworben hat und was er wieder ablegen kann.
> Für Borderline-Erkrankte könnte der Spruch lauten: „It's not mine, it's Borderline".

Anmerkung zum Praxisbeispiel Der Zweck dieser Übung ist es, die Störung zu externalisieren. Eine ähnliche Wirkung kann erzielt werden, wenn der Patient seiner Zwangsstörung einen Namen gibt. Das hilft häufig, die Symptome zu identifizieren und etwas leichter mit ihnen umgehen zu können.

Die Komplexität der Zwangsstörung sollte ein multimodales Behandlungskonzept nach sich ziehen, das unter Umständen auch systemische Aspekte berücksichtigt und integriert, sowie tiefenpsychologische und achtsamkeitsbasierte Methoden. Ich habe es ebenfalls häufiger erlebt, dass gerade Zwangsstörungen durch Traumata ausgelöst wurden. Diese sind entsprechend mit einem Trauma-Therapieverfahren zu behandeln. Die Angehörigen sollten in die Therapie mit einbezogen werden. Besonders dann, wenn sich im Laufe der Erkrankung bestimmte Rituale zur Vermeidung in der Familie entwickelt haben.

6.3.5.5 Posttraumatische Belastungsstörung

Die Behandlung einer posttraumatischen Belastungsstörung (PTBS) sollte möglichst früh erfolgen. Dies bedeutet: Sobald die PTBS mit ihren vielfältigen Symptomen, wie flash backs, Albträume, Vermeidungsverhalten und anderes bemerkt wird. Zur Frühintervention nach einem traumatischen Ereignis gibt es unterschiedliche Meinungen. Es wird ein aufmerksames Beobachten und Abwarten („watchful waiting") empfohlen. Hier geht es um den Zeitraum nach dem Trauma und bevor eine PTBS eingetreten ist. In den Tagen und Wochen nach einem traumatischen Erlebnis sind viele Patienten noch stark beeinträchtigt und nicht stabil. In diesem Fall ist eine Aufarbeitung kontraindiziert und das aufmerksame Beobachten und Abwarten ist notwendig, bis der Klient gefestigt genug für eine Konfrontation mit dem Erlebten ist.

Notwendige Maßnahmen
Meist kann die Behandlung ambulant durchgeführt werden. Eine stationäre Behandlung ist dann angebracht, wenn zum Beispiel schwere depressive Symptome vorliegen, wenn akute Suizidalität besteht oder wenn sonstige schwer beeinträchtigende Begleitsymptome vorhanden sind. Das kann eventuell eine akute Psychose sein. Unter Umständen sind bei schweren Ausprägungen die Untersuchung eines Arztes und die Einschätzung über eine begleitende Medikation erforderlich. Oder es kommt eine andere Form der Behandlung infrage.

Wenn der Patient weiter anhaltenden Traumatisierungen ausgesetzt ist oder wenn ein dauernder Täterkontakt besteht, ist keine Traumabehandlung möglich. In diesem Fall ist die stabile soziale Sicherheit des Klienten das erste Ziel. Suchen Sie sich Unterstützung bei fachbezogenen Beratungsstellen und bei einem behandelnden Arzt Ihres Klienten. Natürlich müssen Sie diese Maßnahmen zuvor mit Ihrem Klienten besprechen und sich von der Schweigepflicht entbinden lassen (Kap. 1.2.4.2).

Eine Traumabehandlung ist ebenfalls nicht möglich, wenn der Klient nicht stabil genug ist.

Er muss über ausreichend Bewältigungsstrategien und Selbstsicherheit verfügen, um sich selbst stabilisieren und beruhigen zu können. Eine Trauma-Aufarbeitung kann weitere Erinnerungen aufdecken oder zum Beispiel belastende Träume auslösen. Mit diesen Situationen sollte der Klient selbstverantwortlich und gut umgehen können. Ist dies nicht der Fall, muss vor einer direkten Aufarbeitung des Traumas die Zeit zu einer sicheren Stabilisierung im Hier und Jetzt verwendet werden.

Der Fokus der **Behandlung** liegt auf der Bearbeitung des traumatischen Erlebens und einer Konfrontation mit dem Geschehen mit der Unterstützung des Therapeuten. Diese therapeutische Exposition wird vorbereitet, so dass der Klient stabil ist und Kontrolle über die Symptome haben kann. Bevor dies nicht gesichert ist, kann keine Traumabearbeitung stattfinden. Aus diesem Grund kann die Vorbereitungsphase unterschiedlich lang sein.

Behandlungsformen
Die Bearbeitung kann mit verschiedenen Traumatherapieverfahren erfolgen:
- EMDR
- Verhaltenstherapie
- Imagery Rescripting and Reprocessing Therapy (IRRT)
- Somatice Experiencing
- Brainspotting (Brainlog)
- Psychodynamisch Imaginative Psychotherapie
- Ego-State-Therapie
- Psychodynamische Psychotherapie
- und weitere Methoden

Die wissenschaftliche Untersuchung zeigte, dass die Verhaltenstherapie und EMDR die höchste Effektstärke aufweisen und somit am erfolgreichsten sind. Die **Phasen** einer Behandlung bei der PTBS sollten wie folgt gegliedert sein:
- Stabilisierungsphase (Ressourcenaktivierung, eventuell medikamentöse Behandlung)
- Schrittweise Konfrontation mit dem Trauma
- Integration

Behandlungsziele
- Der Klient erlangt die Kontrolle über ungewollt auftauchende Erinnerungen.
- Psychoedukation über die Ursachen und Folgen einer PTBS (Albträume, Flashbacks, innere Unruhe, Ängste, Vermeidungsverhalten, Schlafstörungen, depressive Verstimmung, Suchtmittelmissbrauch)
- Symptome wie Angst, Schlafstörungen, Konzentrationsmangel zu beseitigen.
- Symptome wie Depression, Suchtmittelmissbrauch oder selbstschädigendes Verhalten abzubauen.
- Abbau von Schuldgefühlen, Hilflosigkeitserleben oder Verzweiflung.
- Das Geschehen als einen Teil des Lebens zu betrachten, der nicht mehr bedrohlich ist.
- innerer sicherer Ort und sichere Bilder etablieren.
- eventuell verlorengegangene Fähigkeiten und Interessen wieder etablieren
- Arbeitsfähigkeit wiederherstellen
- Lebensfreude und Lebenssinn wieder zu entdecken
- Selbstfürsorge, Selbstverantwortung und Selbstvertrauen entwickeln

Zusätzliche Hinweise und unterstützende Behandlungsmöglichkeiten
Es ist wichtig, den Klienten genau über die Traumatisierung und die Folgen aufzuklären, die diese im Leben und im Körper eines Betroffenen auslösen kann.

> **Zusatzinformation**
>
> **Traumatisierung und neurologische Vorgänge**
> - Gefahr tritt ein
> - Info wird an den Thalamus weitergeleitet
> - Weiterleitung an die Amygdala
> - Hormonausschüttung und damit „Alarmsignal"
> - Dies führt dazu, dass der normale Speicherablauf im Gehirn außer Kraft gesetzt wird.
> - Großhirn wird „lahmgelegt"- und damit der Verstand und die Bewertung

> - Reaktionen werden vom impliziten Gedächtnis gesteuert und es kommt zu
> - Dissoziation und Kontaktspaltung der Gehirnteile.
>
> Die Folgen einer solchen Traumatisierung sind schnelle, automatisierte Reaktionen ohne Bewertung. Amnesie in unterschiedlicher Ausprägung. Eine Art „Fehlspeicherung" führt zu unwillkürlichem Abrufen der Erinnerung (Flashbacks).

Unterstützend und begleitend sind Körperpsychotherapieverfahren sehr effektiv. Durch das Trauma-Erleben ist die Beziehung zum Körper meist gestört, diese gilt es wieder behutsam aufzubauen. Auch Techniken wie Yoga, Bewegungstherapie, Tanztherapie, Kunsttherapie und Entspannungsverfahren können sehr hilfreich sein. Bestehen Probleme in der Familie oder Partnerschaft, sind auch systemische Aspekte wertvoll.

Ihnen möchte ich ans Herz legen darauf zu achten, welche Art Traumatisierung der Klient erlebt hat. Lesen Sie dazu die Traumatyp-Einteilung (Kap. 7.5.2). Diese Überlegung beinhaltet wertvolle Informationen zur Wichtigkeit der therapeutischen Beziehung in der Behandlung von traumatisierten Klienten.

6.3.5.6 Dissoziative Störungen

Meist dauert es lange Zeit, bis ein Patient mit dissoziativen Störungen in der Psychotherapiepraxis „ankommt". Zuvor hat er eine Odyssee an Untersuchungen und Behandlungen in der Neurologie hinter sich, da er unter körperlichen Symptomen leidet. Der Patient sollte nicht unmittelbar mit dem psychischen Hintergrund seiner Störung konfrontiert werden. Es sollte betont werden, dass man den Klienten und seine Beschwerden ernst nimmt und dass man nicht davon ausgeht, dass er „nichts hat". Eine stationäre Behandlung ist bei schweren dissoziativen Störungen mit Lähmungen oder Krampfanfällen notwendig. Ein anderer Grund ist, wenn eine Komorbidität mit anderen psychischen Störungen vorliegt. Die Herausarbeitung der zugrundeliegenden Konfliktdynamik ist ein wichtiges Behandlungsziel.

Behandlungsformen
Für die Behandlung wird eine Kombination von Interventionen aus unterschiedlichen Therapieschulen empfohlen. Das Vorgehen sollte an den Krankheitsphasen orientiert sein.
- Psychoedukation, um dem Klienten zu vermitteln, dass seine Symptome mit hoher Wahrscheinlichkeit einen psychischen Aspekt in der Entstehung haben.
- Symptomorientierte Behandlung wird mit entsprechenden Begleittherapien unterstützt, wie Krankengymnastik oder anderen Anwendungen.
- Man kann mit suggestiv-hypnotherapeutischen Verfahren beginnen: wie zum Beispiel dem autogenen Training oder der progressiven Muskelentspannung. Auf dieser Basis kann dann langsam eine verhaltenstherapeutische Richtung eingeschlagen werden – wenn der Patient positive Erfahrungen mit den Entspannungsverfahren gemacht hat.
- Behandlung traumatischer Erlebnisse aus der Vorgeschichte
- eventuell begleitende Therapie mit Medikamenten (zum Beispiel Antidepressiva)

Behandlungsziele
- Herausarbeitung der zugrundeliegenden Konfliktdynamik
- Psychoedukation
- Stabilisierung
- Symptomenreduktion
- Verbesserung der Gefühls- und Spannungsregulation
- Veränderungsmotivation erhöhen
- Reduktion der emotionalen Verwundbarkeit
- Symptomtagebuch zur Bewusstseinsschulung
- Frühwarnzeichen erkennen und adäquat reagieren
- Antidissoziative Fertigkeiten (Skills-Training). Beispiele von Techniken zur Unterbrechung dissoziativer Zustände: in Chili-Schote/Ingwer beißen, Amoniak/Tigerbalsam riechen, laute Musik, Stimulation über Eiswürfel.
- Bearbeitung dysfunktionaler Schemata mit Realitätsprüfung (Beispiel).

Zusätzliche Hinweise und unterstützende Behandlungsmöglichkeiten

Dissoziation kann als stressabhängiges Reaktionsmuster verstanden werden, das je nach Vorgeschichte, Disposition und Ausmaß der Belastung auftritt. Es finden sich vermehrt traumatische Erfahrungen in der Vorgeschichte der Klienten. Vor allem in den USA werden hypnotherapeutische Verfahren bei dissoziativen Störungen eingesetzt. Wenn der Klient einen guten Zugang dazu bekommt, spricht dem nichts entgegen.

Auch der Einsatz von EMDR (Kap. 5.5.5.8) kann hilfreich und sinnvoll sein. Der Patient bekommt hier auch nicht den Eindruck einer „zu starken" psychotherapeutischen Vorgehensweise, was die Compliance bei dissoziativen Störungen erhöhen kann.

> **Wichtig**
> Dissoziative Symptome müssen aktiv erfragt werden (**Tab. 6.14**).

6.3.5.7 Somatoforme Störungen

Patienten mit somatoformen Störungen, besonders mit hypochondrischer Ausprägung, zweifeln oft die Kompetenz ihrer Behandler an, was sie zu „schwierigen Klienten" machen kann. Unter Umständen sind somatische Therapien (Beispiel Physiotherapie) einzusetzen, um eine symptombezogene Behandlung mit einzubeziehen. Grundsätzlich ist es aber auch wichtig, die körperlichen Beschwerden medizinisch abklären zu lassen. Die Klienten brauchen viel Zeit und Verständnis, um sich den psychischen Hintergründen ihrer somatischen Symptome „stellen" zu können. Ähnlich wie bei den dissoziativen Störungen braucht auch hier der Patient die Gewissheit, dass er ernst genommen wird. Nach und nach sollten Verbindungen zwischen körperlichen Symptomen und Alltags- oder Lebensereignissen hergestellt werden.

Behandlungsformen
Empfohlene **Therapieverfahren** sind:
- Kognitiv verhaltenstherapeutische und verhaltensmedizinische Ansätze
- psychodynamische Kurzzeittherapie
- Entspannungsverfahren
- expressives Schreiben nach Pennebaker
- Biofeedback
- eventuell medikamentöse Therapie mit Antidepressiva

Behandlungsziele
- Beziehungsaufbau
- Psychoedukation mit dem Ziel, die Klienten zu einer Psychotherapie zu motivieren
- Einfluss von Stress auf körperliche Symptome erkennen
- Entspannung
- Zusammenhang zwischen Aufmerksamkeitsfokussierung und der Häufigkeit des Auftretens von Missempfindungen erkennen
- Aufbau neutralisierender Bewertungsprozesse

Tab. 6.14 Fragen zu dissoziativen Symptomen.

Diagnose	Beispielfragen zur Exploration dissoziativer Symptome (angelehnt an SKID-D)
Dissoziative Amnesie	• Haben Sie jemals das Gefühl gehabt, dass es größere Lücken in Ihrem Gedächtnis gibt? • Hat es jemals Stunden oder Tage gegeben, die zu fehlen schienen oder für die Sie keine Rechenschaft ablegen konnten? • Gab es jemals eine Zeit, in der Sie Schwierigkeiten hatten, sich an Ihre täglichen Aktivitäten zu erinnern? • Waren Sie jemals unfähig, sich an Ihren Namen oder andere persönliche Informationen zu erinnern?
Dissoziative Fugue	• Haben Sie sich jemals an einem Ort entfernt von zu Hause wieder gefunden und waren nicht in der Lage, sich daran zu erinnern, wer Sie sind?
Dissoziative Identitätsstörung (DIS)	• Haben Sie jemals das Gefühl gehabt, dass in Ihrem Inneren ein Streit darüber stattfindet, wer Sie eigentlich sind? • Haben Sie jemals für sich selbst einen anderen Namen gebraucht? • Wurde Ihnen jemals gesagt, dass Sie wie eine andere Person zu sein scheinen?

- Reduktion von Schonverhalten und Vermeidungsverhalten
- Bearbeitung weiterer therapierelevanter Themen (bei Traumatisierungen zum Beispiel)
- Stressmanagement
- Genusstraining
- Bewusstsein für Gefühle fördern

Zusätzliche Hinweise und unterstützende Behandlungsmöglichkeiten

Anamnestisch gibt es eine erhöhte Rate von körperlichen und/oder sexuellen Gewalterfahrungen bei Patienten mit einer somatoformen Störung. Bindungsstörungen sind sehr häufig vertreten. So kommen vielfältig unsichere und vermeidende Bindungsstile vor. Zusätzlich zeigen sich somatoforme Störungen gehäuft in Familien mit Personen, die einen Substanzmissbrauch und/oder soziopathische Züge aufweisen.

Bei der Aufrechterhaltung der Störung spielt ein bestimmter Umgang mit körperlichen Beschwerden häufig eine wichtige Rolle. Die Aufmerksamkeit wird auf körperliche Empfindungen fokussiert. Dadurch erfolgt eine verstärkte Wahrnehmung der Intensität körperlicher Beschwerden. Die Missempfindungen werden in der Folge häufiger als Krankheitszeichen interpretiert, was die Aufmerksamkeitsfokussierung erhöht. Hinzu kommt, dass Gesundheit meist als völlige Abwesenheit von Missempfindungen definiert wird und dadurch eine niedrigere Toleranz zum Aushalten von Beschwerden besteht. Ein negatives Selbstkonzept führt zusätzlich dazu, dass die Klienten sich selbst als körperlich schwach und wenig belastbar einschätzen. Das führt zu einer Einforderung von zu viel Schonraum.

6.3.6 Interventionen ICD-10, Kapitel F 5

Im Kapitel F 5 geht es um Verhaltensauffälligkeiten, die sich mit körperlichen Auffälligkeiten und Faktoren zeigen. Dazu gehören Essstörungen, Schlafstörungen, sexuelle Störungen und psychische Verhaltensstörungen im Wochenbett.

6.3.6.1 Anorexie

Betroffene von Anorexia nervosa sollten möglichst frühzeitig in eine Behandlung, um eine Chronifizierung zu vermeiden. Da die meisten Klienten mit diesem Störungsbild einer Gewichtszunahme und einer Veränderung der Essgewohnheiten sehr ambivalent gegenüberstehen, ist die Motivation zu einer Therapie zunächst der wichtigste Punkt.

Behandlungsformen und notwendige Maßnahmen

Bei der Anorexie sollte grundsätzlich jede Therapie von regelmäßigen Kontrollen des körperlichen Zustandes begleitet werden.

Es werden unterschiedliche psychotherapeutische Behandlungsansätze empfohlen:
- Kognitiv-analytische Therapie
- Kognitive Verhaltenstherapie
- Interpersonelle Therapie (IPT)
- Familienorientierte Therapie (systemische Therapie)
- DBT (Dialektisch-Behaviorale Therapie)
- begleitende Behandlungsverfahren wie Tanztherapie, Kunsttherapie
- Ernährungsberatung
- Körperpsychotherapie

Bei der familienorientierten Therapie sollen nicht nur die Eltern, sondern möglichst auch Geschwister und Freunde in die Therapie mit einbezogen werden. Eventuell kann bei anorektischen Klienten eine stationäre Behandlung notwendig sein. Dies ist der Fall, wenn die Gewichtsabnahme sehr schnell voranschreitet. Auch bei mangelnder Motivation und Krankheitseinsicht, bei massivem Untergewicht, das lebensbedrohlich sein kann, bei komorbiden psychischen Störungen, wie zum Beispiel einer Depression oder bei akuter Suizidalität, kann eine stationäre Behandlung notwendig sein. Die stationäre Behandlung hat den Vorteil, dass eine engere Betreuung bei starker körperlicher Gefährdung gewährleistet werden kann. Behandlungsprogramme, die sehr rigide, unflexibel und streng sind, sind zu vermeiden. Diese Strategien führen erfahrungsgemäß nicht zum Erfolg.

Wenn eine Behandlung in einer Klinik stattgefunden hat, ist die nahtlos anschließende ambulante Psychotherapie von großer Wichtigkeit. Diese sollte sich mindestens über einen Zeitraum von 12 Monaten erstrecken. Wegen der hohen Mortalität kann bei der Anorexia nervosa ab einem BMI von < 13 eine Zwangseinweisung in eine Klinik notwendig sein. Eine medikamentöse Behandlung wird in den allermeisten Fällen nicht empfohlen. Von der Gruppe der Antidepressiva ist nur Fluoxetin (SSRI) in Kombination mit Psychotherapie zugelassen. In besonders schweren Krankheitsfällen kann ein Versuch mit A-typischen Neuroleptika unternommen werden.

Behandlungsziele
- Motivation zur Therapie.
- Aufbau eines gesunden Essverhaltens
- Gewichtszunahme
- Abbau von Selbst- und therapieschädigendem Verhalten
- Bearbeitung zugrundeliegender Problembereiche
- Förderung der Körperakzeptanz
- Veränderung der Körperschemastörung
- Selbstfürsorge

Zusätzliche Hinweise und unterstützende Behandlungsmöglichkeiten
Die Behandlung von Patienten mit Anorexie kann sich schwierig gestalten, da häufig keine Motivation vorliegt, das Essverhalten zu verändern und eine Gewichtszunahme anzustreben. Die Betroffenen erleben sich in und mit ihrer Krankheit lange Zeit als sehr stark und möchten diese Gefühle von Stärke und Kontrolle nicht gerne aufgeben. Es besteht häufig keine Krankheitseinsicht. Ein multimodaler Behandlungsansatz ist sinnvoll und wünschenswert. Vor allem das Einbeziehen von körperpsychotherapeutischen Techniken ist sehr wertvoll. Das Gefühl zum eigenen Körper ist durch die Erkrankung nachhaltig gestört. Deshalb sollte die körperliche Ebene unbedingt mitberücksichtigt werden. Begleitende Therapien wie Kunsttherapie, Musiktherapie, Tanztherapie und ähnliche Verfahren können sehr wirkungsvoll sein.

Die Dialektisch-Behaviorale Therapie nach Linehan ist für die Behandlung der Essstörungen zugelassen. Wichtige Faktoren dieser Therapie sind unter anderem die therapeutische Beziehung sowie die Schulung der Achtsamkeit. Beide Aspekte sind für die Behandlung der Anorexie sehr wichtig.

6.3.6.2 Bulimie
Die Bulimia nervosa bleibt häufig lange Zeit unbemerkt, da die Klienten sich für ihr Verhalten sehr schämen und sich deshalb nicht in Behandlung begeben. Ein weiterer Grund ist, dass bulimische Klienten meist normalgewichtig sind, so dass man ihnen die Essstörung nicht ansieht. Der Leidensdruck ist bei der Bulimia nervosa sehr hoch. Die Störung geht mit einem ausgeprägten Selbstwertmangel einher. Es kommt im Verlauf der Erkrankung zu einer Impulskontrollstörung, so dass das Verhalten suchtartig „entgleisen" kann. Eine komorbide Erkrankung mit affektiven Störungen, Angst- und Zwangsstörungen, Borderline-Persönlichkeitsstörungen sowie Suchtmittelmissbrauch ist häufig.

Notwendige Maßnahmen und Behandlungsformen
Klienten mit einer Bulimia nervosa sollten begleitend zur psychotherapeutischen Behandlung ärztlich betreut werden, damit eventuelle körperliche Komplikationen rechtzeitig erkannt und behandelt werden können. Die **Behandlung** der ersten Wahl ist nach wissenschaftlichen Gesichtspunkten die störungsorientierte, kognitive Verhaltenstherapie. Es ist auch bei der Bulimie wichtig, dass ein multimodaler Behandlungsansatz praktiziert wird, damit möglichst alle Begleiterscheinungen erfolgreich therapiert werden können.
- störungsorientierte, kognitive Verhaltenstherapie
- familienorientierte Therapie (systemische Therapie)
- psychodynamische Therapie
- Interpersonelle Therapie (IPT; modifiziert für Bulimie)
- Körperpsychotherapie
- begleitende Verfahren wie Tanz-, Bewegungstherapie, Kunsttherapie
- Dialektisch-Behaviorale Therapie

Die Interpersonelle Therapie hat zwar für die Behandlung der Bulimie in Deutschland keine Zulassung nach den Richtlinienverfahren, kann aber als modifizierte Therapieform alternativ eingesetzt werden, wenn keine kognitive Verhaltenstherapie verfügbar ist. Eine stationäre Behandlung ist dann erforderlich, wenn ein schwerer Krankheitsverlauf vorliegt, der mit hohem Leidensdruck der Betroffenen einhergeht. Außerdem bei Komorbidität mit depressiven Störungen, Angst- und Zwangserkrankungen, akuter Suizidalität oder wenn therapieverhindernde Umstände im familiären Umfeld vorliegen.

Die ambulante Behandlung sollte umfangreich sein (mindestens 25 Sitzungen) und eine regelmäßige enge Frequenz aufweisen. Bei komplexem Verlauf sind deutlich längere Therapien und eine gute vertrauensvolle professionelle Beziehung für einen guten Verlauf notwendig.

Behandlungsziele
Die Ziele der Behandlung umfassen mehrere Bereiche:
- Stabilisierung eines gesunden Essverhaltens
- Psychoedukation
- vertrauensvolle therapeutische Beziehung
- Stabilisierung des Selbstwertgefühls
- Selbstwert von der Abhängigkeit von Gewicht und Essverhalten trennen
- Abbau von pathologischem Perfektionismus
- Affektregulation
- Abbau von selbstschädigendem Verhalten
- Impulskontrolle
- Behandlung zugrundeliegender Probleme
- Selbstfürsorge

Zusätzliche Hinweise und unterstützende Behandlungsmöglichkeiten
Einige Kliniken haben lange Zeit die Bulimie wie eine Suchtstörung eingestuft und sie auch dementsprechend behandelt. Von diesem Ansatz wird mittlerweile eher abgeraten. Eine medikamentöse Behandlung ist unter Umständen möglich. Zugelassen ist in Deutschland Fluoxetin (SSRI), jedoch nur in Kombination mit einer psychotherapeutischen Behandlung.

In der Entstehungsgeschichte einer Bulimia nervosa finden sich häufig traumatische Erlebnisse, die im Behandlungsverlauf berücksichtigt werden müssen. Besonders auffällig ist, dass die Klienten meist ihr Selbstwertgefühl von ihrem Gewicht und ihrem Essverhalten abhängig machen. Dies bedeutet, dass sich Bulimie-Patienten aufgrund ihrer Störung meist sehr stark selbst abwerten.

Die Körperpsychotherapie ist auch bei der Bulimie eine sehr wichtige Behandlungsergänzung, da eine massive Abwertung des Körpers mit der Krankheit einhergeht. Zusätzlich liegt ebenso wie bei der Anorexie eine Körperschemastörung vor. Sehr wertvoll ist auch der Einsatz von Bewegungstherapie und Sportangeboten.

6.3.6.3 Adipositas
Die Adipositas steht im ICD-10 zwar nicht im Kap. 5 bei den F-Diagnosen, wird hier aber trotzdem mitberücksichtigt. Sie ist eine Erkrankung, die in den letzten Jahren stetig zunimmt und immer mehr auch in der Psychotherapiepraxis auftritt.

Im amerikanischen Klassifikationssystem DSM V wird die Binge-Eating-Störung als separates Störungsbild aufgeführt. Dies wird im ICD-10 nicht vorgenommen. Bei der Binge-Eating-Störung handelt es sich um eine Essstörung, die durch unkontrollierbare Essattacken gekennzeichnet ist. Da keine Maßnahmen zur Gewichtsreduktion ergriffen werden, ist die Folge der Binge-Eating-Störung die Adipositas (Fettleibigkeit). Per Definition der Weltgesundheits-Organisation (WHO) spricht man von einer Adipositas ab einem BMI von ≥ 30.

> **✥ Wichtig**
> Es gibt darüber hinaus mehrere Ursachen, die zu einer Adipositas führen. Die Binge-Eating-Störung ist nur eine Möglichkeit. Auch depressive Episoden oder die Einnahme von Psychopharmaka können zu einer Adipositas führen. Ebenso kann der Grund in einem Überangebot an Nahrung und einem Mangel an Bewegung liegen. Die Vielfalt dieser Entstehungshintergründe zeigt auf, warum die Adipositas nicht im Kapitel V der ICD-10 aufgeführt wird.

6.3 Welche Behandlung bei welchem Krankheitsbild

Behandlungsformen

Die **Behandlungsempfehlungen** richten sich nach dem Ausmaß der Erkrankung sowie den komorbiden körperlichen und psychischen Begleiterkrankungen. Somit sollte das Therapiekonzept auf die individuellen Probleme des Klienten zugeschnitten sein und es sollte vorab eine umfangreiche Diagnostik erfolgen.

Um jedoch eine erfolgreiche Gewichtsreduktion und eine Veränderung der Essgewohnheiten zu erlangen, ist die Psychotherapie eine sinnvolle Intervention:

- verhaltenstherapeutische Methoden
- systemische Ansätze
- Bewegungstherapie
- Dialektische-Behaviorale Therapie
- IPT (Interpersonelle Therapie modifiziert)
- Körperpsychotherapie
- Ernährungstherapie

Behandlungsziele

- Motivation und Schulen der Ausdauer und Geduld
- moderate Gewichtsreduktion
- Psychoedukation
- Aufbau von Motivation und Durchhaltevermögen
- erlernen eines gesunden Essverhaltens
- Veränderung des Lebensstils
- Emotions- und Impulsregulation
- Therapiemotivation
- Langzeitstabilisation
- Stressmanagement
- Rückfallprophylaxe

Zusätzliche Hinweise und unterstützende Behandlungsmöglichkeiten

Wie schon beschrieben können die Ursachen für eine Adipositas vielfältig sein und eine Behandlung sollte sich an den spezifischen Themen orientieren. Die individuellen Hintergründe müssen fokussiert und bearbeitet werden. Die Adipositas verläuft häufig chronisch, was eine länger andauernde Behandlung zur Folge hat. Die Gewichtsabnahme sollte stets moderat erfolgen und die Langzeitstabilität muss in den therapeutischen Prozess integriert sein.

Zur Identifikation von problematischem Essverhalten kann das Führen eines Tagebuches sehr sinnvoll sein. Dadurch können auch auslösende Situationen und Emotionen erkannt und behandelt werden. Praktische Handlungstipps sind für die Betroffenen ebenfalls wichtig, um auslösende Situationen verhindern zu können. So ist es zum Beispiel wichtig, nur in sattem Zustand einkaufen zu gehen und nicht zu viele Vorräte zu Hause zu haben. Während der Nahrungsaufnahme sollte darauf geachtet werden, dass es keine Ablenkungen wie Fernsehen, Lesen oder ähnliches gibt. Nach Möglichkeit sollte das Essen auch immer am selben Tisch gegessen werden.

Es ist mit dem Klienten zu erarbeiten, welche auslösenden Faktoren für eine vermehrte Nahrungsaufnahme sorgen. Wenn dies herausgearbeitet wurde, können Sie hier mit der Vielfalt Ihrer Therapiemethoden dem Klienten helfen, die auslösenden Situationen zu bewältigen, ohne in das Muster einer erhöhten Essensaufnahme zu geraten.

6.3.6.4 Nichtorganische Schlafstörungen

Die Insomnie (Schlaflosigkeit, Schlafstörungen) ist eine sehr weit verbreitete Störung und betrifft mehr als die Hälfte der Bevölkerung. Bei vielen psychischen Störungen ist sie ein begleitendes Symptom, das die Klienten unterschiedlich stark beeinträchtigt. Zu Beginn ist eine Aufklärung und Beratung über Schlafstörungen wichtig sowie Informationen über eine gute Schlafhygiene

---

Zusatzinformation

Schlafhygiene: Tipps für Klienten

- Regelmäßige Schlafzeiten. Diese sollten auch am Wochenende, mit einer maximalen Abweichung von 30 Minuten, eingehalten werden.
- Die Bettliegezeit ist auf die Anzahl der Stunden einzuschränken, die Sie im Mittelwert pro Nacht in der letzten Woche geschlafen haben.
- Alkohol beeinträchtigt sehr stark die Schlafqualität! Trinken Sie 3 Stunden vor dem Zubettgehen keinen Alkohol mehr.
- Trinken Sie 4–8 Stunden vor dem Zubettgehen keinen Kaffee und keine koffeinhaltigen Getränke.

- Nach 19 Uhr nicht mehr rauchen.
- 3 Stunden vor dem Einschlafen keine üppigen, fettreichen Speisen mehr.
- Die Schlafumgebung sollte angenehm sein. Ein ruhiger, abgedunkelter Raum mit 15–18 Grad Celsius ist optimal.
- Schaffen Sie sich ein angenehmes Zubettgeh-Ritual.
- Wenn Sie in der Nacht wach werden, sollten Sie sich keinem hellen Licht aussetzen.
- Wenn Sie in der Nacht wach werden, sollten Sie nicht essen.
- Versuchen Sie, Elektrogeräte im Schlafraum zu vermeiden. Das Handy sollte nicht am Bett liegen.
- Entfernen Sie störende Faktoren wie vermeidbare Geräusch- oder Lichtquellen.
- Keine körperliche Überanstrengung nach 18 Uhr.
- Planen Sie einen sanften Übergang ein vom Alltagstrubel in die Nachtruhe, wenn Sie zum Beispiel spät von der Arbeit nach Hause kommen.

Für die **Behandlung** einer Schlafstörung muss natürlich zuerst eine mögliche körperliche Ursache ausgeschlossen werden. Wenn es keinen Hinweis auf eine organische Ursache gibt, ist es wichtig, mit dem Klienten die Punkte der Schlafhygiene genau zu besprechen. Möglicherweise ist das Führen eines Schlaftagebuches ein erster sinnvoller Schritt. Einerseits kann so die Schwere der Symptomatik definiert werden. Andererseits ist so festzustellen, ob Einflüsse aus der Umgebung oder bestimmte Verhaltensweisen den Schlaf stören. Der Klient sollte im Anschluss angehalten werden, die ausgearbeiteten Regeln der Schlafhygiene konsequent über einen bestimmten und vereinbarten Zeitraum einzuhalten.

Behandlungsformen
Therapieformen, die zum Einsatz kommen können:
- Kognitive Verhaltenstherapie
- Entspannungsverfahren
- Achtsamkeitsbasierte Techniken wie Meditation
- Alternative Behandlungsmethoden wie Lichttherapie tagsüber, Bewegungstherapie

Auch die Schlafrestriktion kann eine sinnvolle Hilfe darstellen. Dabei wird die Zeit, in der der Klient im Bett liegt, auf die durchschnittliche Schlafdauer verkürzt. Natürlich ist auch eine medikamentöse Behandlung möglich. Diese sollte jedoch erst eingesetzt werden, wenn andere Techniken erfolglos waren. Die medikamentöse Therapie behandelt nur symptomorientiert und beseitigt nicht die Ursache. Zusätzlich können bestimmte Medikamente wie Benzodiazepin Tranquilizer zu einer Abhängigkeit führen. Diese sollten nur sehr kurzfristig und in geringen Dosierungen eingesetzt werden. Kommt die Schlafstörung im Rahmen einer depressiven Episode vor, kann ein Antidepressivum hilfreich sein, da es unter Umständen sowohl die Depression als auch die Schlafstörung behandeln kann.

Behandlungsziele
Behandlungsziele im Prozess sind unter anderem:
- Stressmanagement
- kognitive Techniken, um mögliche nächtliche Grübeleien zu verringern
- Schlafrestriktion
- etablieren von Schlafhygiene/Selbstfürsorge

Zusätzliche Hinweise und unterstützende Behandlungsmöglichkeiten

> **✳ Wichtig**
> Schlafstörungen sind ein sehr unspezifisches Symptom und können in vielerlei Lebenssituationen auftreten. Die Behandlung von Schlafstörungen sollte sich immer zuerst nach ihrer Ursache richten, sofern diese bekannt ist.

Wenn der Klient ein Entspannungsverfahren erlernt, sollte er es regelmäßig praktizieren und üben. Eine weitere hilfreiche Intervention sind Atemübungen wie die folgende Praxisübung. Sie hilft, den Organismus zu entspannen.

Übung

Atemtechnik: 4 – 7 – 8
(nach Andrew Weil)
- Atmen Sie durch die Nase ein und zählen Sie bis 4. Den Atem sanft anhalten und dann bis 7 zählen. Die Zunge an den Gaumen legen, hinter die oberen Schneidezähne. Durch den Mund ausatmen und bis 8 zählen.
- Wiederholen Sie diesen Atemzyklus 4-mal.
- Machen Sie jeweils am Morgen nach dem Aufwachen und am Abend vor dem Einschlafen 4 Zyklen dieser Atemübung durch.

Anmerkung zur Praxisübung Die Übung wirkt beruhigend auf den Organismus. Sie senkt den Puls und lässt Sie sanft einschlafen. Für einen Erfolg ist entscheidend, dass Sie diese Übung regelmäßig anwenden. Nach ungefähr 8 Wochen können Sie auf 8 Zyklen morgens und abends erhöhen.

Diese Übung ist auch in anderen Situationen, etwa bei Angst und Nervosität oder innerer Unruhe sehr hilfreich und wirksam. Auch die „Praxisübung Atemberuhigung" aus Kap. 7.2.1 kann bei Schlafstörungen eingesetzt werden. Das Praktizieren von achtsamkeitsbasierten Techniken kann ebenso unterstützend hilfreich sein. Ein Beispiel für eine Form der Meditation finden Sie in „Praxisübung Meditation", Kap. 4.6.4.

Der Einsatz von Lichttherapie kann ebenfalls bei der Behandlung einer Schlafstörung hilfreich sein. Tagsüber eingesetzte Lichttherapielampen helfen dem Körper, Serotonin zu produzieren. Das Serotonin braucht der Körper wiederum, um Melatonin (Schlafhormon) zu produzieren. Im Anhang finden Sie Hinweise zu Lichttherapiegeräten.

6.3.6.5 Sexuelle Störungen

Zum Thema Sexualstörungen gibt es eine hohe Dunkelziffer, da es ein sehr sensibler und schambesetzter Bereich ist. Dies zeigt auch meine erste Erfahrung mit einem Paar in der Praxis:

Fallbeispiel

Mein erster Kontakt mit sexuellen Störungen in der Praxis:

Ein junges Paar meldete sich zu einer Therapie bei mir an. In der ersten Sitzung dauerte es nicht lange, bis sich die beiden über die Hausarbeit im gemeinsamen Haushalt stritten. Es fielen Aussagen wie: „Dieses Thema begleitet uns schon seit Jahren", oder: „Das ändert sich ja nie", und: „Du machst immer leere Versprechungen." Ich beobachtete das Paar bei seinem Streit und fragte nach einer Weile, warum sie denn eigentlich ihr Geld in eine Paartherapie investieren möchten, sie könnten alternativ ja auch eine Putzfee für ihren Haushalt organisieren.

Diese Frage brachte beide zum Schweigen und sie sahen mich verblüfft an. Schließlich begann die Frau zu weinen und sagte, dass das eigentliche Problem nicht der Haushalt sei, sondern die Sexualität.

Dieses Fallbeispiel zeigt, dass das Thema Sexualität häufig schambesetzt ist. Viele Klienten umgehen es erst einmal und es braucht Vertrauen und Aufmerksamkeit, damit der Patient sich öffnen kann. Erfahrungsgemäß können sexuelle Störungen auch als Begleiterscheinung bei anderen psychischen Störungen auftauchen. Dann muss unter Umständen zuerst die ursprüngliche Störung behandelt werden.

Erfragen Sie zu Beginn einer Therapie den Umgang mit der Sexualität Ihrer Klienten. Manche Probleme in diesem Bereich sind möglicherweise nicht behandlungsbedürftig, sondern bestehen „nur" aufgrund von Unwissenheit oder Fehleinstellungen. Hier kann schon ein aufklärendes Gespräch sehr hilfreich sein. Generell richtet sich die Behandlung der sexuellen Funktionsstörungen nach der Art der Symptome und der Ursachen. Es können partnerschaftliche Probleme vorliegen, Versagensängste, sexuelle Erfahrungslücken, sexuelle Traumata, Beziehungsprobleme, innerpsychische Ängste, körperliche Probleme und anderes.

Das Vorgehen sollte störungsspezifisch orientiert sein. Bei tiefgreifenden Störungen ist eine **Sexualtherapie** bei einem speziell ausgebildeten Sexualtherapeuten sinnvoll. Die Sexualtherapie verbindet verhaltenstherapeutische Techniken mit psychodynamischen Ansätzen. Es werden Übungen und Hausaufgaben gegeben, die eine Veränderung durch korrigierende, emotionale Erlebnisse herbeiführen sollen. Möglicherweise ist auch eine Einbindung des Partners in die Behandlung sinnvoll und wichtig. Um möglichst genau darzustellen, wo die genauen Probleme liegen, sind folgende Interventionen zu empfehlen.

Behandlungsformen
- Sexualanamnese (Geschichte und Erfahrung der eigenen sexuellen Entwicklung)
- Beziehung zu Vater, Mutter, Geschwister, Beziehung der Eltern
- Werte und Normen der Familie und des Umfelds
- prägende (negative) sexuelle Erlebnisse
- eigene Beziehungen (ehemalige und aktuelle)
- aktuelles Sexualleben (Aktivität, Lust, Erregung, Orgasmus, Selbstbefriedigung)
- Traumata in der Lebensgeschichte müssen zuerst behandelt werden

Zusätzliche Hinweise und unterstützende Behandlungsmöglichkeiten:
Weitere Ansätze zur Behandlung von sexuellen Störungen geben zum Beispiel Ulrich Clement mit der systemischen Sexualtherapie und Dr. David Schnarch. Beide Therapeuten haben zahlreiche Bücher zum Thema Sexualtherapie geschrieben. Beispiele finden Sie in der Literaturliste.

6.3.6.6 Psychische Verhaltensstörungen im Wochenbett
Unter dieses Kapitel fallen sowohl die Wochenbettdepression (postpartale Depression) als auch die Wochenbettpsychose. Üblicherweise tritt die **Wochenbettdepression** im Zeitraum von 1–2 Wochen nach der Geburt auf. Die Mutter leidet oft unter starken Angstgefühlen und der Überzeugung, dass sie ihr Kind nicht gut genug versorgen kann. Im Unterschied zum Baby Blues dauert die Wochenbettdepression mehrere Wochen an und kann unbehandelt chronisch werden.

Kliniken, die Mutter und Kind gleichzeitig aufnehmen können, finden Sie auf der Seite www.schatten-und-licht.de unter Mutter-Kind-Einrichtungen.

Ein Fragebogen zur Feststellung einer Wochenbettdepression ist die Edinburgh-Postnatal-Depression-Scale (**Abb. 6.1**).

Die **Wochenbettpsychose** (Puerperalpsychose) ist eine sehr schwerwiegende psychische Störung, die innerhalb von 6 Wochen nach einer Geburt auftreten kann. Die Mutter leidet unter einer besonders starken Depression und/oder unter Erregungszuständen, psychotischen Symptomen mit Halluzinationen, Ängsten, starken Schuldgefühlen und einer sehr labilen Stimmung. Diese Erkrankung braucht unbedingt ärztliche Hilfe und muss adäquat behandelt werden, um Gefahren für Mutter und Kind zu vermeiden.

6.3.7 Interventionen ICD-10, Kapitel F 6

Das Kapitel F 6 beschäftigt sich mit den „Persönlichkeits- und Verhaltensstörungen".

6.3.7.1 Behandlung von Persönlichkeitsstörungen allgemein
Bei der Behandlung der **Persönlichkeitsstörungen** ist eine gute, stabile und vertrauensvolle therapeutische Beziehung von elementarer Wichtigkeit. Darüber sind sich hier auch alle Psychotherapieschulen einig. Sie bildet die Basis einer erfolgreichen Therapie. Für manche Persönlichkeitsstörungen wurden spezifische Behandlungskonzepte entwickelt.

> **Zusatzinformation**
>
> **Allgemeine Strukturmerkmale für die Behandlung verschiedener Persönlichkeitsstörungen:**
> - Diagnostik
> - Therapievereinbarungen
> - Aufbau einer guten therapeutischen Beziehung
> - soziales Kompetenztraining
> - wenn möglich, eine Strukturierung des Umfeldes
> - Bearbeitung dysfunktionaler Verhaltensmuster
> - regelmäßige Supervision des Therapeuten

6.3 Welche Behandlung bei welchem Krankheitsbild

Fragebogen zur PPD-Selbsteinschätzung (Edinburgh-Postnatal-Depression-Scale)

Bitte markieren Sie die Antwort, die am ehesten beschreibt, wie Sie sich in den letzten sieben Tagen gefühlt haben und nicht nur, wie Sie sich heute fühlen.
Bei einer Gesamtpunktzahl von 12 und darüber liegt die Vermutung nahe, dass Sie an einer postpartalen Depression leiden.

I. Ich konnte lachen und die schöne Seite des Lebens sehen.
- [0] So wie immer.
- [1] Nicht ganz so wie früher.
- [2] Deutlich weniger als früher.
- [3] Überhaupt nicht.

II. Ich konnte mich so richtig auf etwas freuen.
- [0] So wie immer.
- [1] Etwas weniger als sonst.
- [2] Deutlich weniger als früher.
- [3] Kaum.

III. Ich habe mich grundlos schuldig gefühlt, wenn etwas schief ging.
- [3] Ja, meistens.
- [2] Ja, gelegentlich.
- [1] Nein, nicht sehr oft.
- [0] Nein, niemals.

IV. Ich war aus unerfindlichen Gründen ängstlich oder besorgt.
- [0] Nein, gar nicht.
- [1] Selten.
- [2] Ja, gelegentlich.
- [3] Ja, sehr oft.

V. Ich erschrak leicht oder geriet grundlos in Panik.
- [3] Ja, sehr häufig.
- [2] Ja, gelegentlich.
- [1] Nein, kaum.
- [0] Nein, überhaupt nicht.

VI. Ich fühlte mich durch verschiedene Umstände überfordert.
- [3] Ja, meistens konnte ich die Situationen nicht meistern.
- [2] Ja, gelegentlich konnte ich die Dinge nicht so meistern wie sonst.
- [1] Nein, meistens konnte ich die Situation meistern.
- [0] Nein, ich bewältigte die Dinge so gut wie immer.

VII. Ich war so unglücklich, dass ich nur schlecht schlafen konnte.
- [3] Ja, meistens.
- [2] Ja, gelegentlich.
- [1] Nein, nicht sehr häufig.
- [0] Nein, gar nicht.

VIII. Ich habe mich traurig oder elend gefühlt.
- [3] Ja, meistens.
- [2] Ja, gelegentlich.
- [1] Nein, nicht sehr häufig.
- [0] Nein, gar nicht.

IV. Ich war so unglücklich, dass ich weinen musste.
- [3] Ja, die ganze Zeit.
- [2] Ja, sehr häufig.
- [1] Nur gelegentlich.
- [0] Nein, nie.

X. Ich hatte den Gedanken, mir selbst etwas anzutun.
- [3] Ja, recht häufig.
- [2] Gelegentlich.
- [1] Kaum jemals.
- [0] Niemals.

Gesamtpunktzahl

Abb. 6.1 Fragebogen postnatale Depression: Edinburgh-Postnatal-Depression-Scale.

Die **Diagnostik** steht am Beginn der Behandlung und beinhaltet in der Psychotherapiepraxis vor allem die Anamnese und Befunderhebung. Worauf bei Persönlichkeitsstörungen zu achten ist, sind vor allem folgende Gesichtspunkte:
- Traumatisierungen in der Lebensgeschichte kommen häufig vor.
- Komorbide psychische Erkrankungen, wie Depressionen, Abhängigkeitserkrankungen, PTBS, Angst- und Zwangsstörungen, Essstörungen und andere sind häufig anzutreffen.
- Das soziale Umfeld ist häufig dysfunktional, dabei ist nicht nur die engere Familie zu betrachten.

Zu den wichtigen **Therapievereinbarungen** zählen die
- Behandlungsziele,
- Behandlungsmethoden,
- Dauer, Frequenz und Finanzierung der Therapie.

Auch Regelungen für Krisenzeiten sollten vereinbart werden. Hierzu gehört zum Beispiel ein möglicher Telefonkontakt in Notsituationen. Alle Schulen sind sich einig über die Wichtigkeit der guten, vertrauensvollen, professionellen **Beziehung** bei Persönlichkeitsstörungen. Ihr kommt in der Behandlung eine besondere Funktion zu. Vom Therapeuten wird ein hohes Maß an Flexibilität gefordert. Regelmäßige supervisorische Begleitung ist obligatorisch.

Damit der Betroffene in der Lage ist, seine psychosozialen Probleme zu erkennen und zu lösen, bedarf es einer Verbesserung seiner **Kompetenzen**. Patienten mit Persönlichkeitsstörungen erleben ihr eigenes Verhalten meist nicht als behandlungsbedürftig. Sie brauchen Hilfe, um ihre pathologischen Verhaltensmuster zu erkennen und verändern zu können.

Das Umfeld eines Betroffenen kann häufig fortbestehende ungünstige Faktoren bieten: Dominanz eines Partners bei einer abhängigen Persönlichkeit oder gar ein fortgesetzter Missbrauch bei Borderline-Persönlichkeitsstörung. Diese Bedingungen sollten verändert werden, und manchmal bedarf es einen Einsatz anderer Spezialisten zur therapeutischen Unterstützung. Das problematische Umfeld eines Klienten sollte stets berücksichtigt werden, da diese Faktoren eine erfolgreiche Behandlung blockieren oder verhindern können.

Bei der Bearbeitung der **dysfunktionalen Verhaltensmuster** kommt der therapeutischen Beziehung ein wichtiger Stellenwert zu. Hier kann der Klient positive neue Erfahrungen machen. Die professionelle Beziehung mit den Phänomenen der Übertragung und Gegenübertragung sowie die Verhaltensweisen im psychosozialen Umfeld, sollten beide im Blickfeld des Prozesses bleiben.

Bei der **ressourcenorientierten Herangehensweise** ist es von Vorteil, wenn der Therapeut ein breites Spektrum an Methoden anbieten kann. Denn dann ist er in der Lage, auf die individuelle Persönlichkeitsstruktur des Klienten und auf dessen spezifischen Störungen gezielt einzugehen. Die regelmäßige **Supervision** des Therapeuten sollte für jedes Störungsbild selbstverständlich sein. Persönlichkeitsstörungen können Ihre persönlichen Anteile sehr intensiv „triggern", so dass Sie unbedingt auf eine supervisorische Begleitung achten sollten.

6.3.7.2 Paranoide Persönlichkeitsstörung

Klienten mit einer paranoiden Persönlichkeitsstörung suchen selten Hilfe in einer psychotherapeutischen Behandlung. Sie reflektieren ihre pathologischen Muster meist nicht und suchen erst Hilfe, wenn sie in eine Krise geraten, mit der sie alleine nicht zurechtkommen. Da ein durchgängiges Misstrauen und paranoide Interpretationen zum Problembild der Persönlichkeit gehören, ist das wichtigste Behandlungsziel, die sozialen Kompetenzen zu stärken und das Misstrauen so langsam abzubauen. Für die paranoiden Erlebnisweisen muss der Klient darin geschult werden, seinen Blickwinkel zu öffnen und auch andere Realitäten zuzulassen. Hierzu ist eine Verhaltensanalyse sinnvoll sowie eine kognitive Möglichkeit, die inneren Erlebnisweisen mit der Realität zu vergleichen. So kann der Patient erfahren, dass es auch andere Deutungsmöglichkeiten einer Situation gibt. Vom Gegenüber geht nicht immer eine „Gefahr" aus. Gruppentherapeutische Angebote können unterstützend sehr hilfreich sein, um an den zwischenmenschlichen Auseinandersetzungen zu arbeiten.

6.3.7.3 Schizoide Persönlichkeitsstörung

Schizoiden Klienten fällt es meist sehr schwer, Vertrauen zu anderen Menschen aufzubauen. Eine tragfähige, vertrauensvolle professionelle Beziehung ist deshalb auch hier umso wichtiger. Um diese aufzubauen, bedarf es meist Zeit und Geduld, da schizoide Persönlichkeiten nicht unter ihren mangelnden sozialen Kontakten leiden. Zu sekundären Problemen und Erkrankungen kann es allerdings kommen, wenn zum Beispiel Teamarbeit im Beruf gefordert wird. Dann können sich depressive Symptome oder Angststörungen zeigen. Im therapeutischen Prozess bildet die tragfähige professionelle Beziehung die wichtigste Grundvoraussetzung für ein positives Gelingen der Behandlung. Das Ziel der Therapie ist es, Emotionen zuzulassen und soziale Kontakte und Interaktionen anzubahnen und auch zu verbessern. Die Einzeltherapie ist der Gruppentherapie vorzuziehen. Ist die therapeutische Beziehung stabil und vertrauensvoll, kann eine Gruppentherapie ein Therapieziel darstellen.

6.3.7.4 Dissoziale Persönlichkeitsstörung

Bei Menschen mit dissozialen Persönlichkeitsstörungen ist es meist eine Auflage des Gerichts, des Jugendamtes oder eine Forderung des Partners, die die Betroffenen in eine Therapie bringen. Eine wirkungsvolle Behandlungsmethode ist das Reasoning & Rehabilitation Programm (R & R Programm), das viele verschiedene Interventionstechniken kombiniert. Verhaltenstherapeutische Methoden, Rollenspiele, Entspannungstechniken und andere Tools kommen zum Einsatz. Das Setting wird von 2 Trainern geleitet und das Ziel ist, den Klienten zu fördern, prosoziale Ziele zu verfolgen. Wenn begleitende psychische Störungen oder Symptome vorhanden sind, müssen diese im Gesamtbehandlungsplan berücksichtigt werden. Unter Umständen kommen aggressionsmindernde Medikamente, wie atypische Neuroleptika, zum Einsatz.

6.3.7.5 Emotional-instabile Persönlichkeitsstörung (Borderline)

Für die Borderline-Persönlichkeitsstörung (**Abb. 6.2**) wurden verschiedene Therapieansätze entwickelt. Es liegen 4 störungsspezifische Behandlungskonzepte vor, deren Wirksamkeit wissenschaftlich nachgewiesen werden konnte. Dazu gehören die

- Dialektisch-Behaviorale Therapie (DBT) nach M. Linehan,
- Mindfulness-based Therapy (MBT) nach A. Bateman und P. Fonagy,
- Schematherapie für BPS nach J. Young,
- Übertragungsfokussierte Therapie (TFP) nach O. Kernberg (mit Einschränkungen).

Notwendige Maßnahmen

Da es sehr wichtig ist, dass alle Symptome und Ausprägungen der Störung erfasst werden, ist eine ausführliche Diagnostik notwendig. Teil dieser ausführlichen Erhebung ist das Festlegen einer Hierarchie der therapeutischen Foci. Die Themen werden nach Wichtigkeit geordnet und so haben zum Beispiel Suizidgedanken oder -handlungen Vorrang in der Behandlung. Auch Verhaltensmuster, die die Aufrechterhaltung der Therapie gefährden, sind zuerst zu beachten. Ebenfalls werden stark belastende Themen für den Klienten vorrangig behandelt. Diese Hierarchie sollte dynamisch und flexibel gehandhabt werden, so dass

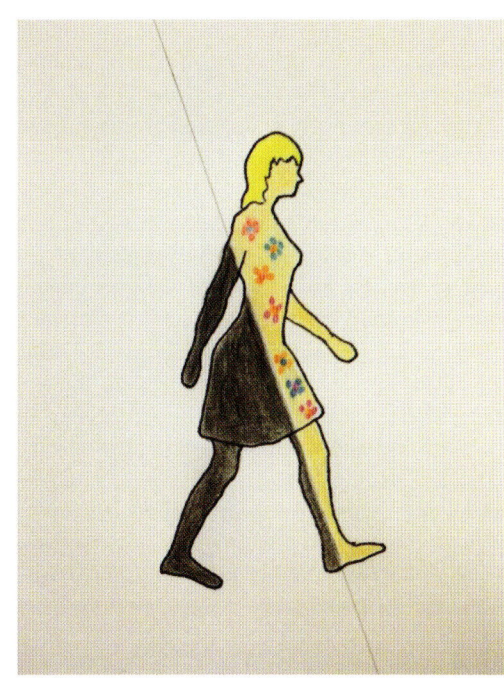

Abb. 6.2 Borderline-Persönlichkeitsstörung.

sich der Behandlungsfokus darüber hinaus an den momentanen und spezifischen Gegebenheiten orientieren kann.

Mit Borderline-Patienten sollten bestimmte Therapievereinbarungen getroffen werden. Es ist zum Beispiel wichtig, gemeinsam zu besprechen, wie Ihr Klient sich in Notsituationen Hilfe sichern kann. Vom Therapeuten ist ein telefonischer Support in solchen Fällen wichtig. Darüber hinaus können weitere Erste-Hilfe-Strategien erarbeitet werden, die es dem Patienten ermöglichen, schädliche Krankheitsmuster zu meiden. Klienten mit einer Borderline-Persönlichkeitsstörung haben häufig Gewalterfahrungen, Missbrauchserfahrungen oder sonstige traumatische Erlebnisse in der Vergangenheit durchlitten. Hierdurch können sich auch Symptome der posttraumatischen Belastungsstörung zeigen und müssen im Behandlungsverlauf berücksichtigt werden.

Behandlungsformen

Für die **Behandlung** können verschiedene Therapiemethoden kombiniert werden, die auf unterschiedliche Schwerpunkte der Erkrankung abzielen.

Die Dialektisch-Behaviorale Therapie (DBT) integriert Einzeltherapie, Skills-Gruppentherapie, Telefoncoaching, spezifische störungsorientierte Module wie Traumatherapie, Suchtbehandlung, oder die Behandlung von Essstörungen. Außerdem werden achtsamkeitsbasierte Techniken wie Mediation eingesetzt.

Ziele der DBT sind:
- Emotionsregulation, Gefühlskontrolle
- Stresstoleranz erhöhen
- Verbesserung von sozialen Fähigkeiten und Fertigkeiten
- Selbstwertsteigerung
- Verbesserung der Körperwahrnehmung
- besserer Umgang mit traumaassoziiertem Erleben

Die **Schematherapie** geht davon aus, dass ungünstige Kindheitserlebnisse zu dysfunktionalen Erlebensmustern, sogenannte Schemata oder Modi, führen. Und sie erklärt diese Schemata verantwortlich für das oft widersprüchliche und sozial inadäquate Verhalten von Borderline-Klienten. Ziel der Therapie ist es, dass die Klienten diese unbewussten Schemata erkennen, sie hinterfragen und gegebenenfalls revidieren.

Bei der **Mindfulness-Based Cognitive Therapy (MBT)** liegt der Fokus auf der Verbesserung der Fähigkeiten in zwischenmenschlichen Beziehungen, weil die MBT davon ausgeht, dass Menschen mit Borderline-Persönlichkeitsstörung Probleme haben, die emotionalen Reaktionen anderer nachzuvollziehen und zu verstehen.

Die Übertragungsfokussierte Therapie geht davon aus, dass sich gestörte Objektbeziehungen aus der Kindheit in der Übertragung auf den Therapeuten abbilden. Das Ziel der Behandlung ist, diese Übertragungsreaktion im Hier und Jetzt aufzuarbeiten. Eine medikamentöse Behandlung, die begleitend zur Psychotherapie durchgeführt wird, ist möglich. Hierfür kommen Stimmungsstabilisatoren, manche Neuroleptika und Antidepressiva zum Einsatz.

> **Fazit**
> Wenn man einen Leitsatz für die Borderline-Persönlichkeitsstörung bilden würde, dann könnte dieser lauten: „Das Stabilste ist die Instabilität".

Zusätzliche Hinweise und unterstützende Behandlungsmöglichkeiten:

Wie schon mehrfach erwähnt, gilt für alle Persönlichkeitsstörungen die professionelle Beziehung als ein sehr wesentliches und wichtiges Instrument in der psychotherapeutischen Behandlung. Dies ist besonders für die Borderlinestörung wichtig. Der Klient sollte erleben und erfahren, dass eine Beziehung stabil über Höhen und Tiefen hinaus Bestand haben kann.

Wenn man die Betroffenen betrachtet und versucht, ihren inneren gesunden Kern zu fokussieren (Kap. 4.6.2), wird man feststellen, dass tief im Inneren ein sehr starker und inniger Wunsch nach tiefer Verbundenheit, Beziehung und Kontakt besteht. Borderline-Betroffene sind meist auch sehr leidenschaftliche Beziehungsmenschen. Sie können es jedoch oft nicht aushalten, wenn ihnen tatsächlich jemand nahe kommt.

In den psychiatrischen Kliniken, in denen ich im Laufe meines Berufsweges gearbeitet habe, galten Borderline-Klienten stets als die „schwierigsten" Klienten, weil sie es häufig geschafft haben, Teams zu spalten und Therapeuten an ihre Grenzen zu bringen. Wenn Sie in Ihrem Berufsalltag mit Betroffenen konfrontiert werden, versuchen Sie, diese Herausforderung als „Lernfeld" anzunehmen. Sie werden beruflich und persönlich daran wachsen.

6.3.7.6 Histrionische Persönlichkeitsstörung

Klienten mit histrionischer Persönlichkeitsstörung definieren sich selbst stark über andere Menschen und deren Rückmeldungen. Sie sollten lernen, regelmäßig Dinge auch alleine durchzuführen. Dazu muss ihr Selbstwertgefühl gesteigert und stabilisiert werden. Dann können sie auch lernen, autonom und authentisch zu agieren. Der Fokus der Psychotherapie sollte sein, dass die Betroffenen ihre Gefühle erkennen, reflektieren und sie angemessen kommunizieren lernen. Hierzu kann das Führen von Tagebüchern und Gefühlsprotokollen hilfreich sein.

> **Fallbeispiel**
>
> Bea war mit mir zusammen in einer Ausbildungsgruppe. Jedes Mal, wenn es darum ging zu erzählen, wie wir uns fühlten, schien es, als ob Bea „eine Bühne betreten würde". Ihre Schilderungen waren pathetisch, ausufernd, theatralisch und wirkten dargestellt und aufgesetzt. Nach kurzer Zeit verdrehten alle anderen die Augen, wenn Bea an der Reihe war, zu berichten, wie es ihr ging. Auch ich war genervt von Beas künstlich wirkenden „Inszenierungen".
> Bis ich an einem Tag versuchte, ihre Schilderungen mit etwas Abstand zu beobachten. Sie erzählte von einer belastenden Situation mit ihrem Mann und wie ich es schon von ihr kannte, schluchzte sie laut und unnatürlich und ließ ihren ganzen Körper wackeln. Ich konnte sehen, dass sie dies bewusst tat. Keine Träne kam aus ihren Augen, sie schluchzte jedoch laut und schüttelte ihren Körper. Auf einmal bemerkte ich den Moment, in dem das Weinen wirklich aus ihrem Inneren kam. Mir wurde schlagartig klar, dass sie die Inszenierung benutzte, um an ihre Gefühle heranzukommen. Sie **brauchte die Selbststimulation**, um **fühlen zu können**. Dann rannen Tränen aus ihren Augen und das Weinen kam aus ihrem Bauch heraus. Sie weinte und ich spürte ihren Schmerz und war ergriffen.
> Von diesem Moment an nervte Bea mich nicht mehr mit ihren „Darstellungen". Ich hatte verstanden, dass es ihr Weg war, um an ihre Gefühle zu kommen und ich konnte sie so lassen.

6.3.7.7 Anakastische Persönlichkeitsstörung

Patienten mit einer zwanghaften Persönlichkeitsstörung kommen oft lange im Alltag gut zurecht. Eine Psychotherapie ziehen sie erst dann in Erwägung, wenn sie entweder unter Folgeerkrankungen wie Angst oder einer Depression leiden. Auch deutliche Veränderungen in ihrem Umfeld, denen sie sich wegen ihrer Störung nicht anpassen können, führen die Klienten in die Therapie.

Für die Menschen, die an einer anakastischen Persönlichkeitsstörung leiden, geht es hauptsächlich darum, mehr Flexibilität, mehr Risikobereitschaft sowie mehr Spontanität zu etablieren. Ebenso ist es wichtig, dass der Klient in Achtsamkeit und Genuss geschult wird. Dies kann zum Beispiel mit einem Genusstraining erreicht werden, der sogenannten Euthymen Therapie.

6.3.7.8 Ängstlich-vermeidende Persönlichkeitsstörung

Bei der ängstlich-vermeidenden Persönlichkeitsstörung liegt der Behandlungsfokus im Abbau sozialer Ängste. Die gute, tragfähige und vertrauensvolle therapeutische Beziehung ist von großer Wichtigkeit, da sie Sicherheit und Stabilität vermitteln kann. Die Psychoedukation ist wichtig, damit der Klient die Zusammenhänge zwischen seinen aktuellen Symptomen und seiner Lebensgeschichte erkennen und verstehen kann. Negative und selbstabwertende Gedankenschleifen müssen unterbrochen werden, so dass sich eine positive Lebensperspektive entwickeln kann.

Vermeidungsstrategien, die sich aufgrund von Angst und Unsicherheit entwickelt haben, sollten beseitigt werden, um eine möglichst große Autonomie und Selbstständigkeit zu erreichen. Gruppentherapeutische Angebote sind eine wertvolle Ergänzung. Ebenso Entspannungstechniken, um vegetative Symptome der Angst minimieren zu können.

6.3.7.9 Abhängige Persönlichkeitsstörung
Bei der abhängigen Persönlichkeitsstörung ist das Hauptziel, dass der Patient möglichst unabhängig wird. Voraussetzung dafür ist, dass der Betroffene seine Bedürfnisse wahrnehmen kann und sich dann entsprechend dafür einsetzt. In der professionellen Beziehung sollte der Therapeut darauf achten, dass sich der Klient nicht zu stark anpasst, sondern sich kontinuierlich in seiner Autonomie weiterentwickelt. Die Gruppentherapie ist ein empfehlenswertes zusätzliches Instrument, da hier ein selbstsicheres Verhalten aktiv und im geschützten Rahmen geübt werden kann.

6.3.7.10 Narzisstische Persönlichkeitsstörung
Die narzisstische Persönlichkeitsstörung wird im ICD-10 unter der Kategorie „sonstige spezifische Persönlichkeitsstörungen" klassifiziert. In der psychotherapeutischen Behandlung ist eine stabile Beziehung zum Therapeuten extrem wichtig. Narzisstische Persönlichkeiten sind sehr sensibel bei Kritik, die an ihnen geübt wird. Darum sollte der Therapeut gut reflektiert sein und eine angemessenen Balance zwischen Wertschätzung und kritischer Rückmeldung finden. Die Hauptziele der Therapie umfassen Kritikfähigkeit, Abbau des übersteigerten Selbstbildes, Abbau negativer Selbstabwertung und Förderung der Empathie. Eine Gruppentherapie kann unterstützend helfen, diese Therapieziele zu erreichen.

6.3.7.11 Abnorme Gewohnheiten und Störungen der Impulskontrolle
In dieser Kategorie werden Störungen und Verhaltensauffälligkeiten zusammengefasst, die nicht andernorts klassifiziert werden können. Dazu gehören zum Beispiel: pathologische Brandstiftung (Pyromanie), das pathologische Glücksspiel, pathologisches Stehlen (Kleptomanie) und Störungen der Impulskontrolle, wie die Trichotillomanie (zwanghaftes Haare ausreißen). Auch Störungen wie pathologisches Kaufen, pathologischer Internetgebrauch, impulsives Sexualverhalten und exzessives Sporttreiben zählen zu dieser Kategorie.

Behandelt werden diese Störungen vor allem mit der kognitiven Verhaltenstherapie. Es liegen allerdings keine randomisierten kontrollierten Studien vor und auch keine Leitlinien. Somit ist auch kein einheitliches Störungsmodell vorhanden. Zu Beginn der Behandlung sollte möglichst der genaue Auslöser für die Störung evaluiert werden. Danach kann dann das genaue Therapiekonzept angepasst werden.

Es gibt darüber hinaus 2 mögliche Ansatzpunkte für die Behandlung: Entweder das Unterdrücken des pathologischen Verhaltens oder die Reduktion des Verhaltens auf ein unproblematisches Maß. Sicher hängt dies jedoch auch von der Art der Störung ab. Bei der Kleptomanie und der Pyromanie ist ein unproblematisches Maß nicht wirklich zu erreichen. Auch ein mögliches suchtspezifisches Vorgehen wird derzeit noch diskutiert.

Wie Sie sehen, gibt es für die Störungskategorie der „abnormen Gewohnheiten und Störungen der Impulskontrolle" keine klaren Herangehensweisen, die empfohlen werden. Für wichtig erachte ich, dass Sie gemeinsam mit Ihrem Klienten versuchen, den spezifischen Auslöser für die Störung herauszuarbeiten und dann gemeinsam die Therapieziele planen. Daran orientiert, können Sie in der Folge Ihr Vorgehen ausrichten. Hilfreich für Ihren Klienten kann der Besuch einer entsprechenden Selbsthilfegruppe sein. Eine medikamentöse Behandlung kann unterstützend eingesetzt werden, wobei dies vorwiegend dann in Betracht gezogen wird, wenn parallel komorbide psychische Störungen auftreten. Das können affektive oder andere Störungen sein.

6.3.8 Interventionen ICD-10, Kapitel F 7

Dem Kapitel F 7, den Intelligenzminderungen, kommt in der Psychotherapiepraxis üblicherweise ein geringerer Stellenwert zu, weshalb es hier nur kurz angeschnitten wird.

6.3.8.1 Intelligenzminderung
Menschen mit Intelligenzminderung kommen vermutlich nur in Ihre Praxis, wenn eine leichte Beeinträchtigung besteht. Schwerere Formen der Intelligenzminderung gehen häufig mit Mehr-

fachbeeinträchtigungen einher und brauchen eine andere Betreuung und Behandlung.

Die therapeutische Intervention muss den Gegebenheiten angepasst werden. Dies bedeutet, es kommt zum einen auf die Art der psychopathologischen Symptomatik an, zum anderen auf die Möglichkeit der kognitiven Aufnahme. Bei selbstverletzendem Verhalten und bei aggressiven Ausbrüchen kann eine Kombination aus einer medikamentösen Behandlung sowie einer Verhaltenstherapie sinnvoll und erfolgreich sein.

Behandlungsziele
Bezüglich der Verhaltenstherapie sind je nach Situation unter anderem folgende Behandlungsziele möglich:
- Aufbau sozialer Kompetenzen
- Problemlösetraining
- Erkennen von stressauslösenden Faktoren
- Erlernen alternativer Handlungsstrategien in Problemsituationen

Wünschenswert ist, dass es weiter eine Frühförderung für Kinder mit Beeinträchtigungen und Intelligenzminderungen gibt. Auf diesem Wege können die sprachliche, die emotionale und die motorische Entwicklung gefördert werden, was eine zunehmende soziale Integration fördert und möglich macht. Dann ist in der Folge auch eine berufliche Rehabilitation leichter zu erreichen.

6.3.9 Interventionen ICD-10, Kapitel F 8

Das Kapitel F 8 im ICD-10 beschäftigt sich mit den **Entwicklungsstörungen**. Sie beginnen alle ausnahmslos im Kleinkindalter oder in der Kindheit und es besteht eine enge Verknüpfung mit der Reifung des Zentralnervensystems. Dazu gehören zum Beispiel folgende **Störungsbilder**:
- umschriebene Entwicklungsstörungen des Sprechens und der Sprache
- umschriebene Entwicklungsstörungen schulischer Fertigkeiten (LRS, Dyskalkulie)
- umschriebene Entwicklungsstörungen motorischer Funktionen
- kombinierte Entwicklungsstörungen
- tiefgreifende Entwicklungsstörungen (frühkindlicher Autismus, Asperger-Syndrom).

Die **Behandlung** dieser Störungen geschieht üblicherweise nicht in der Psychotherapiepraxis, weshalb ich hier auch nicht näher auf einzelne Störungsbilder eingehen werde.

Behandelnde Kollegen sind hier Ergotherapeuten, Heilpädagogen, Logopäden, Kinder- und Jugendlichenpsychotherapeuten und andere.

6.3.9.1 Zusätzliche Hinweise und Möglichkeiten

Wenn es aber passieren sollte, dass Eltern entwicklungsgestörter Kinder sich an Sie wenden, möchte ich Ihnen ein paar Grundüberlegungen mitgeben. Diagnostisch kann man Entwicklungsstörungen in den sozialpädiatrischen Zentren abklären lassen. Es kann einige Monate dauern, bis man einen Termin bekommt.

Bei mir in Wohnortnähe gibt es auch eine anthroposophische Klinik, auf die ich gerne verweise. Eine Mutter schilderte mir einmal die Untersuchungssituation mit ihrem Sohn in dieser anthroposophischen Klinik. Der Junge wollte sich gar nicht untersuchen lassen. Daraufhin hat der Arzt ein bei Kindern beliebtes Kartenspiel mit ihm gespielt. Beim nächsten Termin ließ sich der Junge dann untersuchen. Diese Geschichte hatte etwas sehr rührendes, denn es wurde klar, dass das Kind einfach ernst genommen wurde und sich dann beim zweiten Besuch öffnen konnte.

Wenn es durch die genannten Entwicklungsstörungen zu familiären Streitigkeiten kommt, kann schon allein die Beratung der Eltern sehr vieles verändern. Kommt es regelmäßig bei den Hausaufgaben zu Streit, ist es unter Umständen zum Beispiel sinnvoll, über eine Hausaufgabenbetreuung nachzudenken. Manche Schulen machen solche Angebote, oder die Eltern finden vielleicht eine Familie aus derselben Klasse des Kindes, mit der man die Hausaufgabenbetreuung aufteilen kann. Diese Lösung kann schon viel Druck herausnehmen.

Manchmal ist es auch wertvoll, die Eltern zu unterstützen, indem man ihnen hilft, ihre Sorgen bezüglich des Kindes zu nehmen. Wenn ein Elternteil sehr ungeduldig oder häufig wütend auf das Kind ist, führt dies unweigerlich zu Schwierigkeiten in der Beziehung. Es kann sehr heilsam sein, wenn Eltern die Möglichkeit bekommen, mit ihren eigenen Gefühlen ihren Kindern gegenüber zu arbeiten. Denn wenn die Eltern dann in der

Folge entspannter sind, können auch die Kinder entspannter sein.

Für die Themen rund um familiäre Streitigkeiten empfehle ich gerne das Programm des deutschen Kinderschutzbundes „Starke Eltern - Starke Kinder". Viele Volkshochschulen oder Familienbildungsstätten bieten Kurse hierzu an. Es gibt auch ein Buch mit dem Titel „Starke Kinder brauchen starke Eltern". Siehe Literaturliste.

Bei den Entwicklungsstörungen der schulischen Fertigkeiten wie Dyskalkulie oder Lese-Rechtschreib-Schwäche können auch Übungen helfen, die die Gehirnhälften verbinden. Im Internet finden Sie zahlreiche Anleitungen, wenn Sie nach „Brain Gym" googeln. Einige Lehrer setzen mittlerweile solche Übungen aus der Kinesiologie bereits im Unterricht ein. Ein weiterer Aspekt, der bei den schulischen Schwierigkeiten eine Rolle spielen kann, sind die Augen. Es sollte immer auch daran gedacht werden, dass die Augen des Kindes untersucht werden. Zusätzlich bieten manche Optiker ein Visualtraining an, das in der Bearbeitung von visuellen Störungen sehr hilfreich sein kann.

6.3.10 Interventionen ICD-10, Kapitel F 9

Das Kapitel F 9 beschäftigt sich mit Verhaltens- und emotionalen Störungen mit Beginn in der Kindheit und Jugend. Hier handelt es sich ebenfalls um Störungen bei Kindern, auf die ich nicht im Einzelnen genau eingehen werde. Zwei Störungsbilder werde ich aufgreifen, um ein paar nähere Beschreibungen anzufügen. Schwerwiegendere Störungen sollten stets von Fachpersonen wie Kinder- und Jugendlichenpsychotherapeuten oder Kinder- und Jugendpsychiatern behandelt werden.

6.3.10.1 ADHS
Das Thema ADHS, Aufmerksamkeitsdefizit-Hyperaktivitätsstörung, ist in aller Munde. Es wird vielfältig diskutiert, ob es diese Störung überhaupt gibt oder nicht, und die Geister streiten sich ebenfalls bezüglich der Medikation.

Was mich erschreckt, sind zum Teil dogmatische Meinungen von Menschen, die nicht mit betroffenen Kindern und Familien arbeiten. Es ist sicher keine Lösung, den Eltern Vorwürfe zu machen.

Ich möchte hier ein paar allgemeinere Überlegungen mit Ihnen teilen. Erfahrungen, die ich in meinem Berufsalltag gemacht habe. Der erste Punkt, der mir häufig begegnet, ist, dass die Diagnose ADHS von einem Kinder- oder Allgemeinarzt gestellt wird, ohne dass eine ausführliche Diagnostik vorgenommen wurde. Manchmal werden auch hier direkt Medikamente verordnet und die Eltern erhalten kein Elterngespräch, das eine ausführliche Familienanamnese enthält.

Wenn Familien mit diesen Erfahrungen zu mir in die Praxis kommen, empfehle ich ihnen zuerst, eine kompetente Einschätzung nachzuholen. Die sozialpädiatrischen Zentren machen eine umfangreiche Diagnostik, bei der auch die Eltern informiert und aufgeklärt werden. Die Medikation (Wirkstoff Methylphenidat) ist ein sensibles Thema und es muss individuell betrachtet werden, ob sie eine hilfreiche Unterstützung sein kann. Die Dosierung sollte sorgfältig eingestellt werden und das Kind muss regelmäßig untersucht werden. In schulfreien Zeiten sollte kein Medikament gegeben werden.

Wenn ein Kind eine hyperkinetische Störung hat, berichten die Eltern meist, dass die Symptome sich schon sehr früh in der Entwicklung gezeigt haben. Deshalb ist die Familienanamnese auch ein wichtiger Bestandteil der Diagnostik. Die Eltern kennen ihr Kind am besten und sie können wertvolle Hinweise geben, wenn sie sich angenommen und ernst genommen fühlen in einem Gespräch. Wirklich (problematisch) auffällig werden die meisten Kinder erst nach der Einschulung. Dies liegt vor allem an einem Symptom der hyperkinetischen Störung, das sich im Klassenzimmer deutlich zeigt und dem Kind „im Wege steht".

Stellen Sie sich dazu folgende Situation vor: Das Kind sitzt in der Schulbank und um es herum gibt es verschiedene Reize und Geräusche. Der Nachbar muss vielleicht husten, 2 Klassenkameraden in der Nähe flüstern, vorne fällt einem Kind etwas runter, draußen fliegt ein Flugzeug vorbei und die Lehrerin redet. Das betroffene Kind hat eine besondere Fähigkeit, die ihm in dieser Situation zum Dilemma wird. Es nimmt alle Reize gleichzeitig auf und sein Gehirn ist nicht in der Lage, die unwichtigen Reize auszublenden. Es kann dadurch auch keine Hierarchie erstellen, welcher Reiz denn nun der wichtigste ist. Alle eingehenden Reize besitzen die gleiche Wichtigkeit. Meist folgt das Kind dann seinem persönlichen Empfinden und wählt so den gerade interessantesten Reiz aus. Dummerweise ist dieser nicht unbedingt das, was die Lehrerin gerade gesagt hat. Diese Kinder fallen durch schwätzen mit den Kameraden auf oder durch Ablenkbarkeit, weil sie ein Flugzeug draußen beobachten und sich darin verlieren. Ermahnungen und Bestrafungen sind vorprogrammiert und daraus kann sich wiederum eine Verhaltensauffälligkeit entwickeln, die sich sekundär zu der hyperkinetischen Störung gesellt. Wenn ein Kind immer wieder Ermahnungen und Bestrafungen erfährt, wird es irgendwann mit Trotz, Wut und weiteren Auffälligkeiten reagieren. Das ist eine logische Folge. Es fühlt sich abgelehnt, weil es die Kritik an seinem Verhalten mit seiner Person verknüpft.

Für die **Behandlung** der ADHS gibt es mittlerweile viele Herangehensweisen. Was nahezu in allen Programmen vorkommt, ist das Erlernen einer konsequenten Struktur für Eltern und Kind. Darüber hinaus sollte das Behandlungskonzept multimodal aufgestellt sein. Hyperkinetische Kinder brauchen viel Bewegung. Hier gibt es einige gute Sportangebote, die sich sehr gut eignen. Klettern zum Beispiel oder auch eine Kampfsportart wie Judo oder ähnliches. Auch Reiten kann sehr sinnvoll sein.

Manche Heilpraktiker empfehlen auch, auf die Ernährung zu achten und Stoffe wie Zucker und Glutamat zu meiden. Ergotherapeuten haben manchmal bestimmte Behandlungsprogramme zu einer gezielten Behandlung erlernt. Dies kann eine sinnvolle Unterstützung sein. Das Neurofeedback zeigt zum Beispiel gute Erfolge. In der Psychotherapie werden verhaltenstherapeutische Techniken eingesetzt.

6.3.10.2 Schulangst

Bei der Schulangst ist es wichtig, herauszufinden, welche Grundangst bei dem betroffenen Kind vorliegt. Hinter der Schulangst können sich Trennungsängste verbergen, Leistungsängste oder soziale Ängste.

Die Trennungsangst bezieht sich in den meisten Fällen auf die Mutter. Das Kind hat Angst, sich von ihr zu trennen. Leistungsängste gehen einher mit der Sorge, nicht gut genug sein zu können. Es kann sich Prüfungsangst und Versagensangst daraus entwickeln. Die soziale Angst zeigt sich in einem sehr schüchternen und scheuen Auftreten des Kindes und geht häufig mit einem geringen Selbstwertgefühl einher. Diese Kinder fühlen sich schnell beobachtet oder haben Sorge, dass etwas peinlich sein könnte.

Die Schulangst ist eine Angststörung, die im schulischen Kontext entsteht und es bedarf einer guten Zusammenarbeit von Eltern, Lehrern und begleitenden Personen. Meist führen die Symptome zu psychosomatischen Auswirkungen wie Bauchschmerzen, Kopfschmerzen oder ähnlichem. In der Folge können diese Ängste zu Lernblockaden und Vermeidungsverhalten bis hin zur kompletten Schulverweigerung führen.

Für eine erfolgreiche Behandlung ist es wichtig, dass die Eltern verstehen, dass sie ihrem Kind keinen Gefallen tun, wenn sie es von der Schule entschuldigen. So unterstützen sie das Vermeidungsverhalten. Das betroffene Kind sollte ermutigt und getröstet werden. Die Gefühle des Kindes sind ernst zu nehmen und nicht abzuwerten! Zusammen mit dieser Haltung ist eine liebevolle Konsequenz der richtige Weg, um die Angst nicht zu manifestieren.

Die Psychotherapie wird dann notwendig, wenn das Vermeidungsverhalten sich ausweitet und Eltern und Lehrer nicht weiter kommen. Eine mögliche Herangehensweise ist das Erstellen einer Angsthierarchie. Dabei wird zusammen mit dem Kind festgelegt, welche Schritte ganz schlimme Angst verursachen und welche Schritte nur wenig Angst auslösen. Anhand dieser Skala wird dann zuerst in der Vorstellung mit dem Kind an den Situationen gearbeitet und im nächsten Schritt geht es darum, die Situationen wirklich auszuführen. Um an den einzelnen angstbesetzten Situationen zu arbeiten, können Sie wieder Ihre Tools anwenden, die Sie erlernt haben. Ich habe in meiner Praxis diese Angstskale schon mit EMDR durchgearbeitet, aber ebenso auch mit der Meridianklopftherapie. Sie könnten auch hypnotherapeutische Techniken verwenden oder anders kreativ arbeiten.

6.4 Tabellarische Kurzzusammenfassung

In den nachfolgenden Tabellen zähle ich noch einmal einige Störungsbilder auf und gebe Ihnen in einer Kurzübersicht wichtige Informationen.

6.4.1 Interventionen Kapitel F 0

Tab. 6.15 Interventionen bei hirnorganischen Störungen.

Diagnose	Wichtig	Hinweise zum therapeutischen Vorgehen
Hirnorganische Störungen	• ausführliche Diagnostik durch Neurologen/Psychiater	• Behandlung mehrdimensional • Unterstützung und Information der Angehörigen • wissenschaftliche Empfehlung für die Behandlung: neuropsychologische Therapie • sonstige empfohlene Behandlungen, Kap. 6.3.2

6.4.2 Interventionen Kapitel F 1

Tab. 6.16 Interventionen bei Alkoholabhängigkeit.

Diagnose	Wichtig	Hinweise zum therapeutischen Vorgehen
Alkoholabhängigkeit	• Patient muss von einem Arzt untersucht werden. • Behandlung je nach Schwere der Abhängigkeit, eventuell stationäre Behandlung notwendig	• Eine zufriedene Abstinenz ist das übergeordnete Ziel. • Motivation des Klienten • Stadien der Therapie: Entzug, Entwöhnung, Nachbetreuung • wenn möglich Angehörige mit einbeziehen • Methoden: KVT, Psychodynamische Psychotherapie, soziales Kompetenztraining, Systemische Therapie, Reizexposition
Drogenabhängigkeit	• Patient muss von einem Arzt untersucht werden. • Behandlungsangebote müssen möglichst niederschwellig sein.	• Motivation des Klienten • Stadien der Therapie: Entzug, Entwöhnung, Nachbetreuung • wenn möglich, Angehörige mit einbeziehen • Methoden: KVT, Psychodynamische Psychotherapie, soziales Kompetenztraining, Systemische Therapie, Reizexposition
Nikotinabhängigkeit	• Eine erfolgreiche Behandlung funktioniert nur, wenn der Klient ausreichend motiviert ist.	• Kombination aus VT-Techniken und medikamentöser Behandlung ist Standard. • wissenschaftliche Zulassung hat ebenfalls: Psychodynamische Psychotherapie, Systemische Therapie • Hypnotherapie kann sehr hilfreich sein.

6.4.3 Interventionen Kapitel F 2

Tab. 6.17 Interventionen bei Schizophrenien.

Diagnose	Wichtig	Hinweise zum therapeutischen Vorgehen
Schizophrenien	- Patient muss zum Arzt - medikamentöse Behandlung notwendig	- Verfahren: Verhaltenstherapie, medikamentöse Therapie - wissenschaftliche Zulassung: Psychodynamische Psychotherapie, Systemische Therapie - im akuten Zustand: nur Stabilisation
andere psychotische Störungen	- Patient muss zum Arzt - medikamentöse Behandlung notwendig	- Verfahren: Verhaltenstherapie, medikamentöse Therapie - wissenschaftliche Zulassung: Psychodynamische Psychotherapie, Systemische Therapie - im akuten Zustand: nur Stabilisation

6.4.4 Interventionen Kapitel F 3

Tab. 6.18 Interventionen bei Manien und Bipolaren Affektiven Störungen.

Diagnose	Wichtig	Hinweise zum therapeutischen Vorgehen
Manische Episode	- Patient muss zum Arzt - medikamentöse Behandlung notwendig - Patient hat keine Krankheitseinsicht!	- Verfahren: VT, medikamentöse Therapie - wissenschaftliche Anerkennung: Gesprächspsychotherapie, IPT, Psychodynamische Psychotherapie, Systemische Therapie - im akuten Zustand: nur Stabilisation
Bipolare Affektive Störung	- Patient muss zum Arzt - medikamentöse Behandlung notwendig - in der manischen Phase keine Krankheitseinsicht	- Verfahren: VT, medikamentöse Therapie - wissenschaftliche Anerkennung: Gesprächspsychotherapie, IPT, Psychodynamische Psychotherapie, Systemische Therapie - im akuten Zustand: nur Stabilisation
Depressive Episode	- Patient muss zum Arzt - medikamentöse Behandlung je nach Schwere der Störung notwendig - bei Suizidalität stationäre Behandlung	- Verfahren: VT, medikamentöse Therapie - wissenschaftliche Anerkennung: Gesprächspsychotherapie, IPT, Psychodynamische Psychotherapie, Systemische Therapie

6.4.5 Interventionen Kapitel F 4

Tab. 6.19 Interventionen bei neurotischen, Belastungs- und somatoformen Störungen.

Diagnose	Wichtig	Hinweise zum therapeutischen Vorgehen
Phobische Störung	<ul><li>Alltagsbeeinträchtigung kann sehr groß sein</li><li>dann eventuell Medikation</li><li>Patient schämt sich häufig.</li></ul>	<ul><li>guter Zugang mit VT-Techniken</li><li>wissenschaftliche Anerkennung: Gesprächspsychotherapie, Psychodynamische Psychotherapie</li><li>Reizkonfrontation</li></ul>
Panikstörung	<ul><li>Psychoedukation, damit der Klient versteht, dass er körperliche Symptome falsch interpretiert</li><li>Bedarfsmedikation für den Notfall</li></ul>	<ul><li>Verfahren: VT und unter Umständen medikamentöse Behandlung</li><li>wissenschaftliche Anerkennung: Gesprächspsychotherapie, Psychodynamische Psychotherapie</li></ul>
generalisierte Angststörung	<ul><li>eventuell medikamentöse Behandlung mit Antidepressiva</li><li>Gefahr der Chronifizierung bei Nichtbehandlung</li></ul>	<ul><li>Verfahren: VT und unter Umständen medikamentöse Behandlung</li><li>wissenschaftliche Anerkennung: Gesprächspsychotherapie, Psychodynamische Psychotherapie</li></ul>
Zwangsstörung	<ul><li>eventuell medikamentöse Behandlung mit Antidepressiva</li><li>Patient schämt sich häufig.</li></ul>	<ul><li>Verfahren: VT und medikamentöse Behandlung</li><li>Zwangssymptome externalisieren</li><li>Reizkonfrontation und Impulskontrolle</li></ul>
posttraumatische Belastungsstörung	<ul><li>hohe Komorbidität mit Depression, Angststörungen, Suchtmittelmissbrauch</li></ul>	<ul><li>Therapie sollte traumafokussiert sein</li><li>EMDR, VT wissenschaftlich zugelassen, Psychodynamische Psychotherapie</li><li>Beachte Informationen Kap. 7.5</li></ul>
dissoziative Störungen	<ul><li>Körperliche Symptomatik muss immer abgeklärt werden.</li></ul>	<ul><li>Verfahren: VT</li><li>eklektisches, phasenorientiertes Vorgehen</li><li>wissenschaftliche Zulassung: Psychodynamische Psychotherapie</li><li>unterstützende Körpertherapien</li></ul>
somatoforme Störungen	<ul><li>Körperliche Symptomatik muss immer abgeklärt werden.</li></ul>	<ul><li>Verfahren: VT, eventuell Medikamente</li><li>wissenschaftliche Anerkennung: Gesprächspsychotherapie, Hypnotherapie, Psychodynamische Psychotherapie</li><li>häufig traumatische Erlebnisse in der Vergangenheit</li><li>oft Bindungsstörung</li><li>häufig Suchtmittelmissbrauch bei einem Familienmitglied</li></ul>

6.4.6 Interventionen Kapitel F 5

Tab. 6.20 Interventionen bei Verhaltensauffälligkeiten und körperlichen Auffälligkeiten.

Diagnose	Wichtig	Hinweise zum therapeutischen Vorgehen
Anorexie	• Grundsätzlich sind regelmäßige Kontrollen des körperlichen Zustandes wichtig. • Ab einem BMI von < 13 kann eine Klinikeinweisung notwendig sein. • Bei extremer Gewichtsabnahme besteht Lebensgefahr!	• wissenschaftliche Zulassung: Psychodynamische Psychotherapie, Systemische Therapie • Körperpsychotherapie
Bulimie	• Grundsätzlich sind regelmäßige Kontrollen des körperlichen Zustandes wichtig. • Patient schämt sich sehr häufig und wertet sich selbst stark ab.	• wissenschaftliche Empfehlung: IPT, Psychodynamische Psychotherapie, Systemische Therapie, Körperpsychotherapie
Adipositas	• Ausführliche Diagnostik, um die Ursachen zu klären und eine geeignete Behandlung einleiten zu können. • Patient schämt sich sehr häufig und wertet sich selbst stark ab.	• wissenschaftliche Empfehlung: IPT, Psychodynamische Psychotherapie, Körperpsychotherapie
Schlafstörungen	• Organische Ursachen müssen ausgeschlossen werden.	• Schlafhygiene, Entspannungsverfahren
sexuelle Störungen	Patient schämt sich häufig.	• Die Behandlung der Wahl ist die Sexualtherapie, die VT und psychodynamische Konzepte vereint. Sie orientiert sich an den jeweiligen Symptomen.
psychische Verhaltensstörungen im Wochenbett	• Wochenbettdepression und Wochenbettpsychose benötigen eine adäquate Behandlung! • Die Wochenbettpsychose muss stationär behandelt werden und meist mit der Verordnung von Neuroleptika.	• Depressionsbehandlung • Behandlung von Mutter und Kind gleichzeitig

6.4.7 Interventionen Kapitel F 6

Tab. 6.21 Interventionen bei Persönlichkeitsstörungen.

Diagnose	Wichtig	Hinweise zum therapeutischen Vorgehen
paranoide Persönlichkeitsstörung	• sehr misstrauisch • guter Beziehungsaufbau wichtig	• Patient muss lernen, innere Verhaltensweisen mit der Realität zu vergleichen. • wissenschaftliche Zulassung: Psychodynamische Psychotherapie
schizoide Persönlichkeitsstörung	• Tragfähige professionelle Beziehung ist notwendige Voraussetzung für das Gelingen der Behandlung.	• fassen nur sehr schwer Vertrauen, therapeutische Beziehung sehr wichtig • wissenschaftliche Zulassung: Psychodynamische Psychotherapie
dissoziale Persönlichkeitsstörung	• Therapie wird meist erst durch Auflage vom Gericht aufgenommen. • eventuell Einsatz A-typischer Neuroleptika	• R & R Programm, prosoziale Ziele, VT, Entspannungstechniken • wissenschaftliche Zulassung: Psychodynamische Psychotherapie
emotional instabile Persönlichkeitsstörung (Borderline)	• sehr instabil • häufig komorbide Erkrankungen • eventuell medikamentöse Behandlung	• Traumatherapie, spezielle Therapieverfahren, die für BS entwickelt wurden • Michelangelo-Prinzip • wissenschaftliche Zulassung: Psychodynamische Psychotherapie
histrionische Persönlichkeitsstörung	• definieren sich über andere	• Selbstwertgefühl steigern, sollten lernen, Gefühle adäquat zu kommunizieren • wissenschaftliche Zulassung: Psychodynamische Psychotherapie
anakastische Persönlichkeitsstörung	• kommen häufig erst, wenn Störung schon sehr lange besteht • schämen sich sehr • Folgeerkrankungen häufig	• Flexibilität, Offenheit sind wichtige Ziele, Achtsamkeitstechniken • wissenschaftliche Zulassung: Psychodynamische Psychotherapie
ängstlich-vermeidende Persönlichkeitsstörung	• brauchen Stabilität durch tragfähige Beziehung • Psychoedukation	• Abbau sozialer Ängste, Entspannungstechniken • wissenschaftliche Zulassung: Psychodynamische Psychotherapie

▶ Tab. 6.21 Fortsetzung.

Diagnose	Wichtig	Hinweise zum therapeutischen Vorgehen
abhängige Persönlichkeitsstörung	• Bewusstsein für Unabhängigkeit erlangen und dies Stück für Stück umsetzen.	• darauf achten, dass der Klient nicht zu abhängig vom Therapeuten wird • wissenschaftliche Zulassung: Psychodynamische Psychotherapie
narzisstische Persönlichkeitsstörung	• therapeutische Beziehung extrem wichtig • sehr empfindlich gegenüber Kritik	• Therapeut muss gute Balance zwischen Konfrontation und Wertschätzung finden • wissenschaftliche Zulassung: Psychodynamische Psychotherapie
abnorme Gewohnheiten und Störungen der Impulskontrolle	• Es liegen keine Studien und keine Leitlinien vor.	• wissenschaftliche Zulassung: Psychodynamische Psychotherapie

6.4.8 Interventionen Kapitel F 7

Das Kapitel F 7 beschäftigt sich mit Intelligenzminderung, die nicht psychotherapeutisch behandelt wird oder behandelt werden kann. Aus diesem Grund bietet sich eine Übersichtstabelle nicht an.

6.4.9 Interventionen Kapitel F 8

Genauso verhält es sich mit dem Punkt F 8, der sich mit kindlichen Entwicklungsstörungen beschäftigt, die üblicherweise von Kinder- und Jugendlichenpsychotherapeuten behandelt werden.

6.4.10 Interventionen Kapitel F 9

Tab. 6.22 Interventionen bei Verhaltens- und emotionalen Störungen in der Kindheit und Jugend.

Diagnose	Wichtig	Hinweise zum therapeutischen Vorgehen
ADHS	• ausführliche Diagnostik und Beratung • Elternberatung wichtig • häufig sekundär Verhaltensauffälligkeiten	• strukturiertes Vorgehen, multimodaler Ansatz mit mehreren Therapien • Bewegung ist wichtig
Schulangst	• Welche Grundangst steckt dahinter? • Vermeidungsverhalten minimieren	• Konfrontationsverfahren, Angsthierarchie und dann systematische Desensibilisierung

6.5 Schlussbemerkungen: Interventionen

Bestimmt ist Ihnen aufgefallen, dass bei fast allen Störungsbildern die Verhaltenstherapie und die kognitive Verhaltenstherapie als Methoden der ersten Wahl bezeichnet werden. Fast immer gehören diese Therapien zu den wichtigsten psychotherapeutischen Behandlungsmethoden.

Wie zu Beginn erwähnt, gibt es die meisten empirischen Studien über verhaltenstherapeutische Interventionen. Sie können auf der Seite des „Wissenschaftlichen Beirats Psychotherapie" nachlesen, welche Verfahren eine wissenschaftliche Anerkennung erhalten haben oder welche Verfahren eine wissenschaftliche Anerkennung beantragt haben: www.wbpsychotherapie.de.

Ich möchte Sie ermutigen, Ihre erlernten Verfahren kreativ einzusetzen. Eine strenge Trennung der Psychotherapieschulen ist heutzutage überholt und sicher auch nicht im Sinne der effektivsten Behandlung für Ihre Klienten. Also schauen Sie über den Tellerrand und kombinieren Sie Ihr Wissen und Können mit den Empfehlungen.

7 Sondersituationen in der Behandlung

„Tanze, als sähe Dir niemand zu.
Singe, als könne Dich niemand hören.
Liebe, als seiest Du nie verletzt worden.
Lebe, als sei Himmel auf Erden."

Irische Weisheit

7.1 Einleitung

In diesem Kapitel möchte ich auf besondere Situationen in der Behandlung eingehen. Es wird darum gehen, wie Sie mit Grenzerfahrungen umgehen können, wenn Sie an Ihre Kompetenzgrenze stoßen und um Notsituationen, in denen ein Klient einen Arzt braucht.

Eine Auswahl an Adressen und Telefonnummern wird aufgelistet, die Sie an Ihre Patienten weitergeben können. Diese beinhaltet auch Kontakte, über die Sie sich über psychiatrische Notfälle informieren können. Ein weiteres wichtiges Thema ist der Umgang mit traumatisierten Menschen in der Therapie. Schließlich werde ich Ihnen eine kleine Auswahl an Praxisübungen vorstellen, mit denen Sie Klienten recht schnell wieder stabilisieren können und Ressourcen aktivieren können.

7.2 Kompetenzgrenze wahrnehmen

Auch Therapeuten sind Menschen, die nicht alles können und es wird Momente in der Therapie geben, in denen Sie an Ihre Kompetenzgrenze kommen. Für manche Kollegen ist dies ein angstbesetzter Moment. Vor allem dann, wenn sie noch nicht so viel Erfahrung sammeln konnten in der Rolle als Therapeut.

Es kann zum Beispiel passieren, dass Ihr Klient mit einer Störung zu Ihnen kommt, mit der Sie sich nicht auskennen. Oder Sie spüren in einer bestimmten Situation im Therapieprozess, dass Sie unsicher sind, wie Sie reagieren sollen. Es kann vorkommen, dass Sie ein Klient wütend macht oder Sie fühlen sich überfordert und können sich nicht gut genug schützen. Es kann sich vielfältig äußern, dass Sie an einer Grenze angelangt sind. Wichtig ist: Seien Sie ehrlich! Und zwar zuallererst sich selbst gegenüber.

> ✱ **Wichtig**
> Kein Therapeut kann alles behandeln und niemand kann mit jedem Klienten umgehen.

7.2.1 Intensive Gefühle – Gegenübertragung

Wenn es Ihnen passiert, dass Sie in einem Therapieprozess so intensiv „mitgehen", dass Ihre eigenen Gefühle Sie zu überfluten beginnen, dann müssen Sie reagieren! Wie ich es beschrieben habe (Kap. 4.2.2), ist Gegenübertragung ein Prozess, der in jeder Beziehung auftritt. Hadern Sie nicht damit, sondern nehmen Sie Ihre Gefühle an und ernst.

Starke Gefühle, die beim Therapeuten auftauchen, brauchen immer Beachtung! Am besten werden diese in Ihrer eigenen Supervision betrachtet. Sobald Sie bemerken, dass eine Situation oder ein Thema in einem Therapieprozess Sie so mitnimmt, dass Sie selbst sehr traurig werden und weinen möchten, oder dass Sie so wütend werden, dass Sie sich kaum zurückhalten können, müssen Sie sich Unterstützung holen. Wenn Sie Ihre eigenen Anteile ignorieren, mit denen Sie auf Klienten reagieren, dann können Sie Ihrem Klienten nicht helfen. Sobald Sie zu sehr „verstrickt" sind, kann es nicht mehr gelingen, dass Sie therapeutisch kompetent intervenieren können.

Aber beginnen wir in der Situation, in der Sie spüren, dass Ihre eigenen Gefühle so stark werden, dass Sie diese kaum noch regulieren können. Zwei Dinge sind dann wichtig:
- Reaktion dem Klienten gegenüber und
- sich selbst zu stabilisieren.

Sie sollten Ihrem Klienten auf keinen Fall die Heftigkeit Ihrer Gefühle offen zeigen! Das würde seinen Prozess enorm stören. Natürlich dürfen Sie sich betroffen fühlen - und das auch zeigen. Sie sollen ja authentisch im Kontakt sein. Aber die „Dosierung" und Offenheit Ihrem Klienten gegenüber sollte professionell sein.

> **Fallbeispiel**
> Einmal hatte ich selbst eine Situation in der Praxis, die mich mit meinem Klienten mitweinen ließ. Michael kam an diesem Abend herein und ich sah ihm sofort an, dass etwas „nicht stimmte". Als er sich setzte, begann er zu weinen und schluchzte, dass er heute die Nachricht erhalten habe, dass sein Bruder tödlich verunglückt sei. Das nahm auch mich mit und ich spürte, wie mir die Tränen in die Augen stiegen. Ich äußerte in dieser Situation meine Betroffenheit und sagte auch, dass ich in diesem Fall auch mitweinen müsse. Dann stabilisierte ich mich innerlich aber wieder, um Michael den Raum für seine Trauer zu lassen.

Für meinen Klienten war es gut, dass ich meine Betroffenheit äußerte. Auch für mich war dies wichtig, um offen mit der Situation umgehen zu können. Nach einer kurzen Äußerung ist es jedoch notwendig, dass Sie sich als Therapeut wieder stabilisieren.

Eine kurze Praxisübung, die Ihnen helfen kann, sich wieder zu erden, ist die Atemberuhigung. Ich mag diese kleine Atem-Meditation sehr gerne und gebe Sie auch an meine Klienten weiter. Sie hilft in Stresssituationen, wieder ruhiger zu werden und sie kann auch in einer schlaflosen Nacht oder anderen stressbedingten Zeiten wertvoll sein.

> **⚡ Übung**
>
> **Anleitung Atemberuhigung**
> Diese kurze Atemübung ist angelehnt an eine Übung von Thich Nhat Hanh.
> Sie sagen sich im Rhythmus Ihrer eigenen Atmung folgende Sätze innerlich vor:
> Einatmen: „Ich atme ein."
> Ausatmen: „Ich atme aus."
> Einatmen: „Körper und Geist beruhigen sich."
> Ausatmen: „Ich lächle mir zu."
> Einatmen: „Dieser Moment,"
> Ausatmen: „Ist ein guter Moment."

Vielleicht möchten Sie diese Übung ausprobieren. Wenn Sie bemerken, dass sie Ihnen nicht ausreichend hilft, suchen Sie sich bitte eine andere kleine Übung. Eine kurze Anwendung, die Sie „immer in der Hosentasche haben", um sich schnell und effektiv wieder auf den Prozess Ihres Gegenübers fokussieren zu können. Noch mehr Anregungen finden Sie in den Ausführungen zur Psychohygiene (Kap. 4.6).

Solche „Helferlein" sind auch wertvoll, wenn Sie im Therapieprozess bemerken, dass Sie sich nicht genügend von der Thematik Ihres Klienten abgrenzen können. Natürlich kann es passieren, dass ein Mensch in Ihre Praxis kommt, der ganz ähnliche Dinge wie Sie selbst erlebt hat. Manchmal kommt es auch bei erfahrenen Therapeuten vor, dass sie an einen Aspekt ihrer Geschichte erinnert werden, der noch nicht ausreichend bearbeitet wurde.

Alle diese Gefühle sind in Ordnung, aber Sie müssen sich darum bemühen, gut mit sich selbst umzugehen. Ihre Themen können Sie mit externer Unterstützung ansehen und aufarbeiten. Eine dieser Möglichkeiten ist eine regelmäßige Supervision. Dasselbe gilt für Momente, in denen Sie spüren, dass Ihr Klient Sie nervt oder wütend macht. Es hat immer etwas mit Ihnen selbst zu tun, wie Sie auf einen Menschen reagieren. Als Therapeut haben Sie eine besondere Verantwortung Ihre Emotionen so zu bearbeiten, dass Sie im therapeutischen Setting nicht davon überflutet werden.

Ich gehe grundsätzlich davon aus, dass Sie im Rahmen Ihrer Aus- und Weiterbildungen genügend Selbsterfahrung, Lehrtherapie und eigene Therapie hatten, dass Sie in der Lage sind, Psychotherapie anzubieten. Dennoch kann es passieren, dass manche Situationen Sie emotional beeinträchtigen. Das ist nicht schlimm. Wichtig ist nur, dass Sie adäquat reagieren!

> **Fazit**
> Sie dürfen in der Therapiesituation Betroffenheit und Gefühle zeigen. Aber die „Dosierung" und Offenheit sollte immer in einem professionellen Rahmen bleiben!
> Gehen Sie gut mit sich selbst um, und lernen Sie, sich effektiv und kurzfristig zu stabilisieren. Alle emotionalen Reaktionen sollten in Ihrer Supervision bearbeitet werden.

7.2.2 Kompetenzgrenze erreicht

Die Methodenfreiheit des Heilpraktikers (Psychotherapie) kann Fluch und Segen sein. Es ist zwar wunderbar, dass wir so viele Möglichkeiten haben, verschiedene Weiterbildungen zu machen und verschiedene Therapieformen anzubieten – aber das kann auch dazu führen, dass Therapeuten sich überschätzen und denken, sie könnten alles behandeln.

Hüten Sie sich bitte davor! Ihre Psychotherapie sollte auf Qualität setzen, nicht auf Quantität. Es kann passieren, dass Sie sich mit dem Störungsbild eines Klienten nicht auskennen. Es kann auch passieren, dass eine Paar- oder Familientherapie angezeigt ist – und Sie nicht ausgebildet sind in diesen Setting-Formen. Lassen Sie sich nicht verlocken, in einem Bereich zu arbeiten, den Sie nicht ausreichend beherrschen. Nehmen Sie Ihre Sorgfaltspflicht ernst und schicken Sie diese Klienten zu Kollegen, die sich in dem jeweiligen Störungsbild oder der jeweiligen Setting-Form auskennen!

> **Wichtig**
> Psychotherapie sollte auf Qualität, nicht auf Quantität setzen! Führen Sie keine Behandlung durch, der Sie nicht gewachsen sind. Vernetzen Sie sich mit Kollegen, so dass Sie immer die Möglichkeit haben, andere nach Empfehlungen zu fragen.

7.3 Notfälle

Unter „Notfälle" sind hier psychiatrische Notfälle zu verstehen, **die in der Praxis des Heilpraktikers für Psychotherapie vorkommen können.** Ich werde nicht auf alle psychiatrischen Notfälle eingehen, sondern orientiere mich an den Fallbeispielen, mit denen Sie eventuell konfrontiert werden.

7.3.1 Störungsbilder, die von einem Arzt begutachtet werden müssen

Generell würde ich Ihnen empfehlen, in der Anamnese zu erfragen, ob Ihr Klient schon wegen seiner Probleme einen Arzt aufgesucht hat. Unabhängig von einer Notwendigkeit einer medizinischen Versorgung ist es wertvoll zu wissen, dass ein Arzt sich die Problematik des Patienten angehört hat. Vielleicht wird er auch schon behandelt? Sie können als Therapeut immer einen wichtigen Aspekt übersehen. Im Sinne der Genesung ist es hilfreich, wenn zusätzlich andere fachkundige Blicke auf seine Symptomatik erfolgen. Ich habe es mir angewöhnt, immer danach zu fragen, ob schon ein Arzt konsultiert wurde. Wenn dies nicht der Fall sein sollte, empfehle ich generell, den Hausarzt über die Problematik zu informieren.

> **✱ Wichtig**
> Eine Reihe von Störungsbildern und Situationen machen es notwendig, dass ein Arzt die Situation des Klienten beurteilt.

7.3.1.1 Suizidalität

Die Suizidalität ist vermutlich die dringlichste Notsituation. Das Abfragen der Suizidalität müssen Sie in der Anamnese und der Befunderhebung vornehmen. Aber auch während eines Therapieprozesses ist es wichtig, dass Sie achtsam sind, wenn Ihr Klient suizidale oder hinweisende Äußerungen erkennen lässt.

Bedenken Sie, dass dazu auch Aussagen gehören, in denen ein Mensch „einfach" äußert, dass er „nicht mehr kann" oder „nur noch Ruhe" möchte. Fragen Sie bitte in solchen Situationen unbedingt ganz konkret nach. Ich gehe davon aus, dass Sie sich im Rahmen Ihrer Heilpraktikerprüfung oder im Studium eingehend mit dem Thema Suizid beschäftigt haben. Aus diesem Grund setze ich Zusammenhänge mit Suizid und Erscheinungsformen suizidaler Patienten voraus. Dennoch möchte ich Ihnen einen Fragebogen als Leitfaden an die Hand geben, damit Sie einschätzen können, ob Ihr Klient weitere Hilfe und Unterstützung benötigt. Das kann Ihnen eine Risikoeinschätzung erleichtern.

> **✱ Beurteilung der Suizidalität**
> Je mehr Fragen mit den vorgegebenen Antworten beantwortet werden, desto höher ist das Suizidrisiko (nach Pöldinger 1989).
> - Denken Sie daran, sich das Leben zu nehmen? (Ja)
> - Häufig? (Ja)
> - Haben Sie auch daran denken müssen, ohne es zu wollen? Haben sich Selbstmordgedanken aufgedrängt? (Ja)
> - Haben Sie konkrete Ideen, wie Sie es tun würden? (Ja)
> - Haben Sie dafür schon Vorbereitungen getroffen? (Ja)
> - Haben Sie schon mit jemandem über Ihre Selbstmordabsichten gesprochen? (Ja)
> - Haben Sie schon einmal einen Selbstmordversuch unternommen? (Ja)
> - Hat sich in Ihrer Familie oder Ihrem Freundes- und Bekanntenkreis schon jemand das Leben genommen? (Ja)
> - Halten Sie Ihre Situation für aussichts- und hoffnungslos? (Ja)
> - Fällt es Ihnen schwer, an etwas anderes als an Ihre Probleme zu denken? (Ja)
> - Haben Sie in der letzten Zeit weniger Kontakte zu Verwandten, Bekannten, Freunden? (Ja)
> - Haben Sie immer weniger Interesse an Ihrem Beruf und Ihren Hobbys? (Ja)
> - Haben Sie jemanden, mit dem Sie offen und vertraulich über Ihre Probleme reden können? (Nein)
> - Wohnen Sie alleine? (Ja)
> - Glauben Sie an Gott oder haben Sie religiöse Bindungen? (Nein)

Außerdem stelle ich Ihnen noch die deutsche Version der NGASR-Skala (Nurses` Global Assessment of Suicide Risk, **Tab. 7.1**) vor, die ebenfalls zur Einschätzung eines Suizidrisikos geeignet ist. Sie wurde von J.R. Cutcliffe und P. Barker in England entwickelt und besteht aus 15 Items, von denen jedes einzelne einen Risikofaktor darstellt. Bei der Punktevergabe wird entweder die angegebene Punktzahl vergeben oder 0. Es gibt keine Zwischenwerte.

> **✱ Wichtig**
> **Bewertung der NGASR-Skala**
> - 4 Punkte oder weniger: niedriges Risiko
> - 5–8 Punkte: mäßiges Risiko
> - 9–11 Punkte: hohes Risiko
> - 12 und mehr Punkte: sehr hohes Risiko

Eine suizidale Krise bei Ihrem Klienten ist immer ernst zu nehmen und sie muss von einem Fachmann beurteilt werden! Menschen, die sich mit

Tab. 7.1 NGASR-Skala zur Einschätzung der Suizidalität.

Risikofaktoren	Punkte
Vorhandensein, Einfluss von Hoffnungslosigkeit	3
Kürzlich eingetretene, mit Stress verbundene Lebensereignissen	1
Deutliche Hinweise auf Stimmenhören, Verfolgungsideen	1
Deutliche Hinweise auf Depression, Verlust von Interesse oder Verlust von Freude	3
Deutlicher Hinweis auf sozialen Rückzug	1
Äußerung von Suizidabsichten	1
Deutliche Hinweise auf einen Plan zur Suizidausführung	3
Familiengeschichte von ernsthaften psychiatrischen Problemen oder Suizid	1
Kürzlicher Verlust einer nahestehenden Person oder Bruch einer Beziehung	3
Vorliegen einer psychotischen Störung	1
Witwe, Witwer	1
Frühere Suizidversuche	3
Vorliegen schlechter sozioökonomischer Verhältnisse	1
Vorliegen von Alkohol- oder anderem Substanzmissbrauch	1
Bestehen einer terminalen Krankheit	1
Mehrere psychiatrische Klinikaufenthalte in den letzten Jahren, Wiederaufnahme kurz nach der letzten Entlassung	1
SUMME	

Selbstmordgedanken plagen, sprechen fast immer zu irgendeinem Zeitpunkt über ihre Probleme. Distanzieren Sie sich von dem Mythos, dass jemand, der darüber spricht, es nicht ernst meint! Ich habe es bisher durchweg erlebt, dass es den Betroffenen gut tat, wenn sie offen und ruhig auf mögliche Suizidgedanken angesprochen wurden. Es ist häufig eine Erleichterung, wenn jemand dieses Tabu bricht.

> **Fazit**
> Jeder Hinweis auf eine mögliche Suizidabsicht ist absolut ernst zu nehmen, auch wenn er noch so verdeckt ist!

Sprechen Sie ganz offen über das Thema Suizid und erfragen Sie ganz gezielt eine mögliche Gefahr. Es gilt der Grundsatz „Je konkreter der Plan, desto größer ist die Gefahr". Wenn Ihr Klient Ihnen schon ganz genau sagen kann, wie er sich umbringen möchte und vielleicht sogar schon Vorbereitungen getroffen hat, müssen Sie unmittelbar handeln!

Vorgehensweise bei unabwendbarer Suizidalität

> **Wichtig**
> Wenn Sie feststellen, dass Ihr Klient eine unabwendbare Suizidabsicht hat, müssen Sie sofort handeln! Sprechen Sie Ihre Gedanken direkt an. Sagen Sie dem Betroffenen, dass Sie zu Ihrer Entlastung und zu seiner Sicherheit professionelle Helfer einschalten werden. In einer akuten Situation ist das oberste Ziel, dass die angekündigte Tat verhindert wird. Bedenken Sie, dass Ihr Klient in dieser schweren Krise in seiner Einschätzung beeinträchtigt ist.

Beispiele, wie Sie es ansprechen können, dass Sie professionelle Helfer einschalten werden:
- „Ich mache mir wirklich ernsthafte Sorgen um Sie und ich bin der Meinung, dass Sie jetzt eine weitere Unterstützung zu Ihrer eigenen Sicherheit brauchen. Sie sollten in eine Klinik. Wie können wir vorgehen?"
- Erfahrungsgemäß scheuen Klienten diesen Schritt, in eine Klinik zu gehen. Es kommt hier meist zu Ablehnung und Wiederstand.
- „Was wichtig für Ihre Entscheidung ist: Wenn Sie sich freiwillig in eine Klinik begeben, dann können Sie auch freiwillig vor Ort entscheiden, wie es weitergeht. Wenn ich gegen Ihren Willen eine Klinikeinweisung erwirken muss, werden Sie auch gegen Ihren Willen dort untergebracht. Dann wird ein Richter eingeschaltet, der zusammen mit dem Psychiater über Ihren Zustand entscheidet."
- Erklären Sie hier mögliche Handlungsschritte. Sie können beim Sozialpsychiatrischen Dienst anrufen, sich eine Zweitmeinung einholen und sich nach weiteren Schritten erkundigen. Sie können den Notarzt rufen. Sie können die Polizei rufen. Sie können beim Gesundheitsamt anrufen, das dann die Polizei informiert.
- „Wenn Sie einverstanden sind, würde ich gerne jetzt direkt versuchen, ob ich einen Kollegen beim Sozialpsychiatrischen Dienst erreiche. Ich würde Ihre Situation schildern, während Sie dabei sind und nach einer Zweitmeinung fragen und um Ideen für das weitere Vorgehen bitten."
- Es gibt dem Patienten üblicherweise Sicherheit, wenn eine zweite, unabhängige Person die Situation ebenfalls als akut handlungsbedürftig einschätzt. Zudem gibt es Ihnen Sicherheit, sich mit einem Kollegen kurz austauschen zu können. Wahrscheinlich kann Ihnen jemand vom Sozialpsychiatrischen Dienst eine Empfehlung geben, wen Sie für den Transport in die Klinik einschalten können oder müssen. Sollten Sie niemanden beim Sozialpsychiatrischen Dienst erreichen, können Sie auch selbst bei der Polizei anrufen. Besprechen Sie in Ruhe mit einem Beamten, dass Ihr Klient in eine psychiatrische Klinik muss und auch freiwillig mitfahren wird. Die Polizei wird Ihnen einen Streifenwagen vorbei schicken.

Egal wo Sie anrufen, tun Sie es im Beisein des Patienten. Lassen Sie ihn nicht aus den Augen in dieser Situation. Sollte es passieren, dass Ihr Klient in diesem Vorgang panisch wird und fluchtartig Ihre Praxis verlässt, müssen Sie unmittelbar die Polizei informieren und eine Fahndung einleiten.

> **✱ Wichtig**
> Bedenken Sie, dass es in Ihrer Verantwortung liegt einzuschätzen, wie gefährlich die Situation ist!
> Im Zweifelsfall haben Sie lieber einmal zu viel professionelle Hilfe geholt!

7.3.1.2 Akute Psychose

Ein weiterer Notfall ist gegeben, wenn Ihr Klient an einer akuten Psychose leidet. Auch hier ist unmittelbare Hilfe durch die entsprechenden Fachpersonen notwendig. Deshalb ist es wichtig, dass Sie eine akute Psychose erkennen. Das Erscheinungsbild einer Psychose ist sehr vielgestaltig und es ist schwer, genau anzugeben, woran man exakt eine Psychose erkennt. Zumal viele Behandelnde noch nie einen psychotischen Klienten erlebt und deshalb Schwierigkeiten haben, die Symptome Wahn, Halluzination und Ich-Störung zu verstehen. Meist wird es so sein, dass Sie ein „seltsames Gefühl" haben werden, wenn ein Klient akut psychotisch ist. Er wird ganz anders sein wie zuvor, und allein mit Ihrer Intuition werden Sie deutlich spüren, dass da etwas nicht stimmt. Nur leider ist diese Angabe zu vage, um sich darauf verlassen zu können. Weshalb ich versuchen möchte, Ihnen auch konkrete Hinweise für eine akute Psychose zu nennen.

Die Kardinalsymptome der Psychose sind Wahn, Halluzination und Ich-Störung. Es kommen noch andere Dinge hinzu, wie Denkstörungen, Affektstörungen und so weiter. Ich werde hier jedoch nur auf die Kardinalsymptome eingehen.

Wahn

Der Wahn oder die Paranoia zeigt sich in einer unabwendbaren pathologischen Überzeugung. Der Betroffene interpretiert ein reales Geschehen pathologisch und hält daran fest. Er ist nicht von seiner Interpretation abzubringen. Wenn man versucht, ihn davon zu überzeugen, dass seine Deutungen falsch oder pathologisch sind, wird er wütend oder gar aggressiv werden.

Die Wahnsymptome treten zum Beispiel in Form von Verfolgungswahn oder Beziehungswahn auf. Im Verfolgungswahn sieht sich der Betroffene als „Zielscheibe" einer Verschwörung oder Verfolgung. Dies geht mit einem sehr starken Misstrauen allen Menschen gegenüber einher. Der Klient weiß nicht, welche Menschen zu dem System gehören, das ihn verfolgt. Dieses Misstrauen führt natürlich zu starken Ängsten.

So verhält sich dieser Betroffene auch. Er ist sehr misstrauisch und hat große Angst. Vielleicht gibt er Ihnen Hinweise, was Sie tun sollen, wenn ihm etwas zustößt. Dass Sie zum Beispiel die Polizei oder das BKA in einem solchen Fall einschalten sollen. Oder er wirkt nervös und äußert, dass er sich beobachtet fühlt und er inspiziert Ihren Raum nach Hinweisen für Kameras oder Abhörgeräten. Er wird niemals offen über seine kompletten Befürchtungen reden, da er niemandem vertrauen kann. Aber es ist sehr wahrscheinlich, dass er in einer akuten Phase Andeutungen macht, die bei Ihnen vermutlich eine Irritation hervorrufen. Fragen Sie dann bitte nach! Fragen Sie ihn, ob er sich verfolgt fühlt. Es ist sehr wahrscheinlich, dass er Ihnen daraufhin Auskunft geben wird.

Ein Beziehungswahn äußert sich so, dass der Klient alles auf sich bezieht. Es wird im Gespräch schnell klar werden, dass seine Interpretation übersteigert ist. Auch dieser Mensch hat starke Angst und kann misstrauisch sein. Wenn Sie versuchen, ihn davon zu überzeugen, dass es nicht in allen Dingen um ihn persönlich geht, kann der Betroffene wütend werden. Wenn Sie also mit einem Patienten konfrontiert werden, der eine Wahnsymptomatik zeigt, muss auch dieser Mensch in eine stationäre Betreuung. Für den Ablauf beachten Sie bitte die Hinweise im Kap. 7.3.1.1.

> **Wichtig**
> Ein Grundsatz im Umgang mit wahnhaften Patienten ist deshalb: **Niemals diskutieren!**

Fallbeispiel

Frau X war Bewohnerin in der psychiatrischen Einrichtung, in der ich einst gearbeitet habe. Sie litt an einer Schizophrenie und bekam zur Medikation ein Depot-Neuroleptikum. Jedes Mal, wenn die neue Medikation bevorstand, bemerkte man in den 1–2 Tagen davor, dass Frau X akute Wahnsymptome zeigte.

In so einer Situation kam es eines Tages zu einer Auseinandersetzung zwischen Frau X und meiner Kollegin. Es wurde schnell klar, dass Frau X sehr aggressiv wurde. Schließlich rannte sie wutentbrannt aus dem Raum. Meine Kollegin schloss die Tür ab, die einen Glaseinsatz aus Sicherheitsglas hatte. Wenige Minuten später kam Frau X zurück und wollte wieder in den Raum. Die Tür war jedoch verschlossen. Frau X begann zu randalieren und ich konnte zusehen, wie sie mit bloßen Händen das Sicherheitsglas einschlug. Daraufhin rannte sie weg und wir mussten eine Polizeifahndung veranlassen. Jeder Experte wird Ihnen versichern, dass Sicherheitsglas nicht mit bloßen Händen zu zerstören ist. Deshalb heißt es ja Sicherheitsglas. Dennoch habe ich es selbst beobachtet, wie Frau X unbändige Kräfte entwickelte und das Glas mit der Faust zerstörte. Meine Lehre aus dieser Situation war sehr eindrücklich: Diskutieren Sie niemals mit einem wahnhaften Patienten.

Halluzination

Eine Halluzination ist eine Wahrnehmungsstörung, bei der der Patient Dinge sieht, hört, riecht, schmeckt oder fühlt, die nicht vorhanden sind. Auch dieser Klient hat oft starke Angst und wirkt sehr verunsichert und nervös. In meiner persönlichen Wahrnehmung verändert sich auch der Augenausdruck eines Betroffenen in dieser Situation. Die Augen wirken dunkel, fast düster. Sie können unruhig „flackern" und der Blick ist geprägt von Angst und Gefahr. Wenn ich an akut psychotische Patienten zurückdenke, läuft mir ein Schauer über den Rücken - wegen der deutlichen Veränderung, die ein Betroffener zeigt.

Die spezifischen Symptome, die dieser Mensch zeigt, äußern sich in seinem Verhalten. Wenn er eine optische Halluzination hat, wird er sich möglicherweise häufiger nervös umsehen. Es kann auch passieren, dass er mit „der Luft spricht" oder flüstert. Akustische Halluzinationen verwirren den Klienten. Er wird seine Stirn in Falten legen und Sie misstrauisch ansehen. Er kann das Gespräch nicht verfolgen und wirkt unkonzentriert, unruhig oder ängstlich. Bei den anderen Sinneswahrnehmungen ist die Symptomatik meist nicht so deutlich. Diese Patienten fragen aber zum Beispiel, ob Sie den unangenehmen Geruch (Gas, Fäulnis, anderes) auch wahrnehmen? Oder sie beschreiben, dass sie einen sehr unangenehmen Geschmack im Mund haben, der ihnen Angst macht. Am häufigsten treten optische und akustische Halluzinationen auf.

Das Vorgehen ist auch bei dieser Situation gleich: Der Betroffene muss in stationäre Behandlung und Sie gehen vor wie oben beschrieben.

Ich-Störung
Bei der Ich-Störung glaubt der Klient, dass seine Gedanken entweder auf andere Menschen automatisch übergehen und gelesen werden können, oder dass ihm die Gedanken von außen entzogen werden. Auch, dass ihm jemand Fremdes Gedanken in den Kopf hineingibt, kommt vor. Zusätzlich kann sich der Betroffene fremdgesteuert und manipuliert fühlen oder dass er sich oder seine Umwelt als fremd und/oder unwirklich erlebt.

Auch dieser Patient ist verwirrt und hat Angst. Er wirkt unruhig, unkonzentriert und misstrauisch. Möglicherweise wird er Sie fragen, ob Sie seine Gedanken lesen können, oder er wird Ihnen berichten, dass ihm Gedanken eingegeben werden oder entzogen werden. Wenn Sie nachfragen, wird er Ihnen Antwort geben. Achten Sie darauf, dass Sie möglichst ruhig bleiben und dem Betroffenen das Gefühl geben, dass Sie ihn ernst nehmen. Auch dieser Mensch muss in eine stationäre Betreuung. Beachten Sie die Hinweise in Kap. 7.3.1.1.

> **Fazit**
> Psychotische Patienten wirken ängstlich, nervös, angespannt, verwirrt oder misstrauisch. Sie können so wütend erregt sein, dass der ganze Körper angespannt ist. Die Regulation von Nähe und Distanz kann gestört sein, so dass Ihnen der Klient zu schnell zu nahe kommt. Es kann passieren, dass er Sie bedroht und beschimpft.

Versuchen Sie, möglichst ruhig zu bleiben. Vielleicht können Sie eine kleine Übung der Psychohygiene anwenden (Kap. 4.6), um sich innerlich zu stabilisieren. Geben Sie keinen Anlass zur Provokation! Es ist in dieser Situation absolut unwichtig, wer Recht hat und wer nicht. Machen Sie notfalls Zugeständnisse und bleiben Sie möglichst offen und zugewandt. Geben Sie ihm die Möglichkeit, dass der Klient noch Entscheidungsmöglichkeiten hat. Deshalb verweise ich auch immer wieder auf das beschriebene Vorgehen (akute Suizidalität). Reden Sie mit dem Klienten und vermitteln Sie ihm, dass Sie ihn ernst nehmen.

> **Wichtig**
> Oberstes Prinzip in einer akuten (aggressiven) Erregungssituation ist es, das **Gefahrenpotenzial** für Sie selbst als auch für den Betroffenen zu **senken**. Bei massiver Bedrohung sollten Sie den Raum verlassen und Hilfe holen – also die Polizei rufen.

In meiner Praxis ist es zweimal vorgekommen, dass Klienten akut psychotisch wurden. In beiden Situationen habe ich schon bei der Begrüßung sofort bemerkt, dass etwas nicht stimmt: Ich habe den beschriebenen Augenausdruck gesehen. In beiden Fällen haben mir die Klienten meine Fragen offen beantwortet und meine Befürchtung, dass eine akute Psychose vorliegt, geteilt. Ebenfalls in beiden Situationen habe ich mir eine Zweitmeinung beim Sozialpsychiatrischen Dienst eingeholt und daraufhin im Anschluss die stationäre Aufnahme in einer psychiatrischen Klinik veranlasst. Es ging ohne Aggression und ohne Komplikation vonstatten! Eine akute Psychose muss nicht immer zu einer Eskalation führen!

7.3.1.3 Depression

Auch eine depressive Episode kann ein Notfall sein oder zu einem Notfall werden. Vor allem, wenn im Zusammenhang mit der depressiven Störung Suizidgedanken einhergehen. Dann ist die Handlungsnotwendigkeit so wie beschrieben (Kap. 7.3.1.1).

Darüber hinaus kann sich eine depressive Episode, trotz Therapie, schleichend verschlechtern und es kann notwendig werden, dass der Klient ein Medikament einnimmt. Sehr viele Menschen haben Angst davor, Psychopharmaka einzunehmen und lehnen die medikamentöse Behandlung der Depression kategorisch ab.

Wenn mit meinen Schülern im Unterricht eine Diskussion über die medikamentöse Versorgung der Depression beginnt, dann sage ich gerne, dass wir unsere Patienten nicht mit nach Hause nehmen können. Wenn ein Klient zum Beispiel alleine lebt und kaum soziale Kontakte hat, ist die Depression anders zu betrachten als bei einem Menschen, der in einer Familie mit Kindern lebt und ein sicheres soziales Netz hat. Der Patient, der alleine lebt, hat mehr Risikofaktoren, die den Verlauf ungünstig beeinflussen können. Er ist vermutlich auch weniger stabil, wenn es im Leben zu problematischen Situationen kommt.

Ich habe mir im Laufe meiner Berufspraxis angewöhnt, nahezu alle Klienten mit einer depressiven Episode zu einem Endokrinologen zu schicken, damit ein umfassendes Blutbild erstellt wird. Man kann zwar die Neurotransmitter-Konzentration am synaptischen Spalt nicht im Blutbild darstellen. Doch es ist möglich, den BDNF-Faktor (Brain-derived neurotrophic factor) zu messen. Beim BDNF handelt es sich um ein Protein, das einen Einfluss auf das Nervenwachstum nimmt. Besteht ein Mangel des Proteins, so kann dieser verantwortlich für die Entstehung verschiedener psychischer Erkrankungen sein. Diese sind unter anderen: Depression, Bulimia nervosa und Anorexia nervosa. Die Gabe eines Antidepressivums kann den BDNF-Faktor wieder erhöhen.

Klienten können ihre starken Vorurteile gegen die Einnahme von Psychopharmaka verlieren, wenn ein Arzt ihnen diese Zusammenhänge erläutert. Das habe ich schon mehrfach erlebt. Zusätzlich erkläre ich dann ausführlich, wie ein Antidepressivum wirkt und was bei der Einnahme zu beachten ist, um die Compliance des Klienten zu fördern. Die Medikamente aus der Gruppe der Antidepressiva wirken allesamt stimmungsaufhellend. Bei gesunden Menschen erfolgt jedoch keine Stimmungsaufhellung.

Informationen zur Antidepressiva-Einnahme:
- Die Einnahme dieser Medikamente sollte einschleichend höher dosiert werden und beim Absetzen auch ausschleichend verringert werden.
- Antidepressiva führen nicht zu einer Abhängigkeit.
- Die Empfehlung der WHO für die Einnahme beträgt 6 Monate.
- Ein vorzeitiges Absetzen oder ein abrupter Abbruch erhöht das Risiko des Wiederauftretens der Depression.
- Auf keinen Fall darf das Medikament eigenständig einfach wieder abgesetzt werden. Dies kann zu einer sogenannten Rebound-Erkrankung führen, die noch heftigere Symptome auslösen kann als vor der Medikation.
- Die positive Wirkung tritt frühestens nach 1–2 Wochen ein. Manche Medikamente brauchen auch 4–6 Wochen, bis sie wirken.
- Zu Beginn der Behandlung können Nebenwirkungen auftreten: Übelkeit, Unruhe, Zittern, Verstopfung und andere Symptome. Wenn der Klient unsicher ist wegen auftretender Nebenwirkungen, soll er eine Person kontaktieren, die ihm Auskunft geben kann.
- Die Nebenwirkungen können zu Beginn der Behandlung sehr belastend sein. Es ist wichtig, den Patienten in diesem Prozess zu begleiten. Die meisten Nebenwirkungen vergehen wieder, wenn der positive Effekt eintritt.
- Die Antriebssteigerung erfolgt vor der Stimmungsaufhellung. Dies kann bei suizidalen Patienten gefährlich sein!
- Antidepressiva müssen regelmäßig eingenommen werden und können nicht nach Bedarf dosiert werden.

7.3.1.4 Abhängigkeitserkrankungen

Bei einem akuten Suchtmittelmissbrauch ist es notwendig, dass dieser vorrangig behandelt wird. Und diese Behandlung können Sie nicht in Ihrer psychologischen Praxis durchführen. Wenn Ihr Klient nicht ausreichend motiviert ist, eine Suchtbehandlung zu beginnen, können Sie zunächst an diesem Thema mit ihm arbeiten. Trotzdem müssen Sie ihn parallel in eine ärztliche Behandlung schicken. Die körperliche Verfassung muss unbedingt eingeschätzt und beobachtet werden. Der nächste Schritt ist, dass der Betroffene die Entschlossenheit aufbringt, sich einer speziellen Suchtbehandlung zu unterziehen. Diese erfolgt in der Regel stationär. Wenn der Patient nach erfolgreicher Behandlung wieder aus der Klinik entlassen wurde, können Sie ihn behandeln und mit ihm daran arbeiten, dass er stabil bleibt und dass Rückfälle verhindert werden.

> **Fazit**
> Klienten mit akuten Abhängigkeitserkrankungen müssen ärztlich behandelt und betreut werden. Wenn der Klient es ablehnt, sich in ärztliche Behandlung zu begeben, können Sie nicht weiter mit ihm arbeiten. Sie müssen auf einer ärztlichen Betreuung bestehen.

7.4 Adressen Krisenintervention

In diesem Kapitel möchte ich Ihnen eine Auswahl an Kontakten aufzeigen, bei denen sich Klienten Hilfe holen können. Alle meine Klienten wissen, dass sie mich in einem gewissen Umfang zwischen den Sitzungen kontaktieren können. Aber was ist mitten in der Nacht, oder wenn der Therapeut im Urlaub oder nicht erreichbar ist? Es ist wertvoll, eine Auswahl an Möglichkeiten zu haben, wenn es kein verfügbares soziales Netz gibt und die Not groß ist.

Die sicher bekannteste Notrufnummer ist die **Telefonseelsorge**. Die Rufnummer lautet:
(08 00) 1 11 01 11 oder (08 00) 1 11 02 22.

Sie ist kostenfrei, steht rund um die Uhr zur Verfügung, ist anonym und die Gesprächspartner sind ausgebildete Fachkräfte.

Ebenso ist eine Chat- oder E-Mail-Beratung möglich unter: www.telefonseelsorge.de

Das **Hilfetelefon** Gewalt gegen Frauen, bietet ein bundesweites Beratungsangebot für Frauen, die von Gewalt betroffen sind sowie für Freunde und Fachkräfte.

Unter der Nummer (**08 00) 11 60 16** und per online-Beratung können sich Betroffene rund um die Uhr kostenfrei beraten lassen. Bei Bedarf können Dolmetscherinnen in 15 Sprachen zum Gespräch hinzugeschaltet werden.

Das **SeeleFon** bietet bundesweite Information und Hilfe durch Telefon- und E-Mail-Beratung. Seit Mitte 2011 hat der Bundesverband der Angehörigen psychisch erkrankter Menschen sein Angebot erweitert:
- Rufnummer (**01 80 5) 9 50 95 1** und der
- Festnetznummer (**0 22 8) 7 10 02 42 4** sowie der
- E-Mail-Adresse seelefon@psychiatrie.de und
- www.psychiatrie.de/bapk/seelefon/

Eine sehr umfangreiche Auflistung von Notfalltelefonnummern zu allen Themen rund um psychische Probleme finden Sie auf der Seite: www.depressionendepression.net/notfaelle/notfallnummern.htm.

Die **Deutsche Gesellschaft für Suizidprävention (DGS)** bietet unter anderem Hilfsangebote für Suizidgefährdete und eine Anlaufstelle für Hinterbliebene unter: www.suizidprophylaxe.de

AGUS e. V. (Angehörige um Suizid) bietet Hilfe für Angehörige, die mit Suizid konfrontiert sind, aber auch Information für Ärzte und Therapeuten, die beruflich mit dem Thema Suizid zu tun haben: www.agus-selbsthilfe.de/startseite/

Kinder- und Jugendtelefon: Telefon **(0 80 0) 1 11 03 33** (Montag bis Samstag von 14–20 Uhr).

Die vom Verein „**Nummer gegen Kummer e. V.**" eingerichtete Leitung steht Kindern und Jugendlichen kostenlos zur Verfügung. Hier finden sie

Beratung und Unterstützung, wenn sie nicht weiter wissen. Der Verein ist Mitglied im Deutschen Kinderschutzbund.

Dieser Verein hat auch ein **Elterntelefon** eingerichtet, das für Hilfe suchende Eltern kostenlos und anonym zur Verfügung steht: Elterntelefon: **(0 80 0)1 11 05 50** .Das Telefon ist montags bis freitags von 9–11 Uhr besetzt. Dienstags und donnerstags von 17–19 Uhr. Außerdem steht eine Internetseite für Information und Kontakt zur Verfügung: www.nummergegenkummer.de/elterntelefon.html

Selbsthilfegruppen zu vielen verschiedenen Problemen finden Sie bei **KISS** (Kontakt und Informationsstelle für Selbsthilfe). Die KISS-Arbeitskreise gibt es in verschiedenen Bundesländern, sodass Sie nach Selbsthilfegruppen in Ihrem Umkreis suchen können.

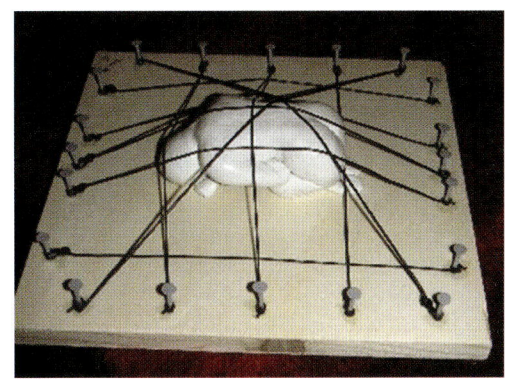

Abb. 7.1 Traumatisierte Patienten.

7.5 Traumatisierte Patienten

Menschen, die eine Traumatisierung erlebt haben (**Abb. 7.1**), brauchen häufig eine spezielle Behandlung. Es müssen bestimmte Dinge in der Behandlung berücksichtigt werden, auf die ich hier näher eingehen möchte. Die Behandlung sollte auf die Bearbeitung der traumatischen Situationen fokussiert sein, aber der Klient darf zu keinem Zeitpunkt überfordert werden. Deshalb sind bestimmte „Regeln" einzuhalten, die für eine erfolgreiche Behandlung sehr wichtig sind.

Die Erinnerungen an eine traumatische Situation werden auf verschiedenen Sinnesebenen unzusammenhängend – fragmentiert – gespeichert. Bei manchen Betroffenen geht die Abspaltung der schrecklichen Erlebnisse bis zur Amnesie. Dies bedeutet, dass Menschen Traumatisierungen „vergessen" können. Das Erlebnis ist so abgespalten, dass keine Erinnerung mehr besteht.

Wenn ein solcherart traumatisierter Klient zu Ihnen kommt, weil er zum Beispiel im Laufe der Jahre eine andere psychische Störung entwickelt hat, kann es passieren, dass die Erinnerung an das „vergessene" Trauma mit der Behandlung bei Ihnen plötzlich wieder in sein Bewusstsein drängt. Für diese Situation sollten Sie „gerüstet" sein. Meinen Schülern empfehle ich, dass sie mindestens eine Trauma-Fortbildung besuchen, bevor sie psychotherapeutisch mit Menschen arbeiten.

Die therapeutische Haltung in der Behandlung von traumatisierten Klienten sollte Ruhe, Stabilität und Angstfreiheit ausstrahlen. Vermitteln Sie eine **starke therapeutische Präsenz**. Auch um sich selbst darin zu erfahren und zu üben, ist eine entsprechende Weiterbildung sinnvoll und wichtig.

7.5.1 Psychoedukation

Es ist enorm wichtig, dem Patienten genau zu erklären, was nach einem Trauma alles passieren kann. So kann er seine Symptome besser einordnen und erlebt sich selbst nicht als „verrückt". Die Auswirkungen nach Traumatisierungen sind sehr vielfältig und können sich individuell unterschiedlich äußern. Dennoch gibt es bestimmte Gemeinsamkeiten und es ist für den Klienten sehr entlastend, wenn er erkennt, dass der Therapeut seine Symptome kennt und einordnen kann. Hilfreich ist es auch, wenn der Betroffene bemerkt, dass auch andere Menschen nach Traumatisierungen an solchen oder ähnlichen Störungen leiden können.

> **Fallbeispiele**
>
> **Frau A.** wurde als Baby wegen extremer Vernachlässigung aus der Familie genommen. Sie wuchs in einem Heim auf, in dem sie über Jahre hinweg sexuell, körperlich und emotional missbraucht wurde. Als sie zu mir in Behandlung kam, hatte sie kaum Erinnerungen an ihre Vergangenheit. Im Laufe der Behandlung kamen stückweise die Erinnerungen hoch. Doch sie wunderte sich, dass sie immer nur „Bilder" erinnern würde. Sie schilderte, dass sie nichts fühlen würde, wenn sie diese Situationen auftauchen sieht. Sie fragte mich, ob sie so ein gefühlskalter Mensch sei oder was mit ihr nicht stimmen würde.
>
> **Frau B.** wurde als Kind im Grundschulalter vom Freund des Vaters sexuell missbraucht. Sie hat eine ganz vage Erinnerung an eine Situation, aber es gibt nur ein einziges Bild. Was sie hauptsächlich erinnert, sind Gefühle. Sie schilderte zum Beispiel, dass sie manchmal plötzlich ganz tiefen Ekel empfindet und sie wisse, dass es um eine Missbrauchssituation mit dem Freund des Vaters gehen würde. Aber sie kann sich nicht erinnern. Sie spürt nur immer wieder eine Atmosphäre von Scham, Schuld, Ekel und Angst. Sie fragt mich, ob sie so dumm sei, dass ihr Gehirn es nicht hinbekommen würde, sich zu erinnern.

Beide Frauen fragten mich, ob mit ihnen etwas nicht stimmt und sie waren in Sorge, dass sie nicht normal seien. Die Situationen, die sie erleben, hängen mit der fragmentierten Speicherung zusammen. Deshalb erinnert eine Klientin nur Bilder, die andere Klientin nur Gefühle. Der „Rest fehlt", weil er im Gehirn an einer anderen Stelle „abgelegt wurde". Zum Zeitpunkt der Erinnerung besteht keine Verbindung.

Beide Frauen waren erleichtert, nachdem ich ihnen das erklärte. Es ist wichtig, dass Betroffene solche Fragen stellen können und beantwortet bekommen. Diese Psychoedukation kann dazu beitragen, wieder einen guten Kontakt zu den eigenen Ressourcen zu erhalten, der durch traumatische Erlebnisse unterbrochen und gestört wurde.

Der Klient muss verstehen lernen, warum er so reagiert. Seine Symptome und Erlebnisweisen, die nach dem Trauma aufgetreten sind, stellen eine ganz übliche und normale Reaktion eines gesunden Menschen dar, der eine massiv belastende Situation überstanden hat. Der Betroffene hat durch die Traumatisierung eine schwerwiegende Grenzverletzung erlebt. Es kann sein, dass er in der Folge große Probleme hat, Grenzen einzuschätzen und zu setzen. Es ist eine notwendige Intervention, dass die Grenzen in der therapeutischen Beziehung zuverlässig eingehalten werden und transparent gestaltet werden. Zu dem Thema Grenzen gehören im professionellen Kontext

- die Zeitstruktur der Sitzungen,
- das Honorar und
- die Zahlungsweise,
- die Kontaktaufnahme zwischen den Sitzungen,
- Körperkontakt,
- die Schweigepflicht und
- der Umgang mit selbstverletzendem Verhalten und anderes.

Die gesamte Verantwortung zur Aufrechterhaltung der Grenzen liegt beim Therapeuten. Die Grenzen sollten für den Klienten immer transparent und nachvollziehbar sein und für den Therapeuten persönlich stimmig. Dies bedeutet, dass der Therapeut die Grenzen nach seinen Werten, seinem Arbeitsstil und seinen praktischen Möglichkeiten gestalten muss. Denn auch in schwierigen Situationen sollte er sie ohne besondere Anstrengung durchhalten können.

7.5.2 Unterscheidung der Traumatypen

Ich möchte Ihnen hier eine Übersicht über eine Einteilung der Traumatypen (**Abb. 7.2**, **Tab. 7.2**) vorstellen, die ich selbst in einem Trauma-Weiterbildungsseminar kennengelernt habe. Sie ist angelehnt an die „Sammlung" von Studien und Beschreibungen verschiedener Autoren, die Babette Rothschild ihrem Buch „Der Körper erinnert sich" beschreibt.

Die klassische und bekannte Einteilung von Traumatypen ist die Einteilung von Leonore Terr in Typ I und Typ II. Dabei wird Typ I durch ein ein-

Tab. 7.2 Traumatypen-Einteilung.

Trauma Typ I	
Beschreibung	Die Menschen dieser Kategorie haben ein einmaliges Trauma erlebt. Nach dem Trauma erleben diese Menschen starken emotionalen Stress. Sie sind jedoch üblicherweise in der Lage, nach einer gewissen Zeit, wieder in ihren Alltagsablauf zu finden.
Hinweise für die Behandlung	In der Behandlung sind diese Patienten gut zugänglich, können Vertrauen fassen, so dass nach relativ kurzer Zeit am Trauma gearbeitet werden kann. Übertragungsreaktionen sind hier weniger stark und der Fokus der Behandlung liegt auf dem traumatischen Geschehen, während die therapeutische Beziehung stützend im Hintergrund wirken kann.
Trauma Typ II	
Beschreibung	Diese Klienten sind mehrfach traumatisiert. Sie verfügen über eine starke Persönlichkeit und besitzen die Fähigkeit, die verschiedenen Traumata einzeln zu betrachten und voneinander zu trennen. Sie haben Ressourcen, die sie brauchen, um die Geschehnisse voneinander zu trennen.
Hinweise für die Behandlung	So ist es in der Behandlung möglich, jeweils an einem einzelnen Trauma zu arbeiten. Der Zugang in der Therapie ist ähnlich wie bei Trauma Typ I. Auch hier kann auf das Traumageschehen fokussiert werden. Die therapeutische Beziehung wirkt unterstützend im Hintergrund.
Trauma Typ II B (R)	
Beschreibung	Es liegen multiple Traumata vor. Auch diese Klienten besitzen eine starke Persönlichkeit. Durch die Komplexität der Traumatisierungen kann die Resilienz jedoch nicht aufrechterhalten werden. Diese Menschen konnten eine Widerstandsfähigkeit aufbauen, durch die Heftigkeit der Traumata wurde sie jedoch zerstört. Die Folge ist, dass der Zugang zu den Ressourcen nicht „gehalten werden kann". Die traumatischen Situationen können nicht voneinander getrennt werden. Wenn Klienten dieses Typs über ein Trauma reden, finden sie schnell Verbindungen zu anderen Traumata.
Hinweise für die Behandlung	Der Aufbau und Erhalt von Ressourcen ist hier in der Behandlung von großer Wichtigkeit. Ebenso die therapeutische Beziehung an sich. Der Aufbau von Vertrauen steht im Mittelpunkt der Behandlung und häufig ist die Interaktion in der therapeutischen Beziehung der wichtigste Aspekt zur Heilung, da die Beziehung den Zugang zu den Ressourcen wiederherstellen kann. Die Therapiedauer beträgt oft mehrere Jahre.
Trauma Typ II B (nR)	
Beschreibung	Auch beim Trauma Typ II B (nR) liegen multiple Traumata vor. Die Klienten dieser Kategorie konnten nie Ressourcen für eine Resilienz entwickeln, weil die Traumata bereits in der frühesten Kindheit stattgefunden haben.
Hinweise für die Behandlung	Möglicherweise besteht hier für die gesamte Therapiedauer die Auseinandersetzung mit der therapeutischen Beziehung im Vordergrund. Traumaklienten vom Typ II B (nR) benötigen sehr lange Zeit, um ein Gefühl von Sicherheit zu entwickeln. Manchmal nimmt die Herstellung dieses Vertrauens sogar den größten Teil der Therapie in Anspruch. An den Traumatisierungen kann nur gearbeitet werden, wenn Resilienz und Ressourcen entwickelt wurden. Es kann auch passieren, dass sich der größte Teil des traumatischen Materials in der therapeutischen Beziehung manifestiert. Hier sollte mit Hilfe der Übertragungsreaktion des Klienten und der Gegenübertragungsreaktion des Therapeuten auf das Trauma Bezug genommen werden. Diese Art der Arbeit ist häufig sehr mühsam, aber wenn beide in der Lage sind, den Prozess bis zum Ende durchzustehen, sehr lohnenswert. Die Therapiedauer beträgt oft mehrere Jahre.

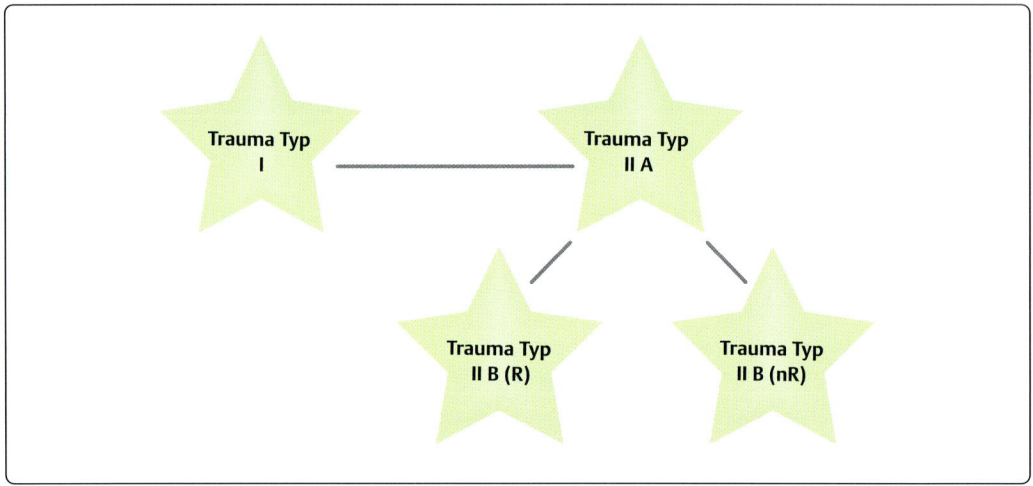

Abb. 7.2 Traumatypen Einteilung.

malig erlebtes traumatisches Ereignis gekennzeichnet. Der Typ II wird dagegen durch ein komplexes, längeres traumatisches Geschehen, wie zum Beispiel wiederholte körperliche oder sexuelle Gewalt, Kindesmissbrauch, Kindesmisshandlung, Geiselhaft belastet.

Die Einteilung, die ich Ihnen hier zusammenfassen möchte, unterteilt den Traumatyp II noch einmal. Daraus ergeben sich konkrete Hinweise für die Behandlung und die Gestaltung der therapeutischen Beziehung, die ich als sehr wertvoll erachte.

Anmerkung zur Einteilung:
- Die Einteilung in Traumatyp I und II stammt von Leonore Terr (1994).
- Der Traumatyp II B (R) wurde in einer Studie von Malt & Weisaeth 1998 beschrieben.
- Der Traumatyp II B (nR) wurde 1996 von Schore beschrieben.

> **Fazit**
> Diese Zusammenstellung der Traumatypen zeigt, dass Klienten der Kategorie I und II A üblicherweise weniger Aufmerksamkeit bezüglich der therapeutischen Beziehung benötigen. Übertragungsreaktionen sind hier meist weniger stark.
> Bei den Typen II B steht dagegen die Interaktion in der therapeutischen Beziehung im Vordergrund der Behandlung. Durch die positive Bindungserfahrung sollen Resilienz und Ressourcen aufgebaut werden und erhalten bleiben.
> Der therapeutische Kontakt hat eine affektregulierende Wirkung und wirkt beruhigend auf instabile Klienten. Sie nehmen oft immer wieder Kontakt zum Therapeuten auf, wenn sie sich in starker Erregung befinden. Der Kontakt wirkt regulierend auf diese Emotionen.
> Erfahrungen in der therapeutischen Beziehung werden primär im impliziten Gedächtnis gespeichert, was zu synaptischen Veränderungen hinsichtlich der Bindungserfahrung führt. So kann es im günstigen Fall zu einer Neukodierung einer positiven Bindungserfahrung kommen!

7.5.3 Übungen zur Stabilisierung und zur Aktivierung von Ressourcen

Wie schon bei den Interventionen beschrieben (Kap. 6), müssen Traumapatienten zuerst stabil sein, damit man mit ihnen an den traumatischen Situationen arbeiten kann. Hier möchte ich Ihnen ein paar kleinere Übungen erklären, die gut geeignet sind, um einen Klienten zu stabilisieren und seine Ressourcen zu aktivieren.

7.5 Traumatisierte Patienten

> **★ Wichtig**
>
> Sie können zum Beispiel mit Ihrem Patienten eine **„Notfallkiste"** zusammen erstellen, in der viele verschiedene Übungen und Kraft spendende Utensilien sind. Das könnten Urlaubsbilder, ein Kuscheltier, ein Handschmeichler, eine schöne CD, Briefe oder Postkarten von anderen Menschen und ähnliches sein. In Krisenzeiten kann der Klient dann in seine Kiste schauen und Dinge daraus verwenden. Es kann zur Selbststabilisation sehr hilfreich sein.

Die Übungen, die Sie Ihrem Klienten zeigen und beibringen, sollte er regelmäßig anwenden. Es ist ein Teil der Selbstfürsorge, dass der Patient diese in seinen Alltag integriert. Darüber hinaus ist bei Menschen mit traumatischen Erlebnissen meist der innere Stresslevel permanent zu hoch. Der Sympathikus ist sozusagen dauerhaft aktiv und es ist wichtig, dass der Parasympathikus zur Organerholung regelmäßig aktiviert wird.

7.5.3.1 Übung: Der sichere Ort

Die Übung des „sicheren Ortes" oder des „Kraftortes" gehört zu den Standardinterventionen in der Traumatherapie. Es ist sinnvoll, diese Übung am Anfang des therapeutischen Prozesses mit Ihrem Klienten zu machen. Danach können Sie dann immer wieder darauf zugreifen. Der „sichere Ort" sollte sich für den Klienten wirklich durch und durch sicher und kraftvoll anfühlen. Ist dies der Fall, werden Sie es an der Körperhaltung Ihres Klienten beobachten. Wenn ein Mensch an etwas sehr Angenehmes denkt, entspannt sich seine Körperhaltung. Manchmal folgt ein tiefer Atemzug oder ein leichtes Lächeln huscht über sein Gesicht.

Hat Ihr Klient eine solche kraftvolle Erinnerung gespeichert, kann sie immer wieder in Stresssituationen abgerufen werden. Wenn Sie dann während der gemeinsamen Arbeit an traumatische Erinnerungen das Gefühl haben, dass Ihr Klient eine Pause braucht, können Sie ihn nach dem „sicheren Ort" fragen.

Diese „Unterbrechung" führt meist zu einer kurzen Irritation. Wenn Sie Ihren Klienten dann auffordern, dass er den „sichern Ort" beschreibt, werden Sie die Veränderung an seiner Körperhaltung sehr bald bemerken. Es ist wie eine „Werbepause", die wieder Kraft gibt. Sie können auch am Ende einer schwierigen Therapiesitzung in einer kurzen Phantasiereise mit Ihrem Patienten an den „sicheren Ort" reisen. Dies kann ein hilfreicher Abschluss sein.

> **✎ Übung**
>
> **Anleitung: „Der sichere Ort"**
>
> Setzen oder legen Sie sich möglichst bequem hin. Wenn es Ihnen angenehm ist, schließen Sie Ihre Augen. Wenn Sie das nicht möchten, ist es auch in Ordnung. Sie können dann Ihre Augen auf einen Punkt richten, der sich in etwa 2 Meter Abstand auf dem Boden befindet und lassen Sie Ihre Augen weich werden.
>
> Spüren Sie für einen Moment die Unterlage, auf der Sie sitzen oder liegen und lassen Sie sich zur Ruhe kommen. Entwickeln Sie im Inneren ein Bild von einem Ort, an dem Sie sich absolut sicher, wohl und geborgen fühlen. Es kann sein, dass Sie diesen Ort kennen. Dass es ein Ort ist, an dem Sie schon einmal waren. Vielleicht kennen Sie ihn aus Ihrer Kindheit oder aus einem schönen Urlaub. Vielleicht ist es auch ein Ort aus Ihrem aktuellen Leben und Alltag. Oder es ist ein Fantasieort, an den Sie sich hinträumen. Alles ist möglich. Lassen Sie sich einen Moment Zeit, bis Sie einen Ort gefunden haben, an dem Sie sich sicher, wohl und geborgen fühlen. Seien Sie sich sicher und gewiss, dass es diesen sicheren Ort für Sie gibt. Manchmal braucht es etwas Geduld, aber Sie werden ihn finden.
>
> Wenn Sie einen Ort gefunden haben, überprüfen Sie noch einmal, ob Sie dort auch wirklich geborgen und sicher sind und lassen Sie sich dann nieder. Schauen Sie sich um und beschreiben Sie diesen Ort (mit dem VAKOG Modell aus dem NLP).
> - Was können Sie sehen? (V – visuell)
> - Was können Sie hören? (A – auditiv)
> - Was fühlen Sie? (K – kinästhetisch)
> - Was riechen Sie? (O – olfaktorisch)
> - Was können Sie schmecken? (G – gustatorisch)

Spüren Sie diesen sicheren Ort mit allen Sinnen und fühlen Sie, wie es sich anfühlt, so sicher und geborgen zu sein. Nehmen Sie diese Erfahrung in sich auf und machen Sie sich bewusst, dass Sie innerlich jederzeit an diesen Ort zurückkehren können.
Stellen Sie sich dann darauf ein, wieder zurückzukommen und lassen Sie Ihre Atemzüge tiefer werden. Lassen Sie Bewegung zu in Ihren Füßen und Händen und öffnen Sie dann Ihre Augen, wenn es für Sie passt. Strecken und räkeln Sie sich nach Bedarf.

Anmerkung zur Übung: Die in Klammern gesetzten Begriffe aus dem VAKOG Modell sind als Gedächtnisstütze für den Therapeuten gedacht.

7.5.3.2 Übung: Ressourcen finden

Diese Übung mag ich selbst sehr gerne, da sie mit einer ganz einfachen Intervention an Ressourcen anknüpft. Ich denke, jeder Mensch hat mehrere Erinnerungen an Situationen, in denen ihm ein anderer Mensch gute Wünsche zugesprochen hat. Das finde ich das Schöne an dieser Übung. Sie ist für jeden geeignet.

Übung

Anleitung: Ressourcen
(nach Belleruth Neparstek)
Setzen oder legen Sie sich bequem hin und schließen Sie für einen Moment die Augen. Spüren Sie zunächst die Unterlage, auf der Sie sitzen oder liegen und nehmen Sie die Körperstellen wahr, die Kontakt zu dieser Unterlage haben. Wandern Sie dann zu Ihrer Atmung und beobachten Sie für einen kurzen Moment Ihren Atemrhythmus.
Spüren Sie dann in den unmittelbaren Raum um Ihren ganzen Körper herum. Stellen Sie sich vor, dass dort eine Art Energieblase um Sie herum existiert, die wie eine zweite Haut ist. Vielleicht können Sie sie spüren wie eine sanfte Bewegung um Ihren Körper. Stellen Sie sich vor, dass in dieser Energieblase alle guten Wünsche, die Sie jemals in Ihrem Leben erhalten haben, gespeichert sind. Alle Glückwünsche, alle liebevollen Gesten. Jedes nette Wort, das an Sie gerichtet wurde und jeder Wunsch für einen guten Heimweg. Jede Umarmung und Liebeserfahrung. Spüren Sie, wie es sich anfühlt, in dieser Energie von liebevollen Worten und Gesten zu sein. Vielleicht können Sie einen Schauer spüren oder ein sanftes Streicheln. Genießen Sie das Wissen, dass all diese Wünsche, Gesten und Freundlichkeiten für immer in Ihrem Umfeld sind und Sie jederzeit nähren können, wenn Sie sich daran erinnern. Nehmen Sie wieder die Stellen Ihres Körpers wahr, die Kontakt zu Ihrer Unterlage haben und lassen Sie Ihre Atmung allmählich tiefer werden. Bewegung entsteht in Ihren Händen und Füßen, und wenn Sie so weit sind, öffnen Sie Ihre Augen und kommen Sie zurück ins Hier und Jetzt.

7.5.3.3 Übung: Positives Tagebuch

Das positive Tagebuch hilft, auf positive Begebenheiten im Leben bewusst zu achten. Wenn diese Übung regelmäßig durchgeführt wird, kann sie sehr unterstützend sein, um den Fokus auf angenehmere Seiten des Lebens zu richten.

Übung

Anleitung: Positives Tagebuch
Der Klient wird gebeten, sich ein kleines Tagebuch anzuschaffen, das er problemlos auch mit sich führen kann.
Die Aufgabe ist, sich jeden Abend 5 Minuten Zeit zu nehmen und 3–5 positive Dinge des Tages aufzuschreiben. Dies können auch Kleinigkeiten sein, wie ein nettes Lachen von der Dame an der Supermarktkasse oder das Wahrnehmen einer blühenden Blume.
Es geht darum, den Blick auf positive Ereignisse zu lenken.

7.5.3.4 Übung: Innere Helfer

Ein innerer Helfer kann ein wertvoller Begleiter sein und Ihren Klienten in schwierigen Situationen unterstützen und ihm so ein Gefühl von Trost und Halt vermitteln. Es kann ihm bewusst machen, dass er einen intuitiven Zugang zu einem unbewussten Wissen über den Weg der Heilung

7.5 Traumatisierte Patienten

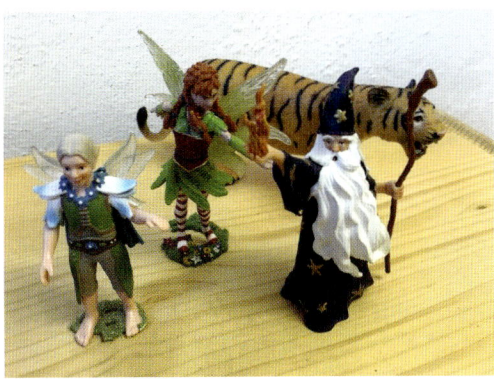

Abb. 7.3 Innere Helfer mobilisieren.

hat. Der innere Helfer sollte kein lebender oder verstorbener Mensch sein. Wenn in der Entspannungsübung eine Person als innerer Helfer auftaucht, lassen Sie den Klienten eine Eigenschaft dieses Menschen als inneren Helfer wählen (**Abb. 7.3**).

Übung

Anleitung: Innere Helfer
Führen Sie für diese Übung Ihren Klienten in eine kurze Entspannung. Beschreiben Sie dann mögliche innere Helfer wie Fabelwesen, Feen, Tiere oder Symbole. Erklären Sie zum Beispiel, dass Kinder häufig in ihrer Phantasie von guten inneren Helfern umgeben sind und diese sie unterstützen und begleiten. Bitten Sie dann Ihren Klienten zu seinem eigenen inneren Helfer Kontakt aufzunehmen. Fragen Sie nach, welchen inneren Helfer er hat und lassen Sie sich ihn beschreiben.

7.5.3.5 Übung: Leinwandtechnik

Die Übung der Leinwandtechnik kommt aus dem Neurolinguistischen Programmieren (NLP) und kann in vielen verschiedenen Abwandlungen durchgeführt werden. Sie ist sehr wertvoll, um dem Klienten zu verdeutlichen, dass er nicht ausgeliefert ist, sondern dass er durchaus in der Lage ist, seine Bilder und Emotionen zu steuern. Das ist sehr wichtig für die Regulation traumatischer Erinnerungen, die häufig „überfallartig" auf den Patienten „einfallen".

Übung

Anleitung: Leinwandtechnik
Fordern Sie Ihren Klienten auf, sich eine Leinwand in 1–2 Metern Entfernung vorzustellen. Dann wird zunächst eine Visualisierung geübt, indem sich der Klient zum Beispiel einen Baum auf dieser Leinwand vorstellt. Fragen Sie, ob sein Baum in Farbe oder in Schwarzweiß zu sehen ist. Wenn er den Baum in Farbe sieht, soll er ihn sich in Schwarzweiß vorstellen und umgekehrt.
Im nächsten Schritt soll er das Bild größer und kleiner werden lassen und im Anschluss soll er die Leinwand im Raum „heranzoomen" und danach wieder „wegzoomen". Lassen Sie sich ruhig Zeit, all diese Schritte mit Ihrem Klienten zu üben. Sie können auch verschiedene Gegenstände für die unterschiedlichen Schritte wählen.
Wenn Ihr Klient sicher in der Visualisierung ist, fragen Sie ihn nach einer belastenden Situation aus den letzten Wochen. Es sollte keine traumatische Situation sein, sondern eher ein Ärgernis oder eine Verstimmung, Trauer oder Ähnliches. Wenn Ihr Klient sich an eine Situation erinnert, fragen Sie nach einem Bild aus dieser Situation. Lassen Sie ihn dann dieses Bild auf die Leinwand projizieren. Er soll es sich zunächst einfach ansehen und spüren, wie er sich damit fühlt. Vermutlich wird er Gefühle aus dieser Situation wahrnehmen. Lassen Sie ihn dann das Bild in Schwarzweiß visualisieren und fragen Sie erneut, wie er sich fühlt, wenn er die Leinwand betrachtet. Möglicherweise hat die Belastung etwas abgenommen.
Dann soll er die Leinwand langsam wegzoomen, so weit, bis er keine Belastung mehr wahrnehmen kann und er die Situation neutral betrachten kann. Wenn er dies erreicht hat, soll er wieder nachspüren, wie sich diese neutrale Position anfühlt. Fordern sie ihn danach auf, die Leinwand wieder langsam näher heran zu zoomen, bis er wieder eine Belastung spürt. Er soll das Gefühl wahrnehmen und kann beschreiben, was er in seinem Körper wahrnimmt. „Spielen" Sie so mit der Leinwandtechnik, indem Sie den Klienten immer wieder auffordern, die Leinwand

heran zu zoomen und bei größerer Belastung wieder weg zu zoomen. Fragen Sie immer wieder nach der Belastung und nach den konkreten Gefühlen. Es wird sicher so sein, dass bei dieser detaillierten Arbeit ganz viele Teilaspekte an Gefühlen auftauchen werden, die der Klient zuvor nie in der Situation vermutet hätte.
Wiederholen Sie die Schritte so oft, bis der Klient die Leinwand direkt vor sich visualisieren kann, ohne eine Belastung zu spüren. Lassen Sie dann das Bild noch in Farbe visualisieren und gehen Sie genau so vor. Dieser Schritt wird sehr wahrscheinlich viel schneller und leichter gehen, da der Hauptanteil der Belastung schon bearbeitet wurde.

> **Wichtig**
> Wichtigstes Gebot bei dieser Vorgehensweise ist, dass der Klient nie in tiefere Gefühle abrutscht. Das Gute ist, dass das mit dieser Übung auch wirklich gelingen kann.

Zusätzlich lässt sich bei dieser Übung auch der „sichere Ort" mit einbauen. Sie könnten den Patienten bitten, eine zweite Leinwand im Zimmer zu visualisieren, auf der sein sicherer Ort zu sehen ist. Wenn die Belastung im Verlauf des Prozesses einmal zu groß wird, kann er zu seinem sicheren Ort schauen und sich in dieser Visualisierung ausruhen, bis er sich wieder dem anderen Bild zuwenden kann.

In einer Folgesitzung können Sie sich mit dieser Technik auch an traumatische Erinnerungen wagen. Achten Sie dabei aber immer darauf, dass der Klient die Leinwand von außen betrachtet und dass er nicht „hineingezogen" wird und das Trauma erneut erlebt. Er muss immer in einem sicheren Abstand zu dem Bild bleiben. Es darf nicht passieren, dass aus dem Bild ein Film wird. Es soll ein einzelnes Bild sein. Bewegte Bilder lassen sich schwerer kontrollieren. Die Belastung des Klienten sollten Sie bei jedem Schritt von ihm wahrnehmen lassen. Sie können eventuell mit einer zusätzlichen Technik, wie der Bilateralen Stimulation oder Klopfen, die Belastungen so bearbeiten lassen, dass sie ganz vorbeigehen.

Dann kann die Leinwand wieder ein Stück näher gezoomt werden, bis das nächste belastende Gefühl auftaucht. Dann wird dieses bearbeitet, bis es sich neutral anfühlt und wieder wird die Leinwand näher gezoomt und so weiter.

Bei starken Belastungen und schwerwiegenden Traumatisierungen darf die Leinwand zu Beginn ruhig ganz weit weg. Wenn es sein muss bis auf den Mond. Zum Schluss der Arbeit sollte die Leinwand dann unmittelbar vor dem Klienten im Raum stehen. Er sollte das Bild neutral betrachten können. Dann können Sie auch hier wieder auf ein Farbbild wechseln und die Leinwand wieder wegzoomen lassen, bis keine Belastung mehr spürbar ist.

7.5.3.6 Übung: Das ältere, weise Selbst

Das ältere, weise Selbst um Rat zu fragen, ist eine meiner persönlichen Lieblingsübungen. Es ist eine systemische Fragetechnik, die hilfreiche Ressourcen aktivieren kann.

> **Übung**
>
> **Anleitung: Das ältere, weise Selbst**
> Stellen Sie sich bitte einmal vor, dass Sie inzwischen eine gesunde, alte und weise Person sind und schauen Sie auf Ihr Leben zurück. Betrachten Sie vor allem die Zeitspanne, in der Sie jetzt im Moment sind. Was kann diese wunderbare, weise Person Ihnen sagen und mitteilen, was Sie selbst jetzt tun könnten, um diese Zeit Ihres Lebens gut zu überstehen? Was würde die weise Person sagen? Was sollen Sie sich merken? Welche Empfehlungen hätte die Person für Sie? Was würde sie Ihnen raten, das Sie tun sollen, um Ihre traumatischen Erinnerungen zu bearbeiten? Und was würde sie Ihnen an positiven Rückmeldungen geben? Was denkt die weise, alte Person, was in der Therapie besonders hilfreich für Ihre Heilung und Genesung war?

7.5.3.7 Übung: Wurzeln visualisieren

Diese Übung vermittelt Halt und einen sicheren Stand. Sie kann sehr gut auch als Hausaufgabe mitgegeben werden. Bitten Sie Ihren Klienten darum, dass er jedes Mal, wenn er irgendwo warten muss, seine Wurzel visualisiert und seinen festen, stabilen Stand spürt. Dies fördert eine positive Körperwahrnehmung.

> **Übung**
>
> **Anleitung: Wurzeln visualisieren**
> Bitten Sie Ihren Patienten aufzustehen. Die Füße stehen parallel und etwa hüftbreit. Die Knie sind leicht gebeugt, so dass ein angenehmer Stand möglich ist. Zunächst soll sich Ihr Klient in dieser Position spüren. Vielleicht mag der Körper ein wenig vor- und zurückschaukeln und sich einpendeln.
> Leiten Sie dann an, dass Ihr Klient sich vorstellt, dass aus seinen Fußsohlen Wurzeln in die Erde hineinwachsen. Beschreiben Sie ein Wurzelwerk eines großen Baumes, das sowohl in die Tiefe als auch in die Breite wächst. Ganz tief reichen die Wurzeln in die Erde hinein und sie geben einen sicheren und sehr stabilen Halt. Lassen Sie dieses Gefühl nachklingen und beenden Sie dann die Übung.

7.5.3.8 Übung: Stabilisation im Hier und Jetzt

Eine Klientin von mir hat einmal das traumatische Geschehen wie einen überdimensional großen Magneten beschrieben, der eine unwiderstehliche Anziehungskraft auf sie auswirkt, sobald sie ihm zu nahe kommt. Dann würde sie sich völlig in den vergangenen Gefühlen verlieren und würde keinen Halt mehr finden.

So ein Zustand kann auch unter einer Behandlung passieren und dem Patienten große Angst machen. Es kann zusätzlich zu einer Dissoziation kommen, in der Ihr Klient beschreibt, dass er nicht mehr „er selbst" zu sein scheint. Auch das Gefühl, dass er die Welt um sich herum als sehr entfernt erlebt, kann auftreten (Depersonalisation und Derealisation).

In solchen Situationen ist es notwendig, dass Sie Ihren Klienten wieder im Hier und Jetzt stabilisieren. Die folgende Praxisübung gibt dazu mehrere Anregungen.

> **Übung**
>
> **Anleitung: Stabilisation im Hier und Jetzt**
> - Der Patient soll die Augen geöffnet lassen.
> - Die Füße stehen parallel auf dem Boden.
> - aufrechte Körperhaltung
> - Blickkontakt zum Therapeuten
> - Durch die Nase ein- und ausatmen.
> - Den Raum oder einen Gegenstand im Raum beschreiben lassen.
> - Gedankenunterbrecher: „Was haben Sie heute Mittag gegessen?"
> - Verschiedene Dissoziationstechniken sind: Situation auf Leinwand visualisieren lassen, Patient soll sich seine Situation auf einer Kinoleinwand vorstellen, Situation als Schwarzweiß-Film visualisieren, Leinwand bis auf den Mond schicken, Film rückwärts laufen lassen, Patient Fernbedienung in die Hand geben, mit der er den Film anhalten kann, die Stimmen verzerren lassen.
> - Gegenbilder und Kraftorte: Patient soll sich ein positives Gegenbild vorstellen, einen Kraftort, einen sicheren Ort. Die Orte mit allen Sinnen (VAKOG) von ihm beschreiben lassen.
> - Helferlein einladen: Wer könnte Sie jetzt retten oder Ihnen helfen? Alles ist zugelassen, auch Figuren aus Märchen und der Phantasie ... mit allen Sinnen (VAKOG) beschreiben lassen.

Erklärungen zur Praxisübung

In Krisensituationen ist es wichtig, die Augen offen zu lassen, weil der Klient mit geschlossenen Augen „in die Innenschau" geht. Innere Bilder sind vom Therapeuten nicht zu kontrollieren und verschlimmern meist negative Gefühle.

Die Füße auf den Boden zu stellen vermittelt Halt. Lassen Sie den Klienten die Füße auf dem Boden bewusst wahrnehmen. Mit einer aufrechten Körperhaltung kann der Atem besser fließen. Verzweifelte Menschen kauern sich automatisch meist zusammen, wodurch der Atem eingeschränkt wird und der Fokus stärker auf der Problemsituation ist als im Hier und Jetzt. Blickkontakt vermittelt Halt und Sicherheit im Hier und

Jetzt. Wenn der Klient ausschließlich durch die Nase ein- und ausatmet, ist es nicht möglich, dass er hyperventiliert. Wenn man die Aufgabe bekommt, einen Gegenstand zu beschreiben, erhält das Gehirn die Aufgabe, auf die linke Gehirnhälfte zu wechseln. Das hat zur Folge, dass die starken Emotionen unterbrochen werden.

> **Wichtig**
> Auch die Praxisübung „Containertechnik" (Kap. 3.5.3) ist eine sehr hilfreiche Intervention für Traumaklienten. Besonders, wenn Sie am Ende einer Sitzung das Gefühl haben, dass Sie Ihren Klienten gerne stabilisieren möchten, um ihn gut nach Hause zu entlassen.

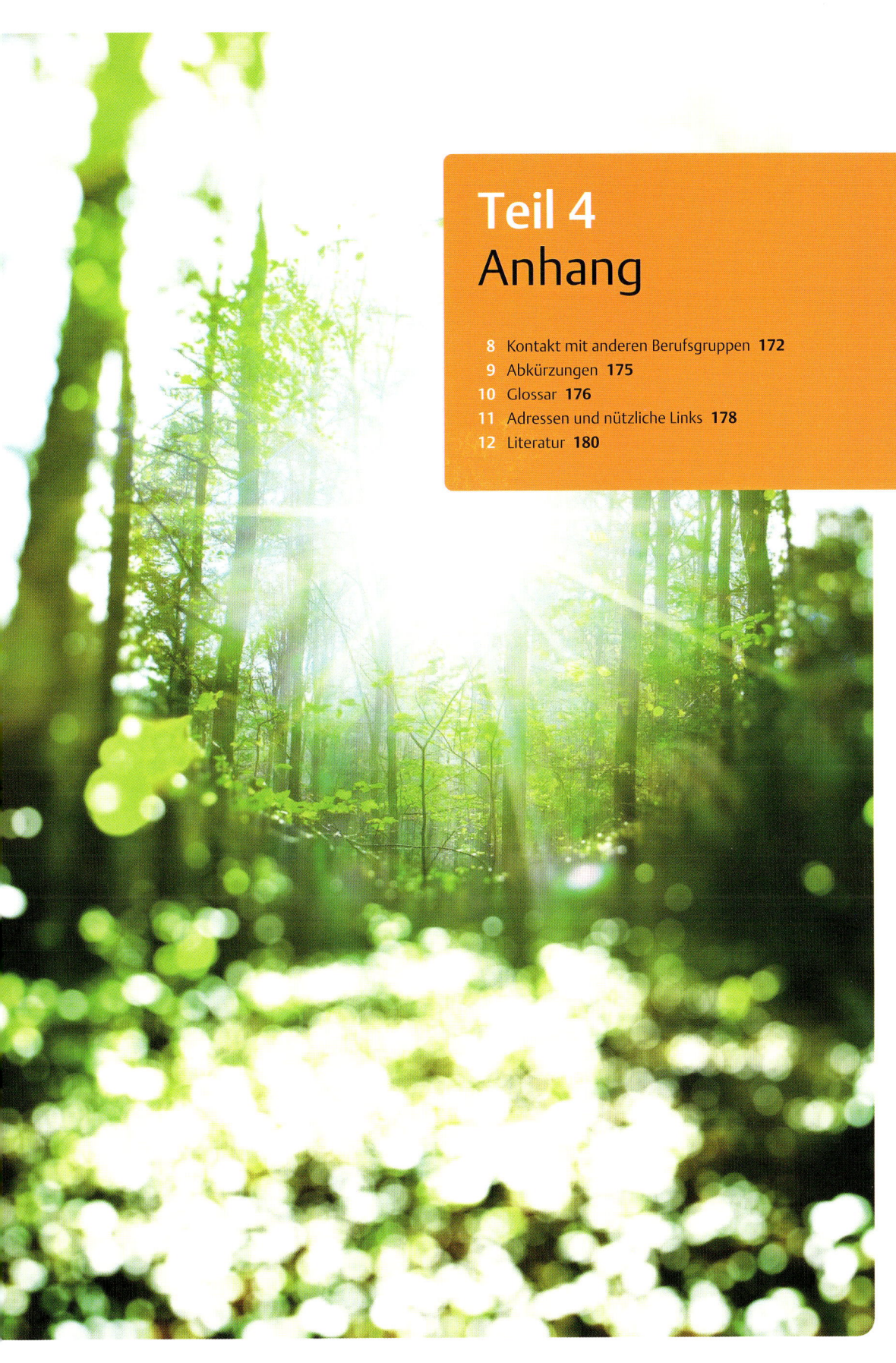

Teil 4
Anhang

- 8 Kontakt mit anderen Berufsgruppen **172**
- 9 Abkürzungen **175**
- 10 Glossar **176**
- 11 Adressen und nützliche Links **178**
- 12 Literatur **180**

8 Kontakt mit anderen Berufsgruppen

„Freunde sind wie Laternen auf einem langen dunklen Weg. Sie machen ihn nicht kürzer, aber ein wenig heller."

Jochen Mariss

In diesem kurzen Kapitel möchte ich Sie ermutigen, mit anderen Kollegen in Kontakt zu treten! Vielleicht ist Ihnen aufgefallen, dass ich schon mehrfach im Buch darauf hingewiesen habe, wie wichtig es ist, sich mit Kollegen auszutauschen. An dieser Stelle geht es mir noch einmal darum, das zu betonen.

Netzwerken ist absolut notwendig und unverzichtbar in der Zeit von Facebook, LinkedIn, Xing und vielen anderen Foren. Aber noch wichtiger ist der persönliche Kontakt zu Kollegen und anderen Berufsgruppen, die Bereiche aus Ihrer Praxis berühren. Denn als Praxisinhaber arbeiten Sie gewöhnlich nicht in einem Team. So fehlt Ihnen der Austausch mit Kollegen, wenn Sie ihn nicht selbst aktiv gestalten.

Was ich recht häufig von Schülern höre, ist die Sorge über Konkurrenz beim Netzwerken. Viele sind aus diesem Grund in der Kontaktaufnahme eher zurückhaltend. Ich möchte Sie hier dazu ermuntern, sich mit anderen Kollegen zu verknüpfen, auszutauschen, zu ergänzen, zu helfen und weiterzuempfehlen. Alle können davon profitieren! Wenn Sie von einem Kollegen wissen, dass er eine Qualifikation hat, die ein Klient von Ihnen brauchen könnte, empfehlen Sie Ihren Kollegen.

Eine Kollegin formulierte einmal eine schöne Metapher in diesem Zusammenhang. Sie sagte: „Wenn in einer Straße 10 Reisebüros sind, welche Menschen zieht diese Straße an? Alle, die verreisen wollen! Und jeder sucht etwas anderes: ein anderes Reiseziel, eine andere Art zu Reisen."

Genauso ist es mit den Psychotherapiepraxen. Jeder Klient sucht etwas anderes und jeder Klient braucht etwas anderes. Manche wählen Therapeuten nach den erlernten Methoden. Andere folgen ihrem Bauchgefühl beim Betrachten der Fotos im Internet. Der Nächste möchte entweder nur zu einer Frau oder nur zu einem Mann – und wieder andere entscheiden nach der Erreichbarkeit der Praxis. Letztlich entscheidet „die Chemie", ob ein Klient bleibt oder nicht.

> **✱ Wichtig**
>
> Netzwerken Sie! Zeigen Sie sich und empfehlen Sie Kollegen, wenn es Sinn macht. Arbeiten Sie zusammen. Sie und Ihre Klienten können davon profitieren.

Ich habe ein paar Klienten in meiner Praxis, die parallel zu kassenzugelassenen Psychotherapeuten gehen. Dort können sie zum Beispiel wöchentliche Termine in Anspruch nehmen. Zu mir kommen sie in größeren Abständen. Dieses Modell erleichtert die finanzielle Belastung des Klienten und es intensiviert seinen Prozess.

Einmal sagte eine Klientin zu mir: „Zu Frau X gehe ich, weil sie eine Koryphäe auf diesem Gebiet ist – und zu Dir komme ich für mein Herz". Das ist doch ein schönes Kompliment! In Kapitel 7 habe ich beschrieben, dass ich schon mehrfach den Sozialpsychiatrischen Dienst angerufen habe, um mir eine zweite Meinung einzuholen. In allen Fällen habe ich diesen Austausch sehr geschätzt und auch meinen Klienten gab es Sicherheit.

> **Fallbeispiel**
>
> Martina kontaktierte mich sonntags per E-Mail und teilte mir mit, dass sie glaubt, eine Psychose zu haben. In ihrer Vorgeschichte war Martina als Jugendliche drogenabhängig. Zu dem Zeitpunkt, als sie die Therapie bei mir aufnahm, war sie seit mehreren Jahren „clean". Wobei ein Suchtverhalten dennoch vorhanden war. Dies betraf Tabak und schädlichem Alkoholgebrauch. An diesem Wochenende, an dem sie mich kontaktierte, hatte sie einen Drogenrückfall erlitten. Sie konsumierte mehrere Drogen in Verbindung mit Alkohol. Ihre Schilderungen bezüglich ihrer Sorge, dass sie psychotisch sein könnte, beunruhigten auch mich. Sie hatte das Gefühl, dass alle Menschen, die ihr in die Augen sehen würden, auch ihre Gedanken lesen könnten. Sie war massiv verängstigt.
> Ich bestellte sie am Montagmorgen in die Praxis und unser Gespräch verstärkte meine Sorge, dass tatsächlich ein psychotisches Geschehen ausgelöst wurde. Ich fragte Martina, ob es für sie in Ordnung sei, wenn ich beim Sozialpsychiatrischen Dienst anrufen würde, um eine zweite Einschätzung zu erhalten. Es war für sie in Ordnung. So telefonierte ich in ihrem Beisein mit einem Kollegen vom Sozialpsychiatrischen Dienst, dem ich Martinas Symptome schilderte. Auch er schätzte diese Situation kritisch ein und riet mir, Martina in eine psychiatrische Klinik zu schicken.
> Wir folgten diesem Rat. Sie bekam in der psychiatrischen Klinik das Angebot einer stationären Aufnahme. Der Arzt wollte keine Medikation verordnen, da noch zu viele Drogen in ihrem Körper waren. Er sprach diagnostisch auch nicht von einer Psychose, da das Zeitkriterium noch nicht erfüllt war. Schlussendlich entschied sich Martina gegen die Klinikeinweisung. Mit intensiver therapeutischer Begleitung schafften wir es tatsächlich, dass die akuten Symptome innerhalb von 3 Wochen verschwunden waren. Es kam also nie zu der Diagnosestellung einer Psychose.

Ich war sehr froh, dass Martina diese schwere Krise so gut überstand. Gleichzeitig war ich dankbar, dass ich die Möglichkeit hatte, mich mit einem Kollegen vom Sozialpsychiatrischen Dienst austauschen zu können. Das war eine große Unterstützung!

> **Fazit**
>
> Achten Sie darauf, dass Sie regelmäßig Kontakt zu Kollegen pflegen. Der Austausch ist wichtig, da Sie in Ihrer Praxis meist alleine arbeiten.
>
> - Eine Besonderheit des Heilpraktiker-Berufes ist, dass es keine einheitlichen Regelungen, Leitlinien, Gesetze gibt. Vieles müssen Sie sich mühsam zusammensuchen. Da Sie selbst in der Pflicht sind sich zu informieren, ist ein kollegialer Austausch manchmal sehr wertvoll.
> - Sie können sich mit Kollegen zusammentun, um eine Intervisionsgruppe zu gründen. Dadurch erhalten Sie fachliche Reflexion Ihrer Arbeit.
> - Auch eine Supervisionsgruppe ist eine bereichernde Vernetzung. Sie erfahren die Themen von anderen und können auch daraus lernen.
> - Vermeiden Sie Konkurrenz. Empfehlen Sie Kollegen weiter. Sowohl Sie, als auch Ihre Klienten können davon profitieren!
> - Eine Zusammenarbeit mit niedergelassenen Psychotherapeuten ist eine wertvolle Unterstützung für Ihre Klienten.
> - Einrichtungen, wie der Sozialpsychiatrische Dienst, können Ihnen wertvolle Informationen geben, wenn Sie eine Zweitmeinung brauchen.

8 – Kontakt mit anderen Berufsgruppen

Einige andere Berufsgruppen wissen nicht, was Sie als Heilpraktiker (Psychotherapie) lernen mussten, um die Amtsarztprüfung zu bestehen, und es gibt einige Vorurteile gegen die Seriosität von Heilpraktikern (Psychotherapie). Wenn Sie Kontakt zu anderen Berufsgruppen pflegen, erfahren diese Kollegen, dass Sie kompetent und verantwortungsbewusst mit Ihrem Beruf umgehen. Doch vor allem: Austausch tut auch der Seele gut! Er kann Ihnen helfen, Ihre Psychohygiene zu pflegen. Der Medizinbuddha ist der Buddha der Heilung (**Abb. 8.1**), sein Mantra lautet:

Tayata
Om Bekandze Bekandze
Maha Bekandze
Radza Samudgate Soha

Die Bedeutung dieses Mantras ist:
„Mögen all die vielen Lebewesen,
die krank sind,
schnell von ihrer Krankheit erlöst sein.
Und mögen all die Krankheiten dieser Wesen
niemals wieder auftreten".

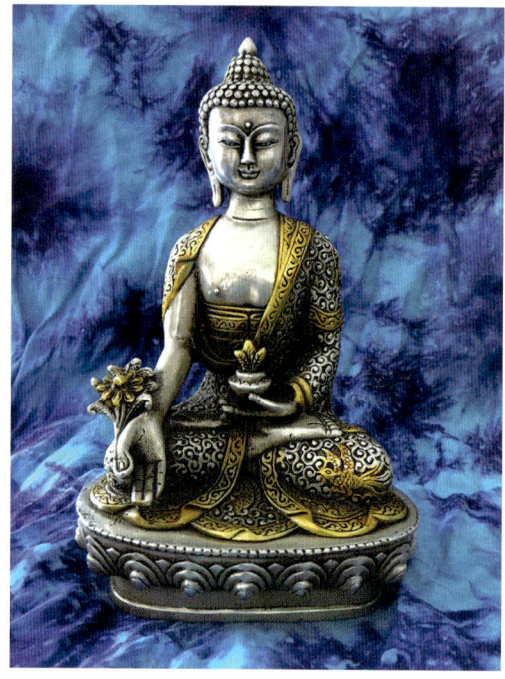

Abb. 8.1 Medizin-Buddha.

9 Abkürzungen

ACT	Akzeptanz und Commitmenttherapie	LBO	Landesbauordnung
AT	Autogenes Training	LRS	Lese-Rechtschreib-Schwäche
BGB	Bürgerliches Gesetzbuch	MBSR	Mindful-Based Stress Reduction
BKA	Bundeskriminalamt	OCD	Obsessive-Compulsive Disorder
BOH	Berufsordnung Heilpraktiker	PITT	Psychodynamisch Imaginative Trauma Therapie
DBT	Dialektisch-Behaviorale-Therapie		
DVO	Durchführungsverordnung	PME	Progressive Muskelentspannung
EDxTM	Energy Diagnostic and Treatment Methods	PTBS	Posttraumatische Belastungsstörung
EFT	Emotional Freedom Techniques	RET	Rational-Emotive Therapie
EMDR	Eye Movement Desensitization and Reprocessing	RVO	Reichsversicherungsverordnung
		SE	Somatic Exoerience
EStG	Einkommenssteuergesetz	SGB	Sozialgesetzbuch
GebüH	Gebührenverzeichnis Heilpraktiker	StgB	Strafgesetzbuch
HeilprG	Heilpraktikergesetz	StPO	Strafprozessordnung
HPG	Hospiz und Palliativgesetz	TA	Transaktionsanalyse
HWG	Heilmittelwerbegesetz	TMG	Telemediengesetz
ILA	Integrale Leibarbeit	UWG	Gesetz gegen den unlauteren Wettbewerb
IPT	Interpersonelle Psychotherapie	VT	Verhaltenstherapie
KAT	Kognitiv-Analytische Therapie	WHO	Weltgesundheits Organisation (World Health Organisation)
KT	Kognitive Therapie		
KVT	Kognitive Verhaltenstherapie		

10 Glossar

Abstinenz (lat. abstinere „sich enthalten", „fernhalten") Verzicht auf etwas oder Enthaltsamkeit.

Achtsamkeit (engl. mindfulness), mit Achtsamkeit ist hier der Begriff aus der buddhistischen Lehre und der Meditationspraxis gemeint. Es geht darum, im Hier und Jetzt wertfrei wahrzunehmen, was ist, es anzunehmen ohne zu interpretieren, die Sinne zu schulen und sich im Loslassen zu üben.

Compliance Kooperatives Verhalten des Klienten im Rahmen der Therapie

Dekonditionierung Ein Löschungsverfahren (Extinktion) zur Auflösung zeitweiliger Reiz-Reaktions-Verbindungen

Dereflexion Eine Methode aus der Logotherapie, die dem Klienten helfen soll, aus der selbstschädigenden Selbstbeobachtung herauszukommen. Bestimmte Gefühle und Erlebnisse sollen durch die Aufmerksamkeitszuwendung beeinträchtigt oder zerstört werden. Die Aufmerksamkeit des Patienten wird von den zu stark reflektierten Vorgängen abgezogen und auf Sinnmöglichkeiten hingelenkt, um neurotische Feedbackschleifen aufzubrechen.

Dyskalkulie Schulische Entwicklungsstörung, bei der eine Beeinträchtigung der Rechenfertigkeiten vorliegt, die nicht allein durch eine allgemeine Intelligenzminderung oder eine unangemessene Beschulung erklärbar ist. Es ist vor allem die Beherrschung grundlegender Rechenfertigkeiten wie Addition, Subtraktion, Multiplikation und Division betroffen.

Euthyme Therapie Achtsamkeits- und Genusstherapie

explizites Gedächtnis Enthält das autobiografische oder Episodengedächtnis, also Gedächtnisinhalte, über die verbal berichtet werden kann.

implizites Gedächtnis Das implizite Gedächtnis ist der Teil des Gedächtnisses, der sich auf Erleben und Verhalten des Menschen auswirkt, ohne dabei ins Bewusstsein zu treten.

invasiv Der Begriff invasiv wird in der Medizin verwendet und bezeichnet diagnostische oder therapeutische Maßnahmen, bei denen in den Körper eingedrungen wird.

Items Einzelne Testfrage oder Testaufgabe in einem psychologischen Test

klassische Konditionierung „Pawlowscher Hund" Zusammenhang zwischen auslösendem Reiz und Reaktion – Stimuluslernen, der Organismus lernt etwas über die Bedeutung eines bestimmten Stimulus.

Komplextraumatisierungen Schwere, anhaltende Traumatisierungen

Metamedizin Vision und Leitmotiv der Metamedizin ist die Transformation der Medizin und des Gesundheitswesens hin zu einer ganzheitlichen und integralen Heilkunst und Wissenschaft, basierend auf einem biopsychosozialen Modell einer integrativen Medizin.

Neuropsychologische Therapie Vereint verschiedene therapeutische Maßnahmen wie ausführliche Diagnostik, kognitive Tätigkeiten, Angehörigen-Beratung, Erstellung individueller Therapiepläne und so weiter. Wird von klinischen Neuropsychologen durchgeführt.

operante Konditionierung Skinners tierexperimentelle Untersuchungen (lernen am Erfolg). Auftrittshäufigkeit von Verhalten – hohe Relevanz für die Erklärung von abweichendem Verhalten.

paradoxe Intervention Methode aus der systemischen Therapie. Verschreibung des Gegenteils dessen, was man erreichen will.

Postnatal Die nachgeburtliche Zeit des Kindes

Postpartal Nach der Geburt, bezogen auf die Mutter

Probatorische Sitzungen (lat. probare = ausprobieren). Es handelt sich um die anfänglichen Sitzungen vor einer eigentlichen Psychotherapie, in denen festgestellt wird, ob eine Behandlung notwendig ist, beziehungsweise ob Therapeut und Patient miteinander arbeiten können und wollen.

Prodromalphase Phase im Verlauf einer Krankheit, in der unspezifische Vorzeichen (Prodromi) auftauchen.

Psychische Umkehr „Sabotageprogramm", durch das der Mensch nicht das umsetzen kann, von dem er weiß, dass es gesund, gut und wichtig für ihn wäre.

Psychoedukation Aufklärung und Schulung des Patienten und Angehörigen über Erkrankungen. Das Krankheitsverständnis, die Krankheitseinsicht soll gefördert werden, so dass der Patient in der Lage ist, selbstverantwortlich an der Genesung mitzuarbeiten.

Rapport (frz. „Beziehung", „Verbindung") Meint im psychologischen Kontext die gute, vertrauensvolle, empathische Beziehung zwischen Therapeut und Klient.

Refraiming Bezeichnet einen Prozess der Umdeutung. Dadurch soll eine (belastende) Situation eine neue Bedeutung bekommen. Diese Technik ist bekannt aus der Systemischen Therapie, der Hypnotherapie, dem NLP und der Provokativen Therapie.

Resilienz innere Widerstandsfähigkeit und Widerstandskraft

Reizexposition Patient und Therapeut suchen die Situation auf, die dem Klienten Angst macht. Das Ziel ist, dass der Patient mit der Angst konfrontiert wird und lernt, sie auszuhalten.

Rezidivprophylaxe Rückfallverhütung

Ressourcen Innere Potenziale wie Fähigkeiten, Fertigkeiten, Stärken, Talente

Schlafrestriktion Bei der Schlafrestriktion wird die Zeit verringert, die man im Bett verbringt.

Systematische Desensibilisierung Wolpe. Die Behandlung unangemessener Angst ist bei Wolpe zentraler Ansatzpunkt der Therapie.

Trichotillomanie Störung der Impulskontrolle, bei der sich die Betroffenen die eigenen Haare ausrupfen.

Zivilrechtlich Zum Zivilrecht gehörend. Es regelt die Beziehungen natürlicher und juristischer Personen untereinander. Das Zivilrecht wird als bürgerliches Recht bezeichnet und ist Teil des allgemeinen Privatrechts.

11 Adressen und nützliche Links

Die hier angegebenen Internet-Links und Fachverbandsadressen wurden im Juli 2016 recherchiert und abgerufen. Die Fundstellen der entsprechenden Links sind chronologisch nach Kapiteln erfasst, um Übersichtlichkeit zu gewährleisten.

Kapitel 1

Heilpraktikerrecht:
www.sasse-heilpraktikerrecht.de

Gesetzestexte und Auszüge daraus stammen alle von der Seite „Bundesministerium für Justiz und Verbraucherschutz":
www.gesetze-im-internet.de/

Berufsgenossenschaft: www.bgw-online.de/

Logos zum Kaufen:
www.designenlassen.de/, www.99designs.de/

Businessplan erstellen lassen:
www.unternehmenswelt.de

Weitere Infos zur **Existenzgründung** und zum **Businessplan** erhalten Sie beim Bundesministerium für Wirtschaft und Energie:
www.bmwi.de

Impressum:
www.homepage-fuer-heilpraktiker.de

Hier können Sie testen, ob Ihre **Domain** noch frei ist:
www.df.eu/

Therapeutendatenbanken und Branchenverzeichnisse, zum Beispiel: Jameda Eintrag, Therapeutenfinder, facebook, Xing, LinkedIn

Beispiele für Berufsverbände:
- VfP Verein freier Psychotherapeuten, Heilpraktiker für Psychotherapie und Psychologischer Berater e. V.
- BVP Berufsverband der Therapeuten für Psychotherapie nach dem Heilpraktikergesetz e. V.
- FDH Fachverband Deutsche Heilpraktiker e. V.

Kapitel 2

Youtube-**Video**: Franziska Luschas „Kleiner KVT-Boss".

Buchtipp Genogramm: „Genogramme in der Familienberatung" Monica MacGoldrick, Randy Gerson, Sueli Perty.

Internet-Links zur Genogrammerstellung:
- www.wikipedia.org/wiki/Genogramm
- www.bmfsfj.de/genogramm
- de.wikihow.com/Ein-Genogramm-erstellen
- www.dhhs.ne.gov/children_family

Software zur Erstellung eines Genogramms:
www.klaus.wessiepe

Kapitel 3

Berichte schreiben:
www.bericht-schreiben.de

Praxissoftware:
- www.lemniscus.de
- www.praxisbutler.de
- www.heilpraktikersoftware.de

Kapitel 6

Zum Thema **Demenz** gibt es unter folgenden Links einige hilfreiche Informationen im Internet:
- www.demenz-ratgeber.de/dr-buecher.htm
- www.demenz-ratgeber.de/dr-buecher.htm
- www.demenz-leitlinie.de
- www.wegweiser-demenz.de

Lichttherapiegeräte kann man im Internet bestellen. Es gibt sie als kleine Lampen, die man auf den Tisch stellen kann oder als Brille (mit Fensterglas) zum Tragen sowie Ohrstöpsel, die blaues Licht in den Gehörgang abgeben (Inears). Beides ist mit weißem oder blauem Licht verfügbar, z. B. www.eyemotion-glases.de

Wissenschaftlicher Beirat Psychotherapie
www.wbpsychotherapie.de

12 Literatur

[1] Batra A, Buchkremer G. Tabakentwöhnung. Ein Leitfaden für Therapeuten. 1. Aufl. Stuttgart: Kohlhammer; 2004

[2] Becker J. Die Seele berühren und den Körper erfahren. 1. Aufl. Weil der Stadt: Natura Viva; 2007

[3] Bock T, Buck D. Stimmenreich: Mitteilungen über den Wahnsinn. 1. Aufl. Köln: Balance; 2007

[4] Clement U. Systemische Sexualtherapie. Stuttgart: Klett-Cotta; 2016

[5] Clement U. Wenn Liebe fremdgeht: Vom richtigen Umgang mit Affären. Berlin: Ullstein; 2010

[6] Dawson K, Marillat K. Transform your beliefs, transform your life. 1. Aufl. London: Hay House; 2014

[7] Dennison P. E, Dennison G. E. Brain-Gym® - das Handbuch (Lernen durch Bewegung). 3. Aufl. Kirchzarten: VAK; 2015

[8] Dilling H, Freyberger HJ. Taschenführer zur ICD-10-Klassifikation psychischer Störungen. 7. Aufl. Göttingen: Hogrefe; 2013

[9] Einsle F, Hummel KV. Kognitive Umstrukturierung. Techniken der Verhaltenstherapie. Weinheim: Beltz; 2015

[10] Fritzsche K, Hartman W. Einführung in die Ego-State Therapie. 1. Aufl. Heidelberg: Carl-Auer; 2010

[11] Gallo FP. Energetische Psychologie. 1. Aufl. Kirchzarten: VAK; 2000

[12] Gallo FP. Energetische Selbstbehandlung. 1. Aufl. München: Koesel; 2009

[13] Grand D. Brainspotting. 1. Aufl. Kirchzarten: VAK; 2014

[14] Honkanen-Schoberth P. Starke Kinder brauchen starke Eltern. 2. Aufl. Freiburg: Herder; 2012

[15] Huber M, Reddemann L, Van der Hart O. Trauma und die Folgen. 4. Aufl. Paderborn: Junfermann; 2009

[16] Kabat-Zinn J. Gesund durch Meditation. Das große Buch der Selbstheilung mit MBSR. München: O. W. Barth; 2011

[17] Kämper S. Praxishandbuch für Heilpraktiker. 3. Aufl. Stuttgart: Karl F. Haug; 2015

[18] Kriz J. Grundkonzepte der Psychotherapie. 7. Aufl. Weinheim: Beltz; 2014

[19] Lauveng A. Morgen bin ich ein Löwe: Wie ich die Schizophrenie besiegte. 2. Aufl. München: Random House (btb); 2010

[20] Leuner H, Wilke E. Katathym Imaginative Psychotherapie (KiP). 4. Aufl. Stuttgart: Thieme; 2005

[21] Levine PA. Vom Trauma befreien. 5. Aufl. München: Koesel; 2011

[22] Lindgren A. Pipi Langstrumpf. Hamburg: Oetinger; 2008

[23] Luther M, Maaß E. NLP Spiele-Spectrum. 6. Aufl. Paderborn: Junfermann; 2001

[24] Marx S. Mein Taschencoach: Die 15 besten Selbsthilfemethoden von Atemberuhigung bis Quantenheilung. 5. Aufl. Kirchzarten: VAK; 2013

[25] McGoldrick M, Gerson R, Petry S. Genogramme in der Familienberatung. 4. Aufl. Göttingen: Hogrefe; 2016

[26] Reddemann L. Imagination als Heilsame Kraft. 15. Aufl. Stuttgart: Klett-Cotta; 2010

[27] Rogers CR. Die klientenzentrierte Gesprächspsychotherapie. 18. Aufl. Frankfurt am Main: Fischer; 2009

[28] Rothschild B. Der Körper erinnert sich: die Psychophysiologie des Traumas und der Traumabehandlung. 5. Aufl. Essen: Synthesis; 2011

[29] Sasse R. Der Heilpraktiker: Ein Gesundheitsberuf ohne Berufsausübungsrecht? ebook, Version 2.0 (Stand Januar 2015)

[30] Schittek W, Berger M. Psychische Erkrankungen: Klinik und Therapie. 5. Aufl. München: Elsevier; 2014

[31] Schneider M. Stressfrei durch Meditation.1. Aufl. München: O.W. Barth; 2012

[32] Schnarch D. Die Psychologie Sexueller Leidenschaft. 5. Aufl. München: Piper; 2009

[33] Schubbe O. Institut für Traumatherapie, Traumatherapie mit EMDR; ein Handbuch für die Ausbildung. 4. Aufl. Göttingen: Vandenhoeck & Ruprecht; 2014
[34] Shah I. Die Sufis. Botschaft der Derwische, Weisheit der Magier. 11. Aufl. Kreuzlingen und München: 2000
[35] Sichtermann M. Heilkunde, Therapie und Selbständigkeit: Das Handbuch für die Selbständigkeit. 4. Aufl. München: Frauenoffensive; 2012
[36] Vorderholzer U, Hohagen F. Therapie psychischer Erkrankungen State of the Art. 11. Aufl. München: Elsevier; 2016
[37] Watzlawick P. Anleitung zum Unglücklichsein. 19. Aufl. München: Piper; 2011
[38] Yalom DI. Der Panama Hut - oder was einen guten Therapeuten ausmacht. 10. Aufl. München: Random House; 2009
[39] Yalom DI. Die rote Couch. 24. Aufl. München: Random House; 1998
[40] Zarbock G. Praxisbuch Verhaltenstherapie: Grundlagen und Anwendungen biografisch-systemischer Verhaltenstherapie. 3. Aufl. Lengerich: Pabst Science; 2011

Sachverzeichnis

A

Abhängigkeitserkrankung–Suchterkrankung 109
Abrechnungsbetrug 77
ADHS 142
Adipositas 130
Adler, Alfred 94
Akzeptanz und Commitmenttherapie 97
Alkoholabhängigkeit 109
Altherr, Thea 100
AMDP-System 54–55
Analytische Psychologie 94
Angststörung
– Basisintervention 120
– generalisierte 122
– Panikattacken 121
– Schulangst 143
Anorexie 128
Aufbewahrungspflicht 20
Aufklärungspflicht 20
Aus- und Weiterbildung 103
Autogenes Training 99

B

Bandler, Richard 101
Bauordnungsamt 35
Beck, Aaron 95–96, 118
Becker, Jutta 100
Befunderhebung, psychopathologische 54
Behandlungskonzept, multimodales 108
Behandlungskosten 20
Behandlungsraum 34
Behandlungsvertrag 58
Behandlungsziel 51
Berne, Eric 94
Berufsbezeichnung 15–17, 21, 33, 37
Berufsgenossenschaft 31
Berufshaftpflichtversicherung. 39
Berufsordnung 17
Berufspflichten 17
Berufsverband 19, 40
Bilaterale Stimulation 101
Binge-Eating-Störung 130
Bioenergetik 100

Bowlbys, John 100
Brainlog 102
Bulimie 129
Business 35

C

Clement, Ulrich 134
Containertechnik 67

D

Depression
– akute 117
– depressive Episode 117
– Elektrokrampftherapie 119
– Lichttherapie-Brille 119
– Medikamente 159
– postpartal 134
– Verhaltenstherapie 118
Diagnostik, ärztliche 153
Dialektisch-Behaviorale Therapie 96, 138
Dokumentationspflicht 20
Drogenabhängigkeit 111
Durchführungsverordnung, Heilpraktikergesetz 16

E

Ego-State-Therapie 101
Einkommensteuergesetz 42
Einnahme-Überschussrechnung 43
Einsichtnahme 24
Ellis, Albert 95
Emotional Freedom Techniques 102
Energy Diagnostic and Treatment Methods 102
Entspannungsverfahren 100
Entwicklungsstörungen Kinder 141
Erickson, Milton 101
Erstgespräch 50–51, 53
Erstkontakt 46

F

Fachzeitschriften 20–21, 36
Fernbehandlungen 30
Finanzamt 31
Fortbildungspflicht 21
Fortführungsantrag 75

Frankl, Viktor E. 98
Freud, Sigmund 93

G

Gebührenverzeichnis 69
Gegenübertragung 81, 151
Genogramm 56
Geschichten, therapeutische 54
Gesprächspsychotherapie 97
Gestalttherapie 97
Gesundheitsamt 31
Gewerbeanmeldung 42
Gewinnerzielung 42
Grenzerfahrungen 151
Grenzüberschreitung, Therapeut 62
Grinder, John 101

H

Haftungsfall 24
Hayes, Steven C. 97
Heilpraktikerverbände 17
Heilversprechen 28, 30
Helfer, innere 166
Hirnorganische Störungen 107
Homepage und Internet 37
Honorar 69
Humanistische Psychologie 97
Hygienevorschriften 34
Hypnotherapie 100

I

Ich-Störung 158
Individualpsychologie 94
Infektionskrankheiten, meldepflichtige 19
Informationspflicht 22
Insomnie 131
Integrale Leibarbeit 100
Intelligenzminderung 140
Interpersonelle Psychotherapie 100
Intervision 89

J

Jacobson, Edward 99
Jung, C.G. 94

Sachverzeichnis

K

Katathymes Bilderleben 94
Kinesiologie 102
Kleinunternehmerregelung 31
Klermann, Gerald 100
Klientenzentrierte Therapie 97
Kognitiv-Analytische Therapie 95
Kognitive Therapie 96
Kognitive Verhaltenstherapie 95
Kompetenzgrenze 151
Körperpsychotherapieverfahren 126
Körperwahrnehmung 69, 87, 99, 138, 169
Kostenerstattung 20, 73
Krankenkasse
– gesetzliche 70
– Kostenübernahme 70
Krisenintervention, Adressen 160
Kurzzeittherapie 101

L

Leinwandtechnik-Übung 167
Leuner, Hanscarl 94
Levine, Peter 101
Logotherapie 98
Lowen, Alexander 100

M

Matrix Reimprinting 102
Meditation 87
Meridianklopftherapie 62, 120
– Übung 86
Metaphern, Sammlung 53
Michelangelo-Prinzip 83, 119
Mindfulness-Based Stress Reduction 97
Mißbrauch, sexueller 82
Mittellinienbehandlung 86
Moreno, Jacob L. 98

N

Nachbeelterung 96
Nähe und Distanz 82
– Körperkontakt 83
Netzwerken 172
Neurolinguistisches Programmieren 101
Nikotinabhängigkeit 112
Notfälle 153

P

Paranoia 156
Patientenakquise 35
Patientenakte 21
Patientenrechtegesetz 22
Perls, Fritz und Lore 97
Persönlichkeitsstörung 134
– abhängige 140
– affektive 116
– anakastische 139
– ängstlich-vermeidende 139
– Borderline 137
– dissoziale 137
– dissoziative 126
– histrionische 139
– narzisstische 140
– paranoide 136
– psychotische 116
– schizoide 137
Praxisnamen 33
Problemtrance 85
Progressive Muskelentspannung 99
Psychoanalyse 93
Psychodrama 98
Psychodynamisch Imaginative Traumatherapie 101
Psychoedukation 106, 161
Psychohygiene 84, 152
Psychopharmaka 116
Psychose 114
– akute 156
Psychotherapie
– ambulante 70
– Rahmenbedingungen 60
– Verfahren 92

Q

Qualifikation 21

R

Rapport 79
Rational-Emotive Therapie 96
Rechnung 75, 78
Reddemann, Luise 101
Reich, Wilhelm 100
Ressourcen-Übung 166
Richtlinienverfahren 70, 73, 75, 130
Rogers, Carl 50, 52, 97

S

Satir, Virginia 99
Schadensersatzansprüche 19
Schematherapie 96, 138
Schizophrenie 113
Schlafstörungen 131
Schnarch, David 134
Schulangst 143
Schultz, Johannes Heinrich 99
Selbstmordgedanken 155
Sexualstörung 133
Shapiro, Francine 101
Sicherungsaufklärung 20
Sitzung, erste 49
Skinner, B.F. 95
Somatic Experiencing 101
Somatoforme Störungen 127
Sorgfaltspflicht 20
Stimmungsstabilisatoren 138
Suchtmittelmissbrauch, akuter 160
Suizid 155
– Gedanken 137, 155
– Suizidalität 119
– Suizidgefahr, Kriterien 154
Supervision 81, 88
Systemische Ansätze 98

T

Termine, Unpünktlichkeit 68
Transaktionsanalyse 94
Trauma
– Behandlung, spezielle 161
– Belastungsstörung, posttraumatische 124
– Traumatisierung, sekundäre 85
– Traumatypen 126, 162
Traumatherapie 101–102, 125, 165

U

Übertragung 80
Umsatzsteuerbefreiung 42
Umsatzsteuergesetz 42

V

Verhaltens- und emotionale Störungen 142
Verhaltensauffälligkeiten 128
Verhaltenstherapie 95
Verschwiegenheitspflicht 19
Versicherungen 40
Verzeichnis der ICD-10 77

W

Wahnsymptomatik 157
Watkins, John und Helen 101
Weissmann, Myrna 100
Werbung 30
Wettbewerb, unlauterer 29
Wissenschaftlicher Beirat Psychotherapie 93

Y

Young, Jeffrey 96

Z

Zeugnisverweigerungsrecht 19
Zwangsstörung 122